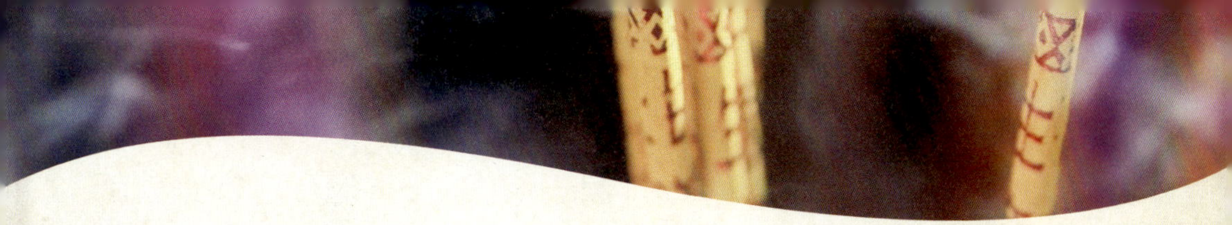

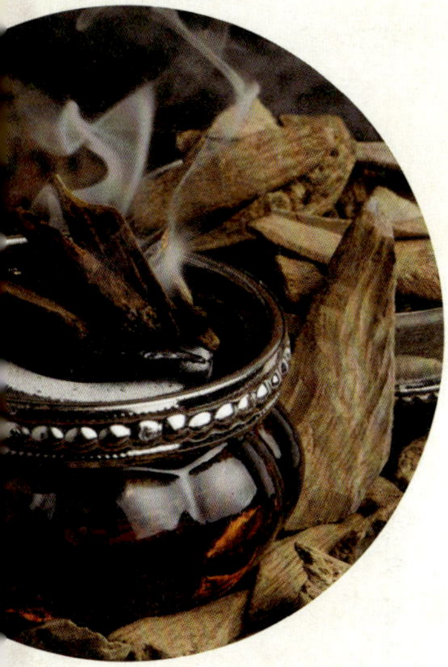

Franz X. J. Huber & Anja Schmidt

Das große Buch vom RÄUCHERN

Schirner Verlag

In Liebe meinem Vater gewidmet

Franz X. J. Huber

ISBN 978-3-8434-1373-2

Franz X. J. Huber & Anja Schmidt:
Das große Buch vom Räuchern

Umschlag: Silja Bernspitz, Schirner,
unter Verwendung von
#549368545 (© JurateBuiviene),
#229872691 (© unpict),
#1197188911 (© Simon Kadula),
#606580925 (© Nadiinko) und
#660809056 (© teamplay),
www.shutterstock.com, sowie
Benzoe (© Schirner)
Layout: Silja Bernspitz, Schirner
Lektorat: Katja Hiller, Schirner
Printed by: Ren Medien GmbH, Germany

www.schirner.com

10. Auflage Dezember 2018

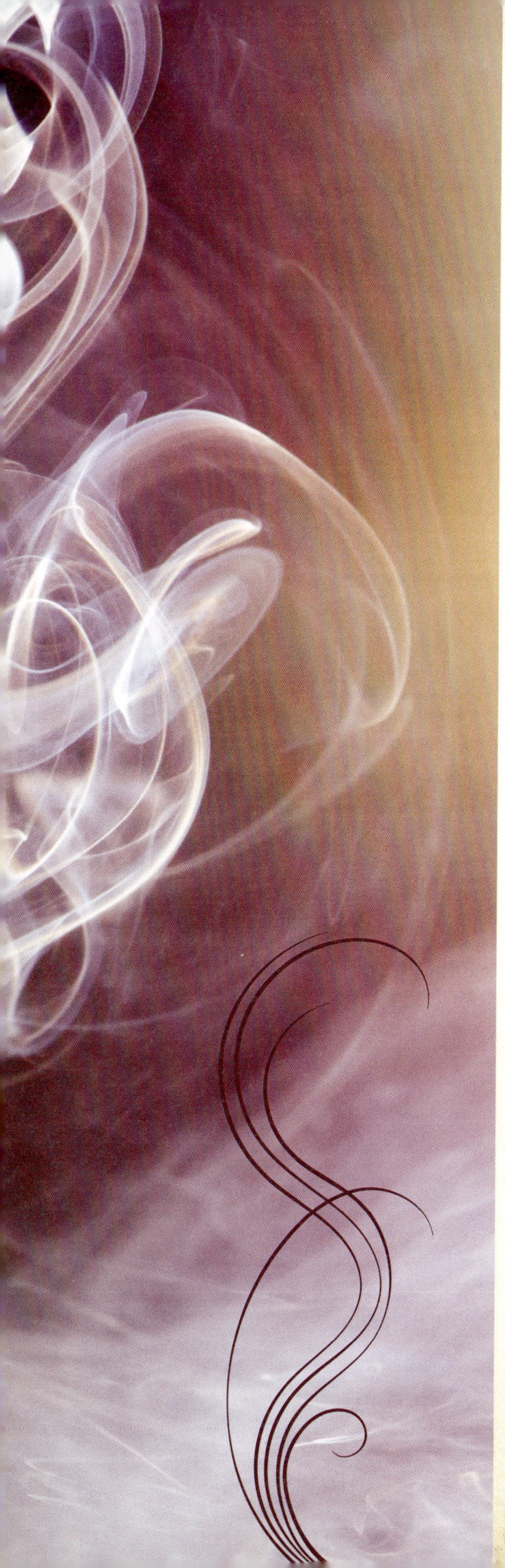

Inhalt

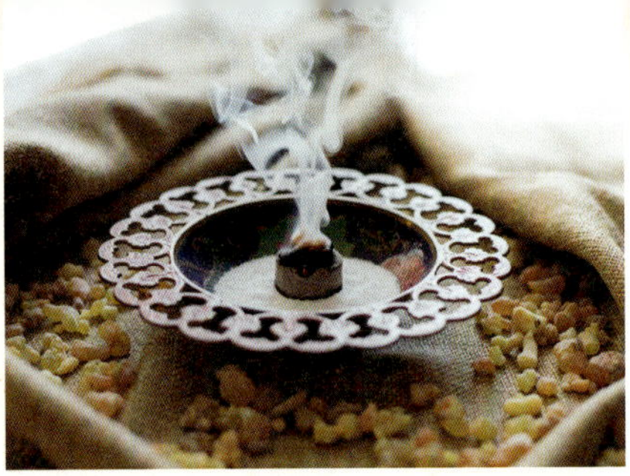

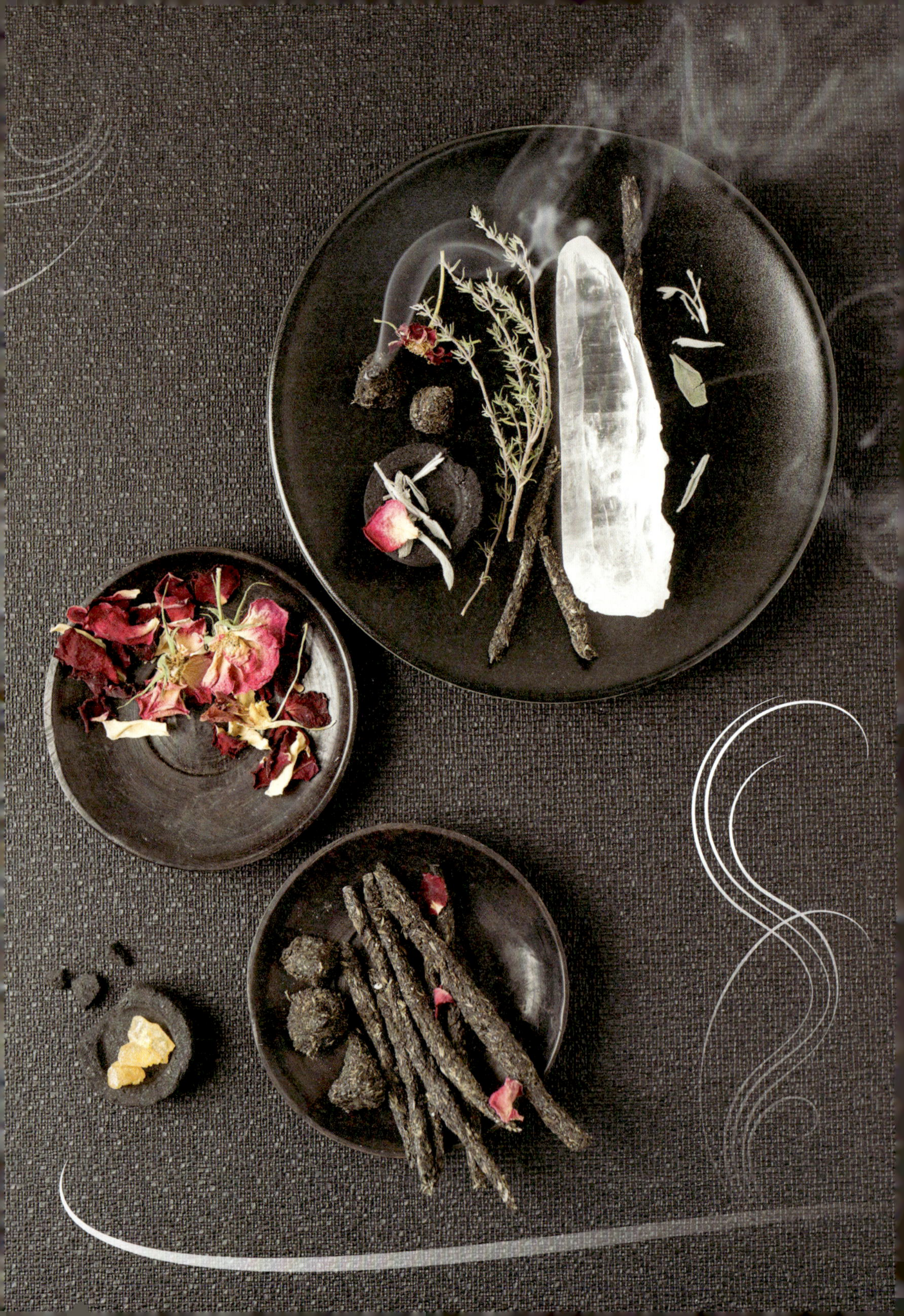

Einführung

Sich dem Genuss des Wohlgeruchs hingeben, entspannen und genießen, zu Ruhe und innerer Stille gelangen, Abstand gewinnen von Stress und Problemen des Alltags, sich einfach etwas Gutes gönnen … es gibt viele Gründe, die Sinne anregendes, beruhigendes oder die Achtsamkeit förderndes Räucherwerk zu entzünden. Den Duft in sich einsaugen, den Wirkungen der verschiedenen Substanzen und Essenzen nachspüren, sich fallen lassen … und sich wiederfinden in einer Atmosphäre, die, vom duftenden Rauch getragen, dazu einlädt, so zu sein, wie man gerade ist, sich so zu fühlen, wie man sich eben gerade fühlt …

Hölzer und Harze, Wurzeln und Blüten: Räucherwerk der unterschiedlichsten Art hat doch eines gemeinsam: Es ist ein machtvolles Werkzeug, um Kontakt aufzunehmen mit einer Kraft, die größer ist als wir – mit Gott, einer höheren Macht, mit Engeln und anderen Wesenheiten, die uns hilfreich zur Seite stehen können.

Gleichzeitig weckt der Rauch unsere Fantasie und stärkt unsere Intuition. Die Kraft der Pflanzen, die durch den Verbrennungsprozess freigesetzt wird und uns somit zur Verfügung steht, begleitet uns auf den inneren Pfaden unseres Selbst und stärkt unsere Fähigkeit, klar zu sehen und deutlicher wahrzunehmen, wo wir gerade stehen, was genau uns bedrückt oder beschäftigt, wo wir feststecken oder uns weiterentwickeln möchten. Der Geist der Pflanze, der sich uns im Rauch offenbart, unterstützt die Kraft der Vision, die Kontaktaufnahme mit Verstorbenen oder die Anrufung eines Orakels. Er fördert eine Haltung der Achtsamkeit und Dankbarkeit. Er schärft unsere Sinne, sodass wir das Wesentliche vom Unwesentlichen trennen können.

Und letztlich fördern die kraft- und machtvollen Räucherdüfte das Bewusstsein, ein mit dem Rest dieser Welt verwobener Teil eines großen Ganzen zu sein.

Folgen Sie den »Rauchzeichen« ins Reich der Räucherdüfte …

Riechen, Räuchern, Rituale

Düfte führen uns in ungeheure Erlebnistiefen. Mit Leichtigkeit tragen sie uns davon – an entfernte Orte, in vergangene Zeiten; es gleicht der Reise in einer Zeitmaschine. Sie lassen Gefühle in uns aufflammen, die wir schon fast vergessen hatten, lassen uns Bilder (wieder-)sehen, die klarer sind als die Realität. Schon ein kaum wahrnehmbarer Dufthauch genügt, um eine ganze Welt in uns erstehen zu lassen – in einer Vielfalt und Sinnlichkeit, die uns im wahrsten Sinne des Wortes den Atem raubt. Düfte vermögen unser Leben um eine magische Dimension zu bereichern, wenn wir es nur zulassen, sie bewusst wahrzunehmen. Gerüche steigern unser Wohlbefinden, regen unsere Fantasie an, stimulieren unsere Emotionen und entfachen unsere Leidenschaft. Sie machen uns zutiefst lebendig und wirken letztlich heilsam, indem sie uns als ganzen Menschen ansprechen. Denn sie entfalten auf den verschiedenen Ebenen unseres Seins ihre Wirkung: körperlich, seelisch und emotional.

Der Duft dringt mühelos in unser Innerstes vor, erzeugt Stimmungen und beschwört Erinnerungen – besonders Gefühlserinnerungen – detailgetreu herauf. Wie die Klänge einer berauschenden Musik haben Geruchsnoten die Fähigkeit, sich am alles überwachenden Verstand vorbeizumogeln und uns tief zu berühren. Wer kennt es nicht: Man riecht an dem Pullover eines geliebten Menschen, und plötzlich ist es fast, als ob er wirklich da wäre. Vielleicht sollte man sogar sagen, er ist in diesem Moment da – für einige Augenblicke existiert er gegen die Gesetze von Zeit und Raum innerhalb der eigenen sinnlichen Wahrnehmung. Und Hand in Hand mit der Geruchserinnerung kommen auch die Gefühle an die Oberfläche, die wir für diesen Menschen empfinden.

DER VERKÜMMERTE SINN

Wie kann es bei diesen nahezu magischen Fähigkeiten unseres Geruchssinns bloß sein, dass er heute so vernachlässigt wird? Zwar hüllen wir uns täglich in mehr oder minder zarte Parfümwölkchen, benutzen aprilfrischen Weichspüler, trinken aromatisierte Tees und beduften sogar die Wasserspülung im WC, doch – einmal ganz abgesehen von Qualität und Verträglichkeit der verwendeten Duftstoffe – nehmen wir diese Duftvielfalt ungefähr so wahr wie die Musikberieselung im Einkaufszentrum. Die meisten dieser Düfte sind es – leider – kaum wert, dass wir unseren Geruchssinn dafür schärfen.

Ursprünglich konnte die menschliche Nase eine nahezu unbegrenzte Zahl von Gerüchen unterscheiden. Doch heute, wo sich zu den zahllosen Hintergrundgerüchen eine Übermacht an Industrie- und Autoabgasen sowie andere Verunreinigungen der Luft gesellen – wen wundert es da, dass wir unser volles geruchliches Potenzial längst nicht ausschöpfen? Wer möchte schon die Dieselwolken von Nachbars Rasenmäher intensiver erleben?
Dass die hoch spezialisierten Fähigkeiten unserer Nase kaum mehr bekannt sind, mag zudem daran liegen, dass diese schon lange nicht mehr unmittelbar zu unserem Überleben beitragen. Es sei denn in stark reduzierter Form, wenn wir, wie schon seit Anbeginn der Menschheit, an einer Speise schnüffeln, um herauszufinden, ob sie noch genießbar oder schon verdorben ist. Auch ist es heute eine weitverbreitete Sitte, die feinen Geschmacks- und Riechnerven großflächig zu betäuben, indem wir sie beispielsweise mit Zigaretten- oder Zigarrenrauch – einer negativen Form des Räucherrituals – einqualmen. Als Folge der reduzierten Wahrnehmung würzen wir unsere Speisen immer schärfer, was den Betäubungseffekt noch verstärkt. Wer einmal starker Raucher war und dieses Laster schließlich aufgegeben hat, weiß, wovon die Rede ist: Mit der Zeit kehren nämlich der Geschmacks- und der Geruchssinn, die eng miteinander in Verbindung stehen, nach und nach zurück.
Ein weiterer Grund für das Schattendasein des Riechens – dafür also, dass wir unsere Nasen weder besonders beachten noch schulen – dürfte in der heutigen Überbetonung des Visuellen liegen. Bombardiert mit Bildern und Großbuchstaben von Reklametafeln oder Bildschirmen, bleibt kaum noch Raum und Muße für den feinen Geruchssinn.

GERUCHSSINN UND SINNLICHKEIT

Das geheimnisvollste, das menschlichste Ding ist der Geruch.

Coco Chanel

Doch mit der mangelnden Fähigkeit, Düfte in ihrer ganzen Vielfalt wahrzunehmen, büßen wir auch ein immenses, in uns schlummerndes Potenzial an Sinnlichkeit und Erfahrungstiefe ein. Oder, andersherum gesagt: Indem wir unseren Geruchssinn wiederentdecken, ihn mit erfreulichen und anregenden Duftreizen zu neuem Leben erwecken, offenbaren sich uns neue sinnliche Dimensionen genussvollen Erlebens. Forscher sprechen von ganzen 70 % unserer Gefühlswelt, die über die Nase gesteuert werden. Zwar geschieht dies offenbar auch ohne unser Zutun, doch bleibt es auf der unbewussten Ebene und macht uns somit manipulierbar. Vor allem Lebensmittel- und Produkthersteller setzen das ungenutzte Potenzial des Geruchssinns für ihre Zwecke ein. Synthetische Lederdüfte werten die Kunststoffbezüge des neuen Autos auf, sogenannte naturidentische (also nicht natürliche) Aromastoffe lassen fade Lebensmittel schmackhaft erscheinen, beim Einkaufsbummel versucht man in jeder Abteilung, mit fein abgestimmten Duftmanipulationen die Kauflust in uns anzuregen. Wer jedoch im Vollbesitz seiner geruchlichen Fähigkeiten ist, fällt darauf nicht mehr so leicht herein. Bewusste Geruchswahrnehmung führt uns weg vom Unechten, letztlich Unangenehmen, Verfälschenden, hin zu einer neuen Wahrnehmungskraft und Sinnlichkeit.

Feine Harze, Balsame, Hölzer und Kräuter, die man auf einem glühenden Stück Kohle dazu bringt, ihre duftende Essenz freizugeben, können wahre Wunder wirken und in zweierlei Hinsicht den Anreiz bieten, gewissermaßen zum Wert der Nase zurückzukehren. Erstens gibt es solch herrliche Gerüche zu erkunden, wie beispielsweise den von verräuchertem Aloeholz, das scheinbar immer wieder anders duftet und auch in keine der Kategorien von aromatisch-süß bis würzig-bitter (oder in alle gleichzeitig) passen will, oder den feinen, erhebenden Duft von erlesenen Harzen, wie Weihrauch, Mastix oder Benzoe. Zweitens lernt unsere Nase mit zunehmender Praxis, immer feiner zu unterscheiden – und bekommt dabei auch in steigendem Maße Lust auf Duft. Da das Riechen außer dem Tasten der am engsten mit Sinnlichkeit verknüpfte Sinn ist, kann das Räuchern als ein äußerst genussvolles Sinnlichkeitstraining betrachtet werden.

DER DUFT DER ERINNERUNG

Wenn nichts von einem Ereignis mehr geblieben ist, die beteiligten Menschen lange tot … dann sind es Geschmack und Geruch allein, die noch lange Zeit überleben, wie irrende Seelen, suchend, hoffend, wartend, erinnernd. Und unverzagt tragen sie das riesige Gebäude der Erinnerung.

Marcel Proust

Die Tatsache, dass Duftwahrnehmung stark mit Erinnerungen und Gefühlen verbunden ist, ja eine ganze Palette von Wahrnehmungen auslösen kann, kommt uns bei dem Unterfangen, die Erinnerung zu beleben, sehr entgegen. In bereits hohem Alter beschrieb die amerikanische Schriftstellerin Helen Keller, die zeitlebens blind und taubstumm war, dieses Erinnerungsvermögen auf der Ebene des Duftes in poetischen Worten: »Der Geruchssinn ist ein mächtiger Zauberer, der uns über Tausende von Kilometern und über alle Lebensjahre hinwegzutragen vermag. Obstduft bringt mich unter die Pfirsichbäume zurück, unter denen ich als Kind gespielt habe; ich kenne Gerüche, bei denen sich mein Herz erinnerungsselig weitet, und andere, bei denen es sich erinnerungsweh verkrampft.« Das berühmte Beispiel Schillers, der offenbar ähnlich intensive Erinnerungen mit dem Geruch von Obst verknüpfte, weist in die gleiche Richtung: Von ihm weiß man, dass er sich sogar durch den Duft von fauligen Äpfeln, die er in seiner Schreibtischschublade aufbewahrte, zum Schreiben inspirieren ließ.

Doch nicht immer sind die Erinnerungen, die ein bestimmter Geruch heraufbeschwört, positiver Natur. Es gibt auch äußerst unangenehme Verknüpfungen zwischen Geruch und Erinnerung. So erzählte eine alte Dame, dass es ihr seit ihrer Kindheit unerklärlicherweise jedes Mal schlecht wurde, wenn sie den Geruch von frischer Farbe einatmete. Sie fühlte sich elend und hilflos und geriet in einen Strudel unangenehmer Gefühle, die sie einfach nicht zuordnen konnte. Erst als sie über 70 war und therapeutische Hilfe in Anspruch nahm, kehrte ihr Erinnerungsvermögen zurück. Die alte Dame fand heraus, dass sie als Kind in einem frisch gestrichenen Haus die Botschaft erhalten hatte, dass ihr Vater auf tragische Weise ums Leben gekommen war. Tief ins Unbewusste verdrängt, hatte sich der Geruch mit der schlechten Nachricht untrennbar verbunden.

RIECHEN UND RIECHHIRN: DIE STEINZEIT LÄSST GRÜSSEN

Um die tiefe Verknüpfung des Geruchssinns mit den unbewussten Schichten unseres Selbst ein wenig besser zu verstehen, müssen wir bis in die Frühzeit der Menschheit zurückschauen. Man stelle sich einmal die Situation des damaligen Menschen vor: Im (Ur-)Wald, umgeben von allerlei Gefahren und natürlichen Feinden, half das Sehen nicht viel weiter. Der Mensch war auf das Hören und ganz besonders auf das Riechen angewiesen, das als entwicklungsgeschichtlich ältester Sinn gilt. Um das Überleben zu sichern, musste ein wahrgenommener Reiz jedoch schnellstens bewertet werden und zu einer angemessenen Reaktion führen. In der Praxis hieß das: »Entweder angreifen, oder nix wie weg!«

Dieses lebensrettende, schnelle Reagieren war nur deshalb möglich, weil der Geruchssinn mit dem limbischen System des Gehirns in engster Verbindung steht – einem komplexen System des Riechhirns, bestehend aus Hippocampus, Gyrus limbicus, Mandelkern und Teilen des basalen Ganglienkomplexes. Das limbische System ist das Steuerungszentrum der primitiven Triebe, der Instinkte und der Sexualität, der Motorik und des Verdauungsapparates, ebenso lenkt es unser Stressverhalten sowie die Hormonausschüttung – eine ganze Reihe von lebensnotwendigen menschlichen Funktionen also. Das Riechen stellte demnach in der Frühzeit der menschlichen Entwicklung eine Art Antenne zur Außenwelt dar, die Informationen sammelte, die im menschlichen Organismus umgehend zu komplexen Prozessen führten – motorisch, hormonell und emotional. Geruchswahrnehmung und biologische sowie psychische Reaktionen sind also kaum voneinander zu trennen, was uns zu den teilweise »unerklärlichen« Auswirkungen von Gerüchen auf unser Seelenleben führt. Steinzeitlich gesehen war die spezielle Funktionsweise des limbischen Systems eine Notwendigkeit, heute lässt es sich bewusst nutzen – für Wohlbefinden, Gesundheit und Genuss.

DER UMGANGSSPRACHLICHE RIECHER UND DIE INTUITION

Zahlreiche Redewendungen, die wir meist unbewusst verwenden, zeugen bis heute von der engen Verbindung zwischen Riechen, Intuition und Gefühlen. »Er hat einen guten Riecher«, sagt man beispielsweise, wenn jemand intuitiv das Richtige tut. Selbst in der Großstadt meint man, eine Gefahr »zu wittern«. Auch ein Verbrechen wird im Sprachgebrauch »ruchbar«, also »riechbar«. Sollten wir über unseren Geruchssinn doch vielleicht mehr zwischen Himmel und Erde wahrnehmen, als wir es gemeinhin für möglich halten? »Immer der Nase nach!« ist eine auch heute noch gültige Auskunft, wenn es darum geht, unsere Grundbedürfnisse zu befriedigen, beispielsweise auf der Suche nach der nächsten Würstchenbude.

Auch die Kehrseite des Wohlgeruchs, der Gestank, ist in unserer Sprache eindeutig mit bestimmten »schlechten« Verhaltensweisen oder Abneigungen verknüpft. »Das stinkt doch zum Himmel!« kündet von einem großen Unrecht, und eine Geschichte, die als »erstunken und erlogen« bezeichnet wird, beleidigt ebenfalls in übertragenem Sinne unseren Riechnerv. Glücklicherweise duften manche Dinge oder Menschen aber auch, so wie die »dufte Biene« oder ein »dufter Typ«, jedenfalls solange sie nicht »verduften« und aus unserem »Dunstkreis« verschwinden.

BACK TO THE ROOTS!

Unser Geruchssinn hat besondere Fähigkeiten, so viel steht fest. Doch wie können wir diese für unser Wohlbefinden nutzen? Im Laufe der Sozialisation, des Hineinwachsens der Menschen in eine Gesellschaft, haben wir zwar gelernt, die ehemals ungefilterte Kommunikation zwischen Riechen und Riechhirn zu stören. Doch wir können diesen Kanal jederzeit wieder anzapfen, um uns ein Stück Ursprünglichkeit und damit Ganzheit zurückzuerobern. Räucherstäbchen oder Räucherwerk auf glühender Kohle zu entzünden, ist dafür eine wunderbare Möglichkeit – nicht zuletzt deswegen, weil wir durch das Räuchern eine kleine Reise zu den Anfängen der Menschheitsgeschichte antreten. Denn duftende Substanzen dem Feuer beizugeben, gehörte zu den ersten Handlungen, die die Bewusstwerdung und kulturelle Entwicklung des Menschen einleiteten.

Während man mit dem Räuchern an die Wurzeln der Menschheit anknüpft, wird man bei der »Wiederentdeckung« des Riechens auch der eigenen Vergangenheit begegnen. Wissenschaftler haben herausgefunden, dass wir den Duft des Lebens als Kinder wesentlich unvoreingenommener und daher umfassender in uns einsaugen. Erst mit dem Älterwerden verlernen wir das langsam. Kinder unterscheiden noch nicht zwischen »guten« und »schlechten« Gerüchen, sie nehmen einfach wahr – und genießen: Omas Apfelkuchen; Papa, der verschwitzt von der Gartenarbeit zurückkehrt; den Duft von Mamas Busen; ein Häufchen vom Hund … Besonders intensiv ist bei vielen der Weihrauch aus der Kirche im geruchlichen Gedächtnis verankert, in Verbindung mit Gefühlen der Ehrfurcht und Andacht, vielleicht auch mit der Wut auf den verordneten Kirchenbesuch oder gar einer leichten Übelkeit. Die leicht berauschenden Wirkungen des Weihrauchs vermitteln oft gerade Kindern ein nicht definierbares Gefühl des Unwohlseins, da ihnen Rauschzustände noch weitgehend unbekannt sind. Trotzdem nehmen wir als Kinder Gerüche im Allgemeinen vorurteilslos in uns auf, so wie wir auch Gefühle oft in schnellem Wechsel erleben und wieder loslassen. Weinen, lachen, schmollen, herumalbern …

Als Erwachsene können (und müssen) wir uns dieses kindliche Erleben wieder neu aneignen, wenn wir ein reiches, erfülltes Leben führen möchten. Ein Weg dahin führt über die Nase, über die Welt der Düfte: das Räuchern. Jede Substanz, die auf der Kohle verbrennt, jedes Räucherstäbchen, das entzündet wird, entlockt uns andere Gefühle. Bei manchen empfinden wir eine richtige Freude, so, wie wir uns freuen, einen guten Freund wiederzusehen. Andere Düfte mögen wir weniger, doch erstaunlicherweise ändert sich das mit der Zeit. Je nachdem, in welcher Stimmung wir uns befinden und welche Bedürfnisse wir gerade haben, erleben wir die einzelnen Düfte oder Duftmischungen immer wieder neu. Manchmal stellen wir sogar fest, dass ein Geruch, den wir als unangenehm empfinden, sich aber irgendwie gut oder richtig anfühlen kann. Je mehr sich die Sinne öffnen, desto feiner können wir unterscheiden, was ein Duft in uns auslöst … und das ist der Anfang einer kleinen Abenteuerreise. Der duftende Rauch entführt uns in unser eigenes Inneres.

LIEBE GEHT DURCH DIE NASE

Gerüche, Seide und andere Kunstgriffe allein heben die Liebe vom reinen Instinkt zur Leidenschaft empor.
George Moore

Wie die Sinne sich ganz von selbst öffnen und wie kleine Knospen erblühen, erleben wir immer dann, wenn wir lieben. Besonders die Verbindung von Duft und Liebe ist wohl so alt wie die Liebe selbst. Man merkt meist schon im ersten Moment einer Begegnung, ob man jemanden »riechen« kann – falls nicht, wird sich die Liebe wohl auch nicht einstellen. Aber wenn doch, scheint es oft so, als ob die Nase sich in gleichem Maße öffnet wie das Herz. Plötzlich riecht alles intensiver, angenehmer, ganz besonders natürlich der geliebte Mensch, den man auf diesem Weg richtiggehend einatmen und in sich aufnehmen kann. Der Dichter Gustave Flaubert hat diese riech-sinnliche Verschmelzung in seinen Briefen an die Geliebte Louise Colet beschrieben: »Ich lebe im Traum in den Falten Deines Kleides, in den leichten Locken Deines Haars. Ich hab welche hier! Oh! Wie gut sie duften! Wenn Du wüsstest, wie sehr ich an Deine gute Stimme denke, an Deine Schultern, deren Geruch ich so liebend gern in mich einsauge. Der fingerlose Handschuh ist da. Er riecht wunderbar, mir scheint, dass ich noch immer Deine Schulter und die sanfte Wärme Deines bloßen Arms atme. Sag mir, ob Du Eisenkraut benutzt, tust Du es auf Deine Taschentücher? Tu ein wenig auf Dein Hemd – aber nein, parfümier Dich nicht, das beste Parfum bist Du selbst, die Aushauchung Deiner eigenen Natur.«
Flaubert war nicht der einzige Dichter, der uns die duftende Verzauberung durch seine Liebste überliefert hat. Auch von Goethe ist bekannt, dass er seiner Geliebten Charlotte von Stein ein Mieder entwendete, um in ihrer Abwesenheit seine Nase daran zu laben und sie so wenigstens in ätherischer Form bei sich zu haben.
Diese natürliche Verbindung aus Duft und Liebe können wir durch Räucherwerk noch ein wenig erweitern. Denn der duftende Rauch eignet sich vorzüg-

lich dazu, Gefühle und Erlebnisse zu untermalen und zu intensivieren. So wie man das Parfüm oder den ganz persönlichen Geruch einer geliebten Person genießt und in sich einsaugt, so kann man beispielsweise einen bestimmten Räucherduft auswählen, den man immer dann entzündet, wenn man beisammen ist. Oder man behält sich bestimmte Räuchermischungen für ganz besondere Situationen vor … Ist der oder die Geliebte gerade nicht da oder gar für längere Zeit verreist, kann man ihn oder sie atmosphärisch herbeizaubern, indem man den gemeinsamen »Liebesrauch« entzündet. Dies ist eine wunderschöne und äußerst sinnliche Form, die emotionale Verbindung aufrechtzuerhalten. Vielleicht vereinbart man sogar einen Zeitpunkt, zu dem man aneinander denkt und diesen Gedanken durch ein Räucherritual eine weitere Dimension verleiht.

REINIGUNG UND NEUBEGINN

Eine der ältesten und wichtigsten Funktionen des Räucherns ist, außer der Verbreitung von Wohlgerüchen (und -gefühlen), die Reinigung. In Zeiten, da Cholera oder Pest grassierten, räucherte man die Häuser zu hygienischen Zwecken mit Wacholder und anderen Kräutern aus, um das Miasma – den Gifthauch – zu vertreiben. Heute geht es hauptsächlich darum, Räume von alten Energien bzw. Fremdenergien zu reinigen, zum Beispiel, wenn man Besuch hatte, über dessen Abschied man nicht sonderlich unglücklich ist. Tante Herta hat wieder mal nicht aufhören können, von den guten alten Zeiten zu reden, und Onkel Hubert hatte dieses unwiderstehliche Aftershave aufgelegt, das er schon seit 20 Jahren benutzt … Da tut es einfach gut, die hinterlassenen Ausdünstungen verschiedener Art mit einer kräftigen Räuchermischung freundlich zum Fenster hinauszugeleiten. Doch selbst wenn ein Besuch rein erfreulicher Natur war, mag es angebracht sein, ihn mit Dank und Rauch zu verabschieden, um wieder einen neutralen Raum zu erschaffen, in dem Neues geschehen kann, zum Beispiel, wenn man sich dort der Arbeit widmen, einen Brief schreiben oder einfach zur Ruhe kommen will.

Natürlich gibt es noch viele weitere Gelegenheiten, bei denen man die Raumatmosphäre gern erneuern und die Luft reinigen möchte: zum Beispiel ganz einfach zwischendurch, wenn man das Gefühl hat, es herrscht »dicke« Luft, oder im Zimmer eines Kranken. Indem man alte oder unerwünschte Energien vertreibt, schafft man wieder Raum für sich selbst, Raum für neue Gedanken, Gefühle oder Einsichten. Es ist ein bewusstes Abschiednehmen, um einen kleinen Neuanfang einzuleiten.

GESTANK VERSUS WOHLGERUCH

Außer zur Reinigung wurde die Beräucherung mit Duftstoffen hierzulande noch im letzten Jahrhundert offiziell als therapeutisches Verfahren beispielsweise gegen Hysterie angewandt. Bis heute wird in den verschiedensten Kulturen der Rauch von Harzen und Kräutern zur Heilung von Krankheiten eingesetzt. Auf der Kanarischen Insel La Palma beispielsweise verräuchert man Rosmarin in den Krankenzimmern; die Indianer Nordamerikas verwenden unter anderem den Rauch von Zedernspitzen oder Weißem Salbei zu Heilungszwecken.

Auch wenn bei uns diese Tradition größtenteils in Vergessenheit geraten ist, so weiß man doch: So, wie Gestank Übelkeit hervorrufen kann, so vermag ein angenehmer Duft das allgemeine Befinden stark zu verbessern. Besonders wenn man die verschiedenen Substanzen und Gerüche ein wenig erkundet und nach und nach für sich herausfindet, welcher Stoff welche Wirkung entfaltet, kann man das Räuchern gezielt einsetzen, um die Stimmung aufzuhellen, zu entspannen, sich zu sammeln oder was auch immer man gerade am meisten braucht.

Aber nicht nur der Geruch trägt zu den positiven Wirkungen des Räucherns bei. Den zweiten Eckpfeiler bildet der Ritualcharakter des Räucherns. Rituale prägen seit Anbeginn der Menschheit das soziale und religiöse Zusammenleben. Rituelle Handlungen bieten Struktur und Grundlage für den Zusammenhalt einer Gemeinschaft, die Kontaktaufnahme mit dem Göttlichen und vieles andere. Auch für sich allein oder mit Freunden ausgeführt, bietet das Räuchern einen würdigen und feierlichen Rahmen, der mit den verschiedensten Inhalten erfüllt werden kann – sei es für Gebet oder Anrufung, um Wünschen und Bitten mehr Kraft zu verleihen, sei es als Dank für bereits erfüllte Wünsche oder als ein Weg, in der Hektik unseres Alltags einen Anker der Ruhe zu finden.

GERUCHSANKER IN DER MEDITATION

Geruch ist der Sinn der Imagination.
Jean-Jacques Rousseau

Allein schon den aufsteigenden Rauch zu beobachten und sich in den hypnotisierenden Anblick der Gestalten und Formen zu versenken, die unablässig entstehen, kann uns in einen meditativen Zustand der inneren Ruhe und Einkehr versetzen. So kann das Räuchern auch zur Vorbereitung oder als Bestandteil einer täglichen Meditationspraxis dienen. Gerade bei Techniken der

Meditation in Bewegung wie Tai-Chi und Qigong oder bei der Urform der Meditation, dem Sitzen, sind Regelmäßigkeit und ein vorgegebener Rahmen von Bedeutung und äußerst hilfreich, damit sich die Wirkungen vertiefen und fest im alltäglichen Leben verankern können. Dieses Verankern beschreiben Richard und Iona Miller in ihrem Buch »Das magische Parfum« als wichtigen Bestandteil einer jeden rituellen Handlung: »Wir können Gerüche als Schlüssel zu veränderten Bewusstseinszuständen verwenden, indem wir sie als ›Geruchsanker‹ einsetzen. Das Verankern bezieht sich auf die Neigung der menschlichen Natur, mit jedem Einzelelement einer Erfahrung (sei es gesehen, gehört, gefühlt, gerochen oder geschmeckt) die Gesamterfahrung zurückzubringen. Da die Geruchserinnerung länger anhält und weniger verzerrt wird als die visuelle, sind Gerüche besonders wirkungsvolle Anker. Jedes Mal, wenn wir in einem Ritual einen Duft wiederverwenden, können wir schneller und tiefer in diesen besonderen Bewusstseinszustand eintreten. Nach kurzer Zeit wird der Geruch selbst eine Verbindung der Erinnerungen an alle Rituale, die unter seinem Einfluss durchgeführt wurden, heraufbeschwören.« Dieses Moment der Verstärkung und Verankerung durch einen bestimmten Geruch in Verbindung mit Ritualen verleiht dem Räuchern etwas Magisches, das unsere Meditation, unsere Gedanken oder Wünsche klären und bestärken hilft.

DER HEISSE DRAHT ZUM GÖTTLICHEN

Eine der Haupttriebfedern für das Räuchern war schon immer die Religion. Der mystische Rauch von Copal negro, Drachenblut oder Weihrauch mit seinen berauschenden, bewusstseinserweiternden und erhebenden Wirkungen erweitert unsere Wahrnehmung und lässt uns in Kontakt treten mit einer höheren Kraft – wir tauchen ein in eine andere Dimension. Schon unsere Urahnen in grauer Vorzeit haben wohl die Erscheinung des stofflich nicht fassbaren Wohlgeruchs, der zudem unkontrolliert Emotionen hervorrufen kann, als rätselhaft und unerklärlich empfunden. Duftsignale mögen ihnen als Zeichen des Himmels erschienen sein – von göttlichem Ursprung. Auch heute noch wird in der Kirche, in buddhistischen oder indianischen Zeremonien der Rauch als Symbol der Anwesenheit Gottes oder als eine Brücke zu höheren Welten eingesetzt. Der nach oben steigende Rauch stellt das optimale Vehikel zur Kontaktaufnahme mit dem Himmel und höheren Seinsebenen dar.

Gerüche sind schwer in Worte zu fassen; sie verbreiten sich im Raum, während sie gleichzeitig nicht an Raum und Zeit gebunden zu sein scheinen. Sie verflüchtigen sich und tauchen wieder auf – manchmal wehen sie uns einige

Tage später plötzlich noch einmal für einen kurzen Moment um die Nase. All diese Eigenschaften von Duft und Rauch in Verbindung mit den besonderen Fähigkeiten der Nase, der Brücke in unser Unbewusstes, erklären die jahrtausendealte Faszination des Menschen in Bezug auf Feuer, Duft und Rauch. Die Verbindung der Räucherdüfte zum Göttlichen lässt uns auch als moderne, »aufgeklärte« Menschen an diesen Bräuchen und Empfindungen teilhaben und das Räuchern nutzen als eine wunderbare Möglichkeit, uns rückzubesinnen und wieder Kontakt aufzunehmen: mit dem Göttlichen und letztlich mit uns selbst.

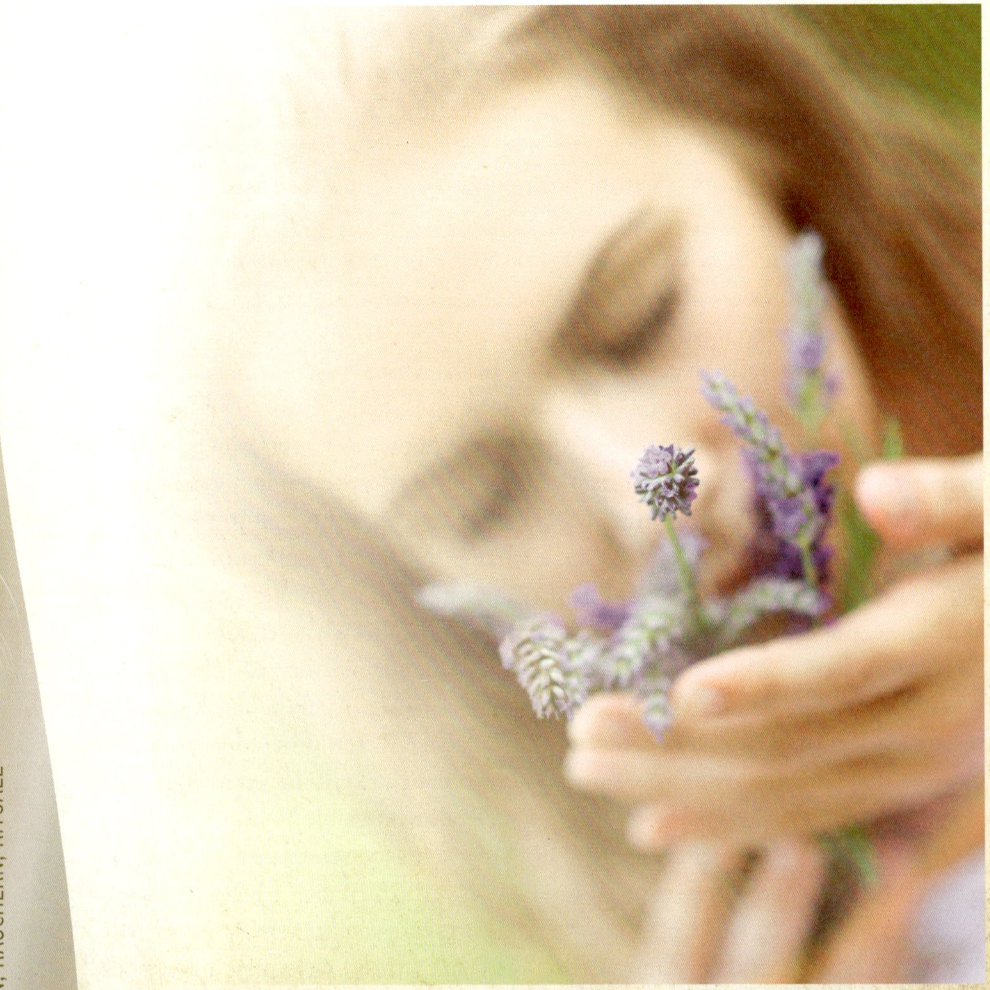

Räuchergeschichte der Menschheit

AM ANFANG WAR DER RAUCH

Das Räuchern ist so alt wie die Nutzung des Feuers. Schon in frühester Zeit haben die Menschen am Lagerfeuer, einem zentralen Ort des gemeinschaftlichen Lebens, duftende Hölzer, Harze und Pflanzen verbrannt, die sie in ihrer Umgebung fanden. Zuerst war es sicher Zufall: Man warf ein besonders harziges Stück Holz ins Feuer und entdeckte sein angenehmes Aroma sowie die positiven Auswirkungen auf die allgemeine Stimmung. Kurze Zeit später dürften bereits die ersten Substanzen gezielt für bestimmte Zwecke eingesetzt worden sein. Der Bernstein ist wahrscheinlich eine der ersten Räuchersubstanzen gewesen, die schon in der Eiszeit den prasselnden Höhlenfeuern beigegeben wurden. Man kann davon ausgehen, dass die Menschen damals bereits um die reinigenden, ionisierenden und gesundheitsfördernden Wirkungen des Bernsteins wussten – oder sie zumindest erahnten. Wie man bei Völkern, die auch heute noch in ursprünglicher Weise leben, herausfand, so hatten auch die ersten Räuchernden noch einen sehr hoch entwickelten, feinen Geruchssinn: Sie konnten Tiere, ein herannahendes Gewitter oder Gefahren sowie weit entferntes Feuer wittern und essbare Nahrungsmittel von giftigen unterscheiden. Einstmals war der Geruchssinn auf rein funktionelle Zwecke ausgerichtet. Erst später, als sich das menschliche Bewusstsein weiterentwickelte, entstand auch die Idee von höheren, übernatürlichen Wesenheiten, die man mittels Räucherungen verehrte. Vielleicht haben sich die ersten religiösen Vorstellungen sogar in Verbindung mit der Duftwahrnehmung entwickelt. Denn die Dinge schienen einen tieferen Sinn, eine Seele zu besitzen, die sie im Feuer freigaben – und noch mehr: Die Düfte hatten auch deutliche magische Wirkungen. Manche wirkten stimulierend, andere beruhigend, wieder andere regten die Lust an … da mussten doch höhere Mächte im Spiel sein!
Pflanzen zu rituellen, magischen und religiösen Zwecken zu verwenden, war schon vor der ersten Räucherkultur Teil des Alltags. Man fand etwa 60 000 Jahre alte Gräber von Neandertalern, die deutliche Zeichen eines frühen Jenseitsglaubens trugen: Die Toten waren unter Beigabe von Blüten und Kräutern beigesetzt worden – offenbar, um ihnen die Reise in die andere Welt zu erleichtern. Auch fand man altarähnliche Einrichtungen, auf denen wohl dem Bären-

gott und anderen Göttern Opfergaben, beispielsweise in Form von Pflanzen, dargebracht worden waren. Schon vor vielen tausend Jahren waren sich die Menschen bewusst, dass den Gewächsen bestimmte Wirkungen innewohnen, und sie begannen, sie zu vielfältigen Zwecken einzusetzen: zum Berauschen und zur Stimulation, als Heilmittel und Opfergabe sowie als Brücke zur Welt der Götter und schließlich auch als Kosmetik und zur eigenen Freude. Je weiter die Entwicklung der Zivilisation fortschritt, desto mehr bildete sich auch eine bewusste Duftwahrnehmung aus, die interessanterweise mit einem schwindenden instinktiven Geruchssinn einherging: Die Schärfe des Geruchssinns steht demnach im umgekehrten Verhältnis zur Entwicklung von Bewusstsein und Intelligenz.

Mit einer fortschreitenden Kultur setzten nun die ersten Schamanen, Medizinmänner und -frauen Pflanzenstoffe gezielt für religiöse, magische und heilerische Zwecke ein. Interessant ist dabei, dass die alten Kulturen völlig unabhängig voneinander ähnliche Entdeckungen und Erfahrungen mit den einzelnen Pflanzenwirkungen machten. Ein Beispiel dafür ist der Salbei, den die Ureinwohner Amerikas ebenso zu Heil- und Reinigungszwecken einsetzten wie die Völker Europas. Viele tausend Jahre vor unserer Zeitrechnung wussten die Schamanen und Heilkundigen der Welt auch schon um die bewusstseinsverändernden Wirkungen bestimmter Harze und Kräuter. Rauch, die einzige (sichtbare) Naturerscheinung, die von unten nach oben aufsteigt, erschien als das optimale Vehikel, um Verbindung mit Gottheiten und anderen höheren Wesen herzustellen. Mittels verbrennender Hölzer, Harze und Pflanzen wurden Botschaften in Form von Bitten, Anrufungen und Beschwörungen entsandt – die ersten bewussten Handlungen mit dem Ziel, die menschlichen Geschicke zu beeinflussen und Gesundheit, Wohlstand und Glück zu erlangen. Zeugnisse einer verfeinerten Räucherkultur, die etwa 7200 Jahre vor unserer Zeitrechnung blühte, fand man in Skandinavien: kleine Räucherfladen, die beim Verbrennen den Duft aromatischer Harze freisetzten. Einige Jahrtausende später war der Gebrauch von Räucherwerk aus dem religiösen und kulturellen Leben der antiken Kulturen nicht mehr wegzudenken.

DAS ALTE ÄGYPTEN:
MUMIEN, GÖTTER, PHARAONEN

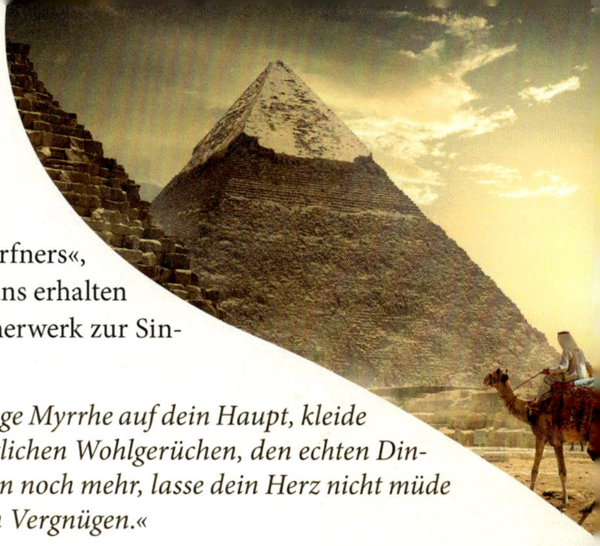

Schon im berühmten »Lied des Harfners«, den ältesten ägyptischen Versen, die uns erhalten sind, werden Wohlgerüche und Räucherwerk zur Sinnenfreude gepriesen:

»Folge deinem Wunsch, weil du lebst, lege Myrrhe auf dein Haupt, kleide dich in feines Linnen, getränkt mit köstlichen Wohlgerüchen, den echten Dingen der Götter. Vermehre deine Wonnen noch mehr, lasse dein Herz nicht müde sein, folge deinem Wunsch und deinem Vergnügen.«

1500 v. Chr. entsandte die ägyptische Königin Hatschepsut eine der ersten dokumentierten Schiffsexpeditionen ins sagenumwobene Land Punt. Weihrauch, Myrrhe und andere duftende Substanzen wurden nach Ägypten gebracht. Eines der Reliefs im Tempel zu Deir el-Bahari, in Theben, die die kostbare Fracht der Schiffe zeigen, trägt die folgende Inschrift: »Das Belasten der Transportschiffe mit einer großen Menge von herrlichen Produkten Arabiens, mit allerlei kostbaren Hölzern des heiligen Landes, mit Haufen von Weihrauchharz, mit grünen Weihrauchbäumen. […] Niemals ist ein Transport gleich diesem von irgendeiner Königin seit Erschaffung des Weltalls gemacht worden.«
Zur selben Zeit sollen im Orient bereits Weihrauchharze, Kräuter und Hölzer in Jahresmengen von vielen Tonnen verräuchert worden sein. Duftendes Räucherwerk galt als kostbares Geschenk, als Beigabe zu allerlei gesellschaftlichen Gelegenheiten, als Nahrung der Götter, denen aus diesem Grund reichlich von dem wohlriechenden Rauch geopfert wurde. Und schließlich war es auch eine wichtige Zutat, um der sinnlichen Liebe noch eine köstliche Dimension hinzuzufügen. Im alten Ägypten entstand eine der ersten Hochkulturen des Duftes und damit des Räucherwerks. Düfte aller Art spielten im täglichen Leben eine wichtige Rolle. Kostbares Harz sowie duftende Hölzer und Kräuter waren im eigenen sowie in den umliegenden Ländern in Hülle und Fülle vorhanden und wurden verbrannt, um das gesellschaftliche Leben zu bereichern, vor allem aber zu Ehren der Götter. Man sagte allen duftenden Pflanzen göttlichen Ursprung nach. So erzählte man, alle Harze liefernden Pflanzen seien aus den Tränen der Götter Horus, Tefnut und Shu geboren worden: Wo diese auf die Erde fielen, dort wüchsen Myrrhe, Weihrauch, Benzoe oder Opoponax.

Dreimal täglich wurde dem Sonnengott Ra geopfert. Bei Sonnenaufgang verbrannte man Weihrauch, beim höchsten Stand der Sonne Myrrhe. Die Abendräucherung bestand aus der berühmten ägyptischen Räuchermischung namens Kyphi, von der schon im berühmten »Papyrus Ebers« die Rede ist. In einem eigens dafür vorgesehenen Bereich der Tempel wurde Kyphi unter der Aufsicht von Priestern, die anhaltend Gebete gen Himmel sandten, hergestellt. Es gab viele verschiedene Rezepte für Kyphi, denn jedes priesterliche »Laboratorium« braute seine eigene Mixtur, deren Zusammensetzung jedoch streng geheim gehalten wurde. Die wenigen schriftlich überlieferten Rezepturen beinhalten leider einige Stoffe, die heute nicht mehr identifiziert werden können; außerdem fehlen die Mengenangaben. So finden Sie nachfolgend ein modernes Kyphirezept, das sich jedoch an die alten Überlieferungen anlehnt.

Kyphi kann die Menschen in den Schlaf wiegen, kann angenehme Träume verursachen und die Sorgen des Tages vertreiben. Wer Kyphi am Abend verbrennt, dem werden Ruhe und Frieden sicher geschenkt.

Plutarch

Rezept für Kyphi, die klassische ägyptische Räucherung

Legen Sie 2 – 3 TL ungeschwefelte Sultaninen in schweren, süßen Rotwein ein, und lassen Sie das Ganze 2 – 3 Tage ziehen. Zerkleinern Sie die Rosinen dann im Mörser oder der Küchenmaschine zu einem Brei, und mischen Sie 2 TL Honig unter. Vermischen Sie danach die folgenden Zutaten erst untereinander und später mit dem Brei:

1 ½ TL Weihrauch / 1 TL Myrrhe / 1 TL Mastix / 1 ½ TL Benzoe Sumatra / ½ TL Wacholderbeeren / ¾ TL Kalmus / 1 TL Zimtrinde, geschnitten / 1 TL Rosenblüten / ½ TL Kardamom, gemahlen / 2 TL Sandelholz, weiß / 1 Prise Adlerholz

Je nach Konsistenz können Sie noch Wein oder Honig zugeben. Vermischen Sie alles nochmals gut, breiten Sie es auf einem Holzbrett aus, und lassen Sie es trocknen. Wenden Sie die Räuchermischung am besten mehrmals täglich, und füllen Sie sie zum Schluss in Gläser ab.

Honig ist der Speichel der Götter.

Plinius der Ältere

Kyphi und anderen Weihrauch verbrannte man in Ägypten in sogenannten Räucherpfannen. Dazu formte man aus den Zutaten kleine Kugeln, die man in die Pfanne warf. Außer zum Wohlgefallen Gottes durfte Weihrauch auch zum Dank verbrannt werden, wenn der König siegreich von einem Feldzug nach Hause kehrte, sowie bei anderen großen Staatsfesten. Dann dufteten nicht nur die Tempel, sondern auch die Straßen der Stadt nach Myrrhe, Zimt, Galgant und anderem köstlichen Räucherwerk. Bei wichtigen Anlässen räucherte sogar der Pharao selbst zu Ehren des Sonnengottes. Die heiligen Düfte spielten auch eine wichtige Rolle beim Totenkult der Ägypter, denn sie symbolisierten das ewige Leben der Götter. Eine Grabesinschrift aus dem 5. Jahrtausend v. Chr. dokumentiert die duftende Dimension von Leben, Sterben und ewiger Liebe:

»In meinem Himmel erscheinen die Vögel von Punt. Ich fange sie, einen nach dem andern, mit meinem Köder. Einer ist mit Myrrhe getränkt, der andere mit Weihrauch, wiederum ein anderer mit Zimt. Oh, Geliebte, ich möchte, dass wir zusammen sie befreien, einen nach dem anderen, um mit dem Flattern ihrer Flügel gemeinsam in ein Paradies der Düfte zu tauchen.«

Auch bei der Mumifizierung waren Räucherwerk und duftende Salben elementarer Bestandteil. Der ausgeprägte Totenkult und Jenseitsglaube der Ägypter ließ sie besonderen Wert darauf legen, den Körper eines Verstorbenen so gut wie möglich zu erhalten. Die Seele sollte ihn bei der Rückkehr von ihrer Reise möglichst unversehrt vorfinden. Außerdem war man der Ansicht, ein vollständiger Körper garantiere auch die Ganzheit der Seele. Herodot berichtet von drei Arten der Einbalsamierung, die unterschiedlich teuer und aufwendig waren. Das edelste Einbalsamierungsverfahren war nur den Königen und Königinnen sowie den Reichen des Landes vorbehalten. Nachdem man ihnen mit einem metallenen Haken das Gehirn durch die Nase herausgezogen hatte, öffnete man die Bauchdecke mit einem Steinmesser und entfernte die Eingeweide, die in speziellen Gefäßen (Kanopen) beigesetzt wurden. Dann spülte man den Körper mit Palmwein und ein zweites Mal mit zerriebenem Räucherwerk. Damit der ausgehöhlte Körper nicht zusammenfiel und um ihn zu konservieren, füllte man ihn sodann mit duftendem Harz, Lehm, Leinwandballen, Sägespänen, Sand und beduftete das Ganze mit Zedernöl und anderen aromatischen Ölen. Weihrauch, das am höchsten geschätzte Harz, war hierbei jedoch nur den Königen vorbehalten; alle anderen mussten mit Myrrhe, Opoponax, Benzoe oder anderen Harzen vorliebnehmen. Auch die Haut des Leichnams wurde mit harzhaltigen Präparaten behandelt – die Rezepte für diese heiligen Salben waren den Priestern von Toth, dem Gott der Wohlgerüche, selbst offenbart worden.

Schließlich wickelte man den Leichnam mitsamt kostbaren Schmuckstücken nach bekannter Manier in Binden und Tücher. Zur Beisetzung des Toten wurde dann ausgiebig Räucherwerk verbrannt.
Nachdem über Jahrhunderte hinweg nur zu religiösen bzw. halbreligiösen staatlichen Gelegenheiten kostbares Räucherwerk verbrannt worden war, begannen die Priester zur Zeit Ramses III., es auch an die Reichen des Volkes zu verkaufen. Unter der Regentschaft Kleopatras wurde zu beinahe jedem Anlass geräuchert. Um ihren Thron verströmten Räucherpfannen allerlei Wohlgerüche. Als die mit Düften äußerst verschwenderisch umgehende Königin Antonius mit einem Schiff empfing, da dufteten gar die Segel, und die ganze Besatzung war fein parfümiert. Salben, Parfums und zahlreiche Kosmetika hatten Hochkonjunktur. Die Damen trugen bei großen Festivitäten Räucherkugeln auf dem Kopf, die sie in atemberaubende Duftwolken hüllten. Die ägyptische Duftkultur hatte ihren Höhepunkt erreicht.

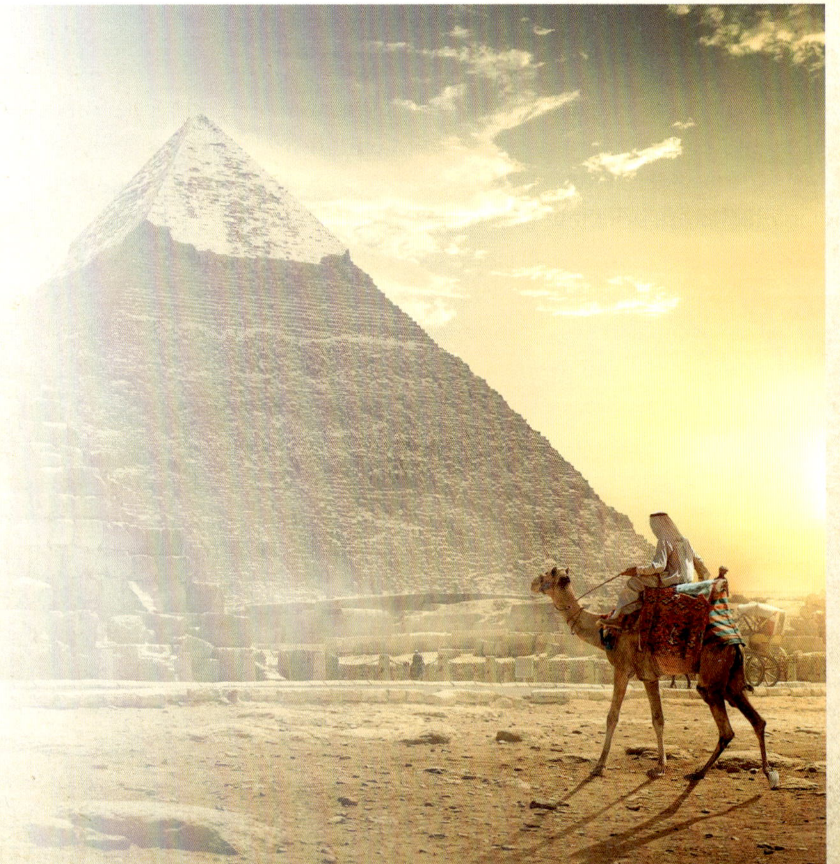

GEHEIMNISVOLLES ARABIEN:
DIE WEIHRAUCHSTRASSE

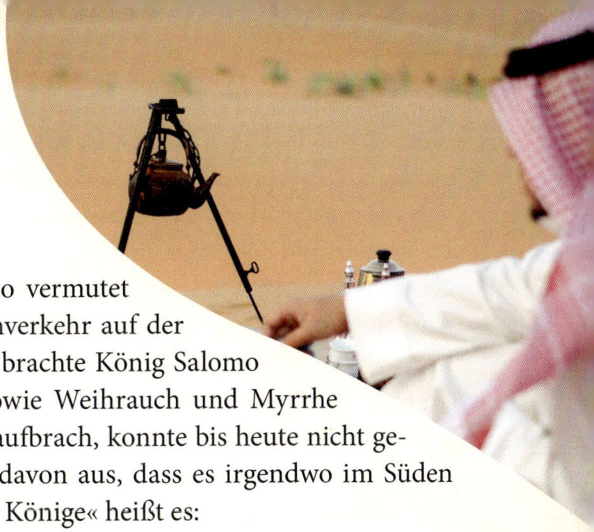

Es war die Königin von Saba, die, so vermutet man, im Jahre 950 v. Chr. den Warenverkehr auf der Weihrauchstraße initiierte. Denn sie brachte König Salomo Gold, Edelsteine, kostbare Hölzer sowie Weihrauch und Myrrhe nach Palästina. Von wo die Königin aufbrach, konnte bis heute nicht genau geklärt werden, doch man geht davon aus, dass es irgendwo im Süden Arabiens gewesen ist. Im »1. Buch der Könige« heißt es:

»Und sie gab dem König hundertzwanzig Zentner Gold und sehr viel Spezerei und Edelgestein. Es kam nicht mehr so viel Spezerei, als die Königin von Reicharabien dem König Salomo gab.«

Für die antike Welt des Mittelmeeres blieb es über Jahrhunderte hinweg eines der ungelösten Rätsel, woher eigentlich die zahllosen Schätze an Weihrauch und Myrrhe, Edelmetallen und Luxusartikeln aller Art stammten, die über die berühmte Weihrauchstraße transportiert wurden. Ein schier unversiegbarer Strom schien über diesen Handelsweg zu fließen, doch wo hatte er seinen Ursprung? Im 5. Jahrhundert v. Chr. wusste Herodot, der weit gereist und normalerweise gut unterrichtet war, auch nicht mehr zu berichten, als dass Arabien das einzige Land sei, wo Weihrauch, Zimt und Gummiharz gewonnen werde. Die Weihrauchbäume, so ließ er sich von den findigen Arabern erzählen, würden von geflügelten Schlangen bewacht. In Wahrheit kam nur ein Teil des Weihrauchs aus Südarabien, der zweite wichtige Lieferant war Somalia. Die restlichen Waren wurden einerseits aus Indien importiert – südarabische und indische Seefahrer standen seit Jahrhunderten miteinander im Austausch, ließen sich mit den Monsunwinden zwischen den Küsten hin- und hertragen. Den im Handel schon damals geschickten (Süd-)Arabern gelang es zudem, den gesamten Warenstrom Ostafrikas in ihren Häfen zu sammeln. Räucherharze, Edelhölzer, Gewürze, edle Stoffe sowie viele weitere Kostbarkeiten gelangten so aus West und Ost in die erblühenden südarabischen Hafenstädte, von wo aus man sie auf Kamele verlud und zum Mittelmeer transportierte. Ein anderer Zweig der Weihrauchstraße führte bis hinauf ins Zweistromland und sogar bis nach China. Doch nicht nur Waren wurden auf der Weihrauchstraße transportiert, auch ein reger Informations- und Kulturaustausch fand statt. Die Gebiete am Rande des Handelsweges blühten auf, Handwerk und

Landwirtschaft wurden aktiviert und brachten Reichtum über das Land. Das unglaubliche Handelsgeschick der Araber wird noch deutlicher, wenn man sich vor Augen führt, dass jeder andere Handelsweg aus Ostafrika oder Indien leichter und schneller zu bewältigen gewesen wäre als der beschwerliche, 2800 Kilometer lange Marsch durch die Wüste, der zudem ohne die immense Ausdauer der Kamele, die erst im 2. Jahrtausend v. Chr. domestiziert worden waren, nicht denkbar gewesen wäre.
Entlang der Weihrauchstraße – und nicht, wie man meinen könnte, an den wichtigen Häfen des Roten Meeres oder den fruchtbaren Landschaften der Hochebenen – entwickelten sich die bedeutendsten Königreiche Südarabiens. Aus Straßenstationen, Futter- und Lebensmittelmärkten sowie Karawansereien entstanden seit dem 8. Jahrhundert v. Chr. große Städte mit mächtigen Wehrmauern, Palästen und Tempeln sowie hoch entwickelte Bewässerungsanlagen in einem Gebiet unfruchtbarer Wüste. Und obwohl die reichen Städte entlang der Weihrauchstraße heiß umkämpft waren, ließ sich keines der südarabischen Königreiche von dort vertreiben. Die Blütezeit der Weihrauchstraße währte vom 5. Jahrhundert v. Chr. bis zum 1. Jahrhundert n. Chr. Ihr Niedergang nahm seinen Lauf, als der griechische Seefahrer Hippalos 45 n. Chr. das Geheimnis der Monsunwinde wiederentdeckte: Der wesentlich mühelosere Transport zu Wasser wurde wieder populär. Schließlich waren es jedoch die Römer unter Kaiser Trajan, die den nördlichen Teil der Weihrauchstraße eroberten und die Schifffahrt im Roten Meer wieder aufnahmen. Der Landweg über die Weihrauchstraße war überflüssig geworden. Erst eineinhalb Jahrtausende später, zwischen dem 15. und 18. Jahrhundert, erlebte die Weihrauchstraße eine Renaissance: Durch Piraterie war der Seeweg zu gefährlich geworden, und man transportierte das Handelsgut wieder auf Kamelen durch die Wüste – entlang der alten Weihrauchstraße.

Parfüm ist der Atem des Himmels.

Victor Hugo

Mohammed – Prophet des Wohlgeruchs

Als der Prophet Mohammed auf dieser Erde wandelte, waren die Araber bereits Meister der Duftherstellung. Räucherwerk, Salböle und Parfüms wurden in Hülle und Fülle hergestellt und zeichneten sich durch hervorragende Qualität aus. Das entging auch dem Propheten nicht, der im Koran die Düfte als »Schöpfer von Schönheit und Freuden für Körper und Geist« preist. Besonders den Moschus schätzte er und ließ seinen ganzen Harem damit beduften. Die

Verbindung von Sinnesfreuden mit Religiosität schien für Mohammed kein Widerspruch zu sein. So soll er gesagt haben: »Was ich in dieser Welt liebe, sind Frauen und Parfüms. Danach schließe ich die Augen und stärke meinen Geist im Gebet. Die Parfüms sind die Nahrung, die mein Denken belebt.«

Das Jenseits beschrieb der Prophet des Islam als Paradiesgarten voller Wohlgerüche, in dem »die Auserwählten« von schönen jungen Frauen empfangen werden und sich »in Wasser baden, das weißer ist als Milch und duftender als Moschus«. Und weiter: »Der Boden dieses verzauberten Ortes besteht aus reinem Weizenmehl, vermischt mit Moschus und Safran: seine Steine sind Perlen und Hyazinthen und seine Paläste aus Gold und Silber erbaut [...] die Houris sind aus reinem Moschus.«

Seinen Anhängern machte Mohammed zahlreiche Vorschriften, Düfte zu nutzen und »niemals zurückzuweisen«. So finden sich im Koran eine wahre kleine Pflanzenheilkunde sowie Hinweise zur Nutzung bestimmter Kräuter und Nahrungspflanzen, die der Hygiene dienen sollen. Gegen Vergesslichkeit empfahl der Prophet beispielsweise den Weihrauch. Auch Schwangeren riet er dessen Genuss, damit ihr Herz rein werde. Falls sie ein Mädchen im Schoß trügen, solle sich dieses dadurch schön und üppig entwickeln. Mohammed verstärkte die bereits vorhandene Vorliebe der Araber für Düfte und Räucherwerk aller Art. Außer Moschus und Ambra, den kostbarsten und teuersten Duftstoffen, gab (und gibt) es eine weitere heiß begehrte duftende Substanz: das Adlerholz. Mit seinem köstlichen Geruch beduften die Araber bis in die heutige Zeit ihre Körper und Kleider. Über Nacht hängen sie ihre Gewänder auf eigens dafür vorgesehene Ständer über eine Räucherstelle, um sie durch und durch mit dem Wohlgeruch des kostbaren Holzes zu tränken. Als Vorbereitung auf die Liebe stellen sich die Frauen nackt in den Rauch, um besonders verführerisch zu duften. Doch auch die Männer bedienen sich der duftenden Essenzen, um sich auf eine erotische Begegnung vorzubereiten. Dabei spielen potenzsteigernde und erotisierende Substanzen die Hauptrolle. So war es beispielsweise lange Zeit Brauch, sich mit Asafoetida, bei uns auch unter den Namen »Teufelsdreck« oder »Stinkasant« bekannt, die Genitalien einzureiben. Auf arabische Frauen soll der unglaublich intensive zwiebel- und knoblauchähnliche Geruch tatsächlich anziehend gewirkt haben. In »Der duftende Garten des Scheik Nefzaui« – einer Art »Kamasutra« Arabiens – ist noch von ganz anderen Liebestricks die Rede, denen sich sicher keine Frau entziehen konnte:

»Stelle goldene Räucherpfannen in das Zelt, die mit den köstlichsten Wohlgerüchen gefüllt sind. Hüte dich aber, von all den Wohlgerüchen etwas aus dem Zelt

ausströmen zu lassen. Ist das ganze Zelt voll von süßen Düften, dann setze dich auf deinen Thron, und lasse die Frau holen. Lasse sie in dein Zelt bringen, und verweile dort allein mit ihr. Sie wird in Verzückung geraten, ihre Glieder werden sich lösen. Schließlich wird sie das Bewusstsein verlieren, und du wirst Besitz von ihr nehmen.«

Nicht nur im Liebeszauber Arabiens spielen die Düfte eine zentrale Rolle. Auch zu magischen Heilzwecken werden seit alter Zeit kraftvolle Räuchermixturen verbrannt, die Dämonen vertreiben, vor dem bösen Blick schützen und bei Krankheit heilsam wirken sollen. Auch bei den verschiedensten Gelegenheiten des gesellschaftlichen Lebens, wie Hochzeit oder Geburt, zu wichtigen geschäftlichen Anlässen sowie natürlich bei religiösen Festen und an Feiertagen wird geräuchert, zum Dank oder um das Schicksal gnädig zu stimmen. Auch galt es als hohe Ehrerbietung, den Gästen zum Abschluss eines Festmahls das beste Räucherwerk darzubieten. Gleichzeitig war das auch das Zeichen für den Aufbruch, wie ein arabisches Sprichwort besagt: »Nach dem Räucherwerk gibt es kein längeres Verweilen.«

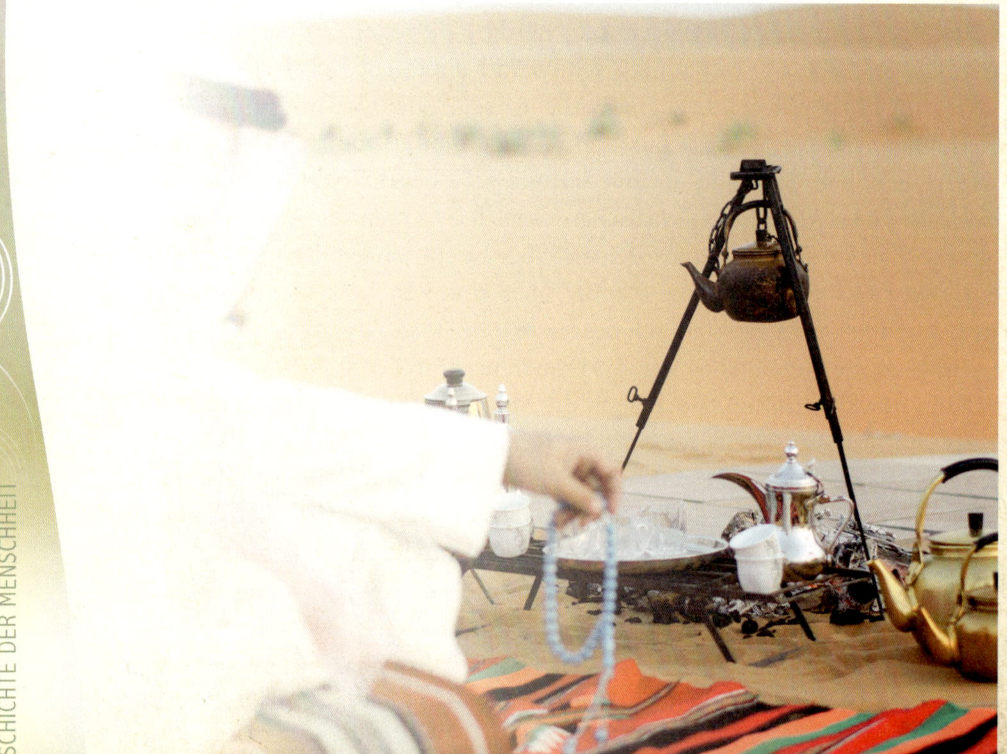

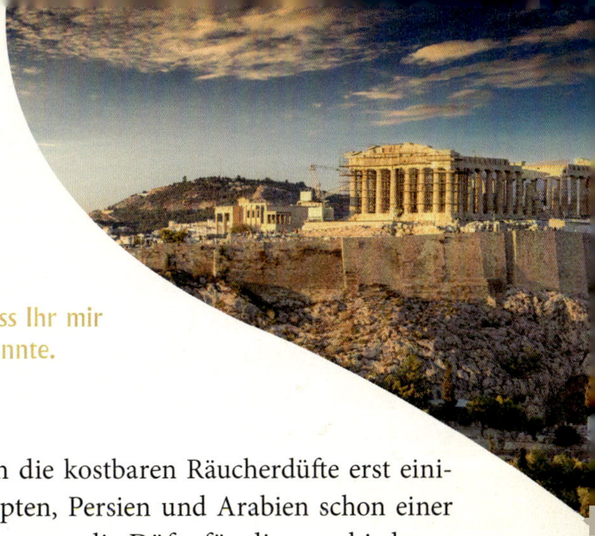

DAS ANTIKE GRIECHENLAND:
WEIHRAUCH UND MYRRHE FÜR DIE GÖTTER

Oh Diana, liebliche Göttin, ich weiß, dass Ihr mir nahe seid, da ich Euren Balsamduft erkannte.

Euripides

In das antike Griechenland gelangten die kostbaren Räucherdüfte erst einige Zeit später, nachdem man in Ägypten, Persien und Arabien schon einer ausgeprägten Duftkultur frönte. Bevor man die Düfte für die verschiedenen Bereiche des gesellschaftlichen Lebens entdeckte, war das Räuchern nur im Zusammenhang mit religiösen Handlungen erlaubt. Bei Tieropferungen beispielsweise verwendete man Räucherharze wohl vor allem, um den unangenehmen Geruch schmorenden Fleisches zu überdecken, der eigenen Nase einen Gefallen zu tun und die Götter nicht nur mit Opferfleisch, sondern auch mit Wohlgerüchen zu erfreuen. Über Kreta, in dessen minoischer Geschichte die Wohlgerüche schon zuvor eine Rolle spielten, erhielten die Griechen Anschluss an den Orient, von dem aus bald eine wahre Flut an Harzen, Ölen und Räucherwerk aller Art nach Griechenland gelangte. Hinzu kamen einheimische Kräuter und Pflanzen, die man räucherte, um Krankheiten zu heilen oder den Körper zu beduften. Und natürlich verbrannte man Räucherwerk zu religiösen Zwecken. Da es jedermann gestattet war, Rauchopfer darzubringen, wuchs der Bedarf an Weihrauch, Myrrhe und anderen Harzen immens. Der griechische Schriftsteller Lukian (120–180 n. Chr.) war, wie aus seinem Werk »Zeus tragodios« ersichtlich ist, von dem ausufernden Weihrauchkonsum weniger begeistert:

»Wenn ich nicht sofort nach Arabien gegangen wäre, hätte mich der widerwärtige Dampf umgebracht. Kaum wollte selbst in einem so großen Wohlgeruch und Überfluss an Duftstoffen und bei dem massenhaften Gebrauch von Weihrauch meine Nase jenen schmutzigen Geruch vergessen und verlernen. Selbst, jetzt noch bekomme ich Übelkeit, wenn ich nur daran denke!«

Ein anderes Anwendungsgebiet der griechischen Duftkultur war die sinnliche Liebe. Allerlei die Lust erregende Salben sowie aphrodisisch wirkendes Räucherwerk wandte man an, um die Liebesfreuden zu steigern. Dabei kamen anregende Gewürze wie Muskat, Koriander oder Nelken zum Einsatz, ebenso wie der stimulierende Wohlgeruch duftender Harze und Hölzer. Die Göttin Aphrodite, mit der alle Pflanzen und Substanzen in Verbindung gebracht wurden, die die Libido steigern und Liebeslust auch dort hervorzaubern, wo vorher keine war, spielte in der Geschichte der griechischen Duftkultur eine wichtige Rolle. Dem Mythos nach verdankte Aphrodite ihre Existenz einigen außergewöhnlichen Vorkommnissen: Nachdem Uranos von seinem Sohn Kronos entmannt worden war, fiel sein Phallus ins Meer und befruchtete Gaia. Der Phallus wurde zu Schaum, aus dem schließlich eine duftumwogte Liebesgöttin erstand. Homer beschrieb die Geburt der Aphrodite in folgenden Worten:

»Hier entwand sich dem Schaume die erhabenste, reizendste Göttin. Duftende Kräuter entsprossen unter den flüchtigen Füßen dieser dem Schaum entschlüpften Bekränzten. Götter und Menschen nannten sie Aphrodite, die vom Schaume Genährte.«

Aphrodite waren alle Wohlgerüche heilig. Weihrauch, Myrte, Zimtblüte (Cassia), Labdanum, Myrrhe und wilde Rose sollen nach alter Überlieferung einige ihrer Lieblingsdüfte gewesen sein. So waren die Priesterinnen der Liebesgöttin immer in duftende Parfümwolken gehüllt – sie kultivierten heilige Duftgärten, und auf den Altären wurde ständig heiliger Weihrauch verbrannt.

Die Griechen kultivierten eine immer feinere Duftkultur, die sie mit ihren Untersuchungen über die Erscheinungen und das Wesen der Natur verknüpften. Sie prägten den Begriff des »göttlichen Wohlgeruchs«, denn für sie waren die Düfte selbst göttlichen Ursprungs. Im Gegenzug wurden grollende oder übelwollende Götter mit schlechten Gerüchen in Zusammenhang gebracht. Sie wurden gemieden, und man suchte, sie durch wohlriechende Düfte zu vertreiben bzw. zu überdecken, denn man meinte, sie würden krankmachende Wirkungen entfalten. So wurden Räucherungen auch zu einem wichtigen Bestandteil der griechischen Heilkunde. In Werken von Plinius dem Älteren, Theophrast, Hippokrates, Dioskurides und anderen Heilern der Antike ist uns die Bedeutung der Düfte zur Vorbeugung und als Heilmittel überliefert. Süße Düfte, geräuchert, in Bädern oder zur Massage verwendet, so meinte man, seien das beste Mittel, um gesund zu bleiben. Viele Pflanzen wurden verbrannt, um bestimmte Krankheiten zu heilen: Anis bei Schlafstörungen, Poleiminze bei Fieber, Thymian bei Epilepsie, Bernstein bei Erkältungskrankheiten – um nur einige Beispiele zu nennen.

Doch nicht nur zur Heilung von Krankheiten, auch um veränderte Bewusstseinszustände herbeizuführen, bediente man sich der Räucherkunst. Die antiken Orakel wären ohne Räucherwerk kaum denkbar gewesen. Das berühmteste unter ihnen ist wohl das Orakel zu Delphi, über dessen Eingangstor die berühmten Worte »Erkenne dich selbst« prangten. Seltsamerweise wird nahezu nirgendwo erwähnt, was auf der Rückseite des Portals stand: »... und du erkennst Gott.« Selbsterkenntnis war also nicht Selbstzweck, sondern ein Weg zu Gott. In diesem Sinne weissagte wohl auch Pythia, die Seherin des Orakels, göttliche Botschaften auf ihrem hohen Dreifuß empfangend und in geheimnisvolle Rauchwolken gehüllt. Man kann davon ausgehen, dass, um in die Zukunft zu schauen und Erkenntnis zu erlangen, außer Lorbeer – dessen Gebrauch überliefert ist – auch psychoaktiv wirkende Pflanzen wie Hanf oder Bilsenkraut geräuchert wurden, die die Trance der Seherin herbeiführten bzw. verstärkten. So wurde sie empfänglich für die Botschaften Apolls, dessen Medium sie war.

Das Räuchern nahm auch bei den in der Spätantike aufkommenden Mysterienkulten eine wichtige Rolle ein. In den Orphischen Hymnen legte man sogar fest, welche der damals bekannten Räucherstoffe bestimmten Göttinnen und Göttern zu Ehren geräuchert werden sollten. Auch in der griechischen Mythologie kommen Räucherstoffe in allen Variationen vor. Harze betrachtete man als die Tränen von Göttern und Göttinnen, in manchen Fällen auch von Sterblichen, die in einen Baum verwandelt wurden. So wurde beispielsweise Myrrha, die Mutter von Adonis, zu einem Myrrhenbaum und damit auch zur Mutter der Myrrhe. Der so Verwandelten blieb nur das stille Weinen von Harztränen, um der Trauer über ihr Schicksal Ausdruck zu verleihen. Doch auch andere Räuchersubstanzen stehen in Zusammenhang mit verzauberten Göttern aus dem Reich der Mythologie, wie zum Beispiel der Lorbeer, in den die Nymphe Daphne verwandelt wurde, um sie vor Apollos Nachstellungen zu beschützen.

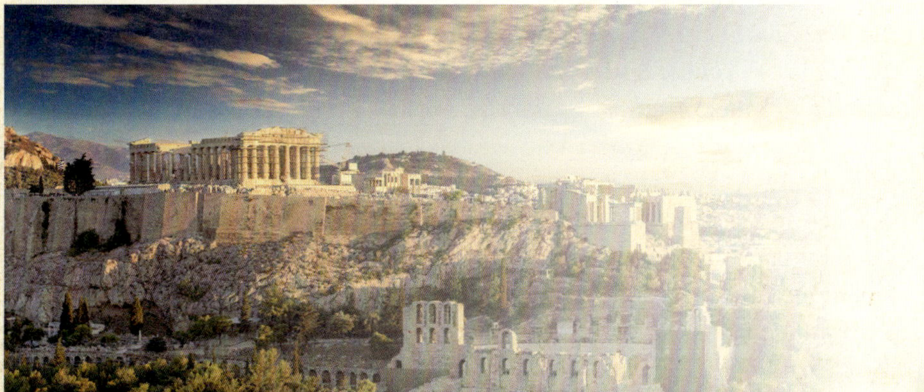

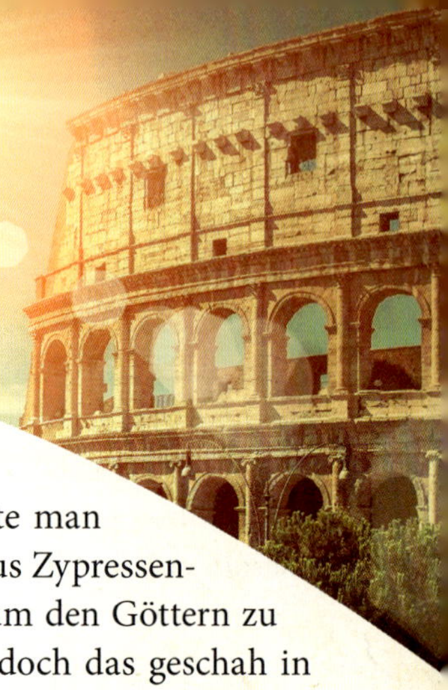

ROM IN DER ANTIKE:
CÄSAR UND NERO IM RAUSCH DER DÜFTE

Im Römischen Reich spielten Düfte lange Zeit keine herausragende Rolle. Man war mehr mit strategischer Kriegsführung und Rechtsprechung befasst – Luxus jeder Art war verpönt. Zwar verbrannte man auch in der römischen Kultur Räucherwerk, das meist aus Zypressen- und Wacholderholz sowie Lorbeer und Pinie bestand, um den Göttern zu huldigen, Staatsfeste und neue Eroberungen zu feiern, doch das geschah in Maßen. Noch zur Zeit von Kaiser Julius Cäsar, also im letzten vorchristlichen Jahrhundert, verwendete man Räucherwerk, Parfüms und Duftöle auch zu hygienischen Zwecken nur in vergleichsweise geringen Mengen.
Nachdem die Römer jedoch immer mehr mit orientalischen und afrikanischen Völkern und Sitten in Kontakt kamen, übernahmen sie auch deren Duftkultur. In einer recht kurzen Zeitspanne stieg der Verbrauch an Duftstoffen aller Art rasant an. Die Römer wurden nachgerade maßlos, als wollten sie allen bisher verpönten Luxus nun in kürzester Zeit nachholen. Mehrere Edikte wurden erlassen, die dem ausufernden Verbrauch an Räucher- und Duftstoffen Einhalt gebieten sollten, jedoch ohne Erfolg. Auch in anderer Hinsicht wurde das Leben nun in vollen Zügen genossen: Man frönte der Liebe, gab sich kulinarischen Genüssen sowie künstlerischen Darbietungen aller Art hin – während die Luft von Wohlgerüchen getränkt war. Im Jahre 95 v. Chr. wurde ein Gesetz erlassen, das festlegte, welchen Göttern welche Kräuter, Hölzer, Harze und andere Räucherstoffe geopfert werden sollten. Dies waren:

Jupiter: *Zimt, Benzoe, Lorbeer* ✶ **Saturn:** *Styrax, Kostus* ✶ **Mars:** *Labdanum, Adlerholz* ✶ **Venus:** *Ambra, Safran* ✶ **Sol:** *Safran, Aloe* ✶ **Luna:** *Weihrauch, Mastix* ✶ **Juno:** *Moschus* ✶ **Merkur:** *Mastix, Zimt*

Noch weiter als seine Vorgänger trieb es Kaiser Nero, der seine Gemächer, Kleider und sich selbst mit teuren Parfüms beduften ließ, die man seinerzeit auch schon in Rom herzustellen wusste. Zur Beerdigung von Neros Gemahlin Poppea soll mehr als eine ganze Jahresproduktion arabischen Weihrauchs verbrannt worden sein. Sogar die Götterstatuen parfümierte man zu jener Zeit. Ross und Reiter zogen von Parfümwolken umgeben in die Schlacht, und öffentliche Gebäude wurden von oben bis unten beduftet. Auch die Weine

versetzte man mit duftenden Harzen, um sie zu aromatisieren und zu konservieren, wie es heute noch in Griechenland üblich ist – dort verwendet man jährlich an die 3000 Tonnen Kiefernharz allein zu diesem Zweck!
Nicht zuletzt waren Räucherdüfte bei den Römern auch in der Liebe unabdingbar. Häufig werden in römischen Quellen die sexuell anregenden Wirkungen der Düfte beschrieben. Im Schlafgemach wurden Weihrauch und anderes Räucherwerk verbrannt, das die Liebenden in üppige Duftwolken gehüllt haben muss. Räucherwerk, Parfüms, Öle, Salben und Aromen – der Duft war überall im Römischen Reich präsent.

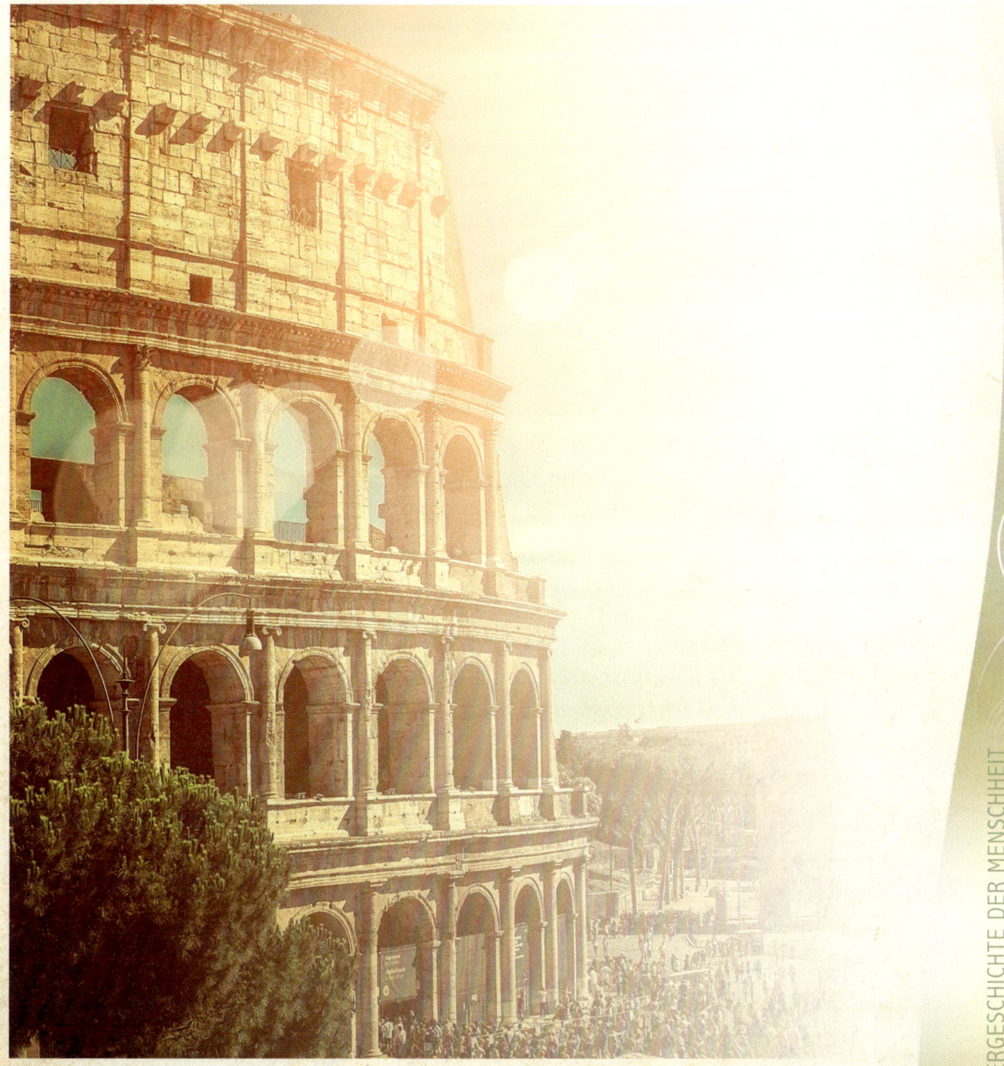

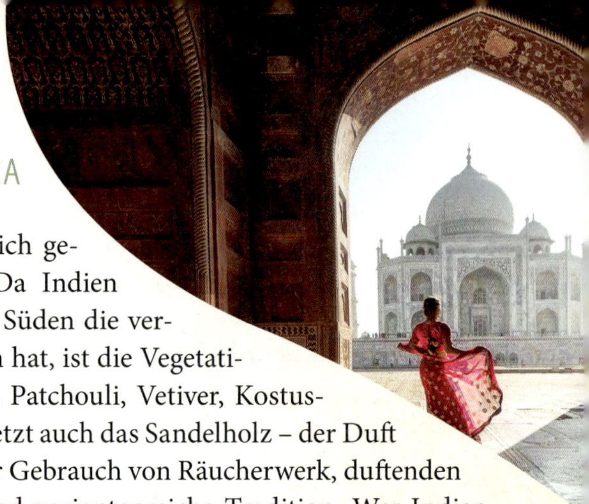

SINNLICHES INDIEN:
SANDELHOLZ UND KAMASUTRA

Indien, das Land der Düfte, ist reich gesegnet mit duftenden Pflanzen. Da Indien vom Himalaja bis hinunter in den Süden die verschiedensten Klimazonen zu bieten hat, ist die Vegetation ebenso vielfältig: Rose, Jasmin, Patchouli, Vetiver, Kostuswurzel gedeihen hier und nicht zuletzt auch das Sandelholz – der Duft Indiens schlechthin. So hat dort der Gebrauch von Räucherwerk, duftenden Ölen und Gewürzen eine lange und variantenreiche Tradition. Wer Indien bereist hat, der weiß, dass auch heute noch eine Duftvielfalt das tägliche Leben bereichert wie kaum anderswo. Auch Räuchergefäße findet man in Hülle und Fülle, sie reichen von einfachen Räucherpfannen über Gefäße in Tierform bis hin zu kleinen Tempelnachbauten. Man kann sie auf den Altar stellen oder an die Decke hängen. Die einfachen Leute räuchern jedoch schlicht auf getrocknetem Kuhmist, der üblicherweise zum Feuermachen verwendet wird. Schon in den »Veden«, den heiligen Texten der Hindus, denen ein übermenschlicher Ursprung und göttliche Autorität zugeschrieben wird, finden sich ausführliche Anweisungen für Opferräucherungen. Wohlriechender Rauch wird in der indischen Tradition als Nahrung der Götter angesehen, weshalb man beispielsweise den Göttern Shiva, Brahma und Vishnu mehrmals am Tag Rauchopfer darbringt. Der indische Dichter Kalidasa (um 400 n. Chr.) schrieb in seinem Werk »Sakuntala« die folgende Anrufung nieder. Das darin erwähnte Kusa beschreibt ein heiliges Kraut oder Gewürz, das heute nicht mehr eindeutig identifiziert werden kann:

»Die Flammen des Feuers, die um den Altar lodern, der mit Holzscheiten gut genährt und mit Kusa umstreut ist, mögen dich jetzt reinigen mit den Düften aller Gaben, die, recht geopfert, Unheil von dir fernhalten!«

Auch im Buddhismus sind Opferräucherungen sehr verbreitet. Obwohl Buddha seinen Schülern empfahl, jeden Luxus in Form von Schmuck, Spezereien und anderen Arten des schwelgerischen Genusses zu meiden, räuchert man seit jeher zu Ehren der buddhistischen Götter. Auch bei der Sutrenrezitation, bei Niederwerfungen oder zur Versenkung verbrennt man heiliges Räucherwerk, das Meditation und Andacht vertiefen soll – ganz nebenbei vertreibt es auch lästige Insekten. Im tibetischen Lamaismus, einer Mischform aus Buddhismus und der alten tibetischen Bön-Religion, nimmt wohlduftendes Räucherwerk einen noch wichtigeren Platz ein. Hier gibt es Halbgötter, die man Disa nennt, was so viel heißt wie »Düfte Verzehrende«: Um sich zu nähren, so meint man, nehmen Disas die Gestalt von Insekten an und umschwärmen Blumen oder andere Duftquellen.

Eine lange Tradition hat das Räuchern in Indien bei der Verbrennung von Verstorbenen. Jeder Kaste sind dabei bestimmte Räuchersubstanzen zugeordnet. Das kostbare Sandelholz war früher den Heiligen, heute ist es den Reichen vorbehalten. Ein Grund für das Räuchern mag hier sein, dass man den unangenehmen Geruch des verbrennenden Leichnams überdecken will. Doch auch religiöse und psychologische Beweggründe spielen eine Rolle. So meint man, das Räucherwerk sei den Verstorbenen auf ihrem Weg ins Nirwana hilfreich und erleichtere die Wiedergeburt. Gleichzeitig besänftigen die Wohlgerüche die Hinterbliebenen, während der gen Himmel ziehende Rauch sie gleichsam an der Seelenreise des Verstorbenen teilhaben lässt.
Wohlgerüche sind in Indien schon immer auch unverzichtbares Beiwerk der Liebe gewesen. Man betrachte nur die verschlungenen Liebespaare am tantrischen Tempel von Kajuraho: Erotik war elementarer Bestandteil der alten indischen Kultur. Im Hinduismus gilt ein gesundes Liebesleben als erstrebenswert. Im indischen Klassiker der Liebeskunst, dem »Kamasutra«, wird der rechte Umgang mit den Düften zu den 64 erstrebenswerten Künsten gezählt. Als »Waffen der Verführung« kommen Düfte aller Art zum Einsatz: bei sinnlichen Massagen oder als stimulierendes Räucherwerk aus Adlerholz, Benzoe, Kardamom, Nelken sowie – nicht zu vergessen – Weihrauch und Sandelholz. Letztere beide gelten den Indern seit jeher als anregend und lustvoll stimmend, was sogar von der modernen Wissenschaft bestätigt wird: Weihrauch ebenso wie Sandelholz enthalten Stoffe, die den menschlichen Sexualhormonen ähnlich sind. Kein Wunder also, dass Sandelholz- und Weihrauchduft in der indischen Erotik ihren festen Platz einnehmen. Wie in arabischen Ländern, so beduften sich auch die indischen Frauen vor einem Stelldichein mit dem Geliebten, indem sie sich über brennendes Räucherwerk stellen und ihren Körper sowie ihre prächtigen Saris vom duftenden Rauch einhüllen lassen. Und wieder einmal ist es der Dichter Kalidasa, der diesmal die sinnliche Kunst der Inder(innen) beschreibt, mit Düften ihre Anziehungskraft zu erhöhen:

»Zum Freudenfest reiben sich die Schönen mit gelbem Sandelstaube rein und klar, durchwürzen sich den Mund mit Wohlgerüchen und räuchern dunkle Aloe ins Haar.«

Sandelholz, die berühmteste und geschätzteste Räuchersubstanz Indiens, nimmt in vielen Bereichen des religiösen, gesellschaftlichen und alltäglichen Lebens der Inder einen besonderen Platz ein. Es ist einer der wichtigsten Inhaltsstoffe in Räucherstäbchen und wird in Indien seit über 3000 Jahren verehrt. Da das äußerst anregende und über Jahrhunderte hinweg duftende Holz von Parasiten gemieden wird, gilt es als Sinnbild der Lebenskraft. Aus Sandelholz fertigte man daher Götterstatuen und Tempelbauten sowie die Almosennäpfe der Mönche und verwendete es für heilige Räucherungen. Nach Ansicht der Yogis soll der Duft des Sandelholzes das unterste Chakra stimulieren und die dort schlummernde und meist als Schlange dargestellte Kundalinikraft, die Urkraft des Lebens, erwecken. Verräuchertem Sandelholz wird eine starke Schutzwirkung nachgesagt: So soll es böse Dämonen und damit Krankheiten – die nach dem Volksglauben von solchen verursacht werden – abwehren. Gemeinsam mit anderen Räucherstoffen wie Nelken, Kampfer, Zimt, Guggul (Geisterschreck) oder Benzoe ist es in Heilräucherungen elementarer Bestandteil des alten Heilsystems Indiens – des Ayurveda. Räucherungen dienen hier beispielsweise der Behandlung von Kopfschmerzen oder Atemwegserkrankungen sowie zur Reinigung und Anreicherung der Luft im Zimmer eines Kranken. Wohlgerüche, die bei der Räucherung verströmen, dienen gleichzeitig auch der psychischen Behandlung des Patienten: Sie schaffen eine Atmosphäre der Stille, des Friedens und der inneren Einkehr und bestärken so den Weg der Heilung.

Ayurvedische Räuchermischung

Das uralte indische Heilsystem des Ayurveda umfasst die körperlichen, psychischen und spirituellen Aspekte des Lebens. Im Gegensatz zur westlichen Medizin wird hier der Mensch in seiner Gesamtheit behandelt – nicht allein die Krankheit. Krankheit bedeutet aus ayurvedischer Sicht nichts anderes als ein Ungleichgewicht zwischen den im Körper wirkenden Kräften. Die folgende Räuchermischung enthält daher hauptsächlich Pflanzen und Stoffe, die in der ayurvedischen Medizin Anwendung finden. Die Räucherung wirkt harmonisierend, ausgleichend und damit heilsam auf Körper, Geist und Seele.

2 ½ TL Guggul / 1 TL Myrrhe / 1 ½ TL Benzoe Sumatra / 2 TL Sandelholz, rot / 1 ½ TL Zimtrinde / ½ TL Zimtpulver / 1 TL Nelken, ganz / ¼ – ½ TL Muskatnuss / 2 TL Ingwer, geschnitten / ½ TL Pfefferkörner, schwarz / ½ – ¼ TL Drachenblut

Nach Geschmack können Sie noch 1 – 1 ½ TL indischer Weihrauch hinzufügen.

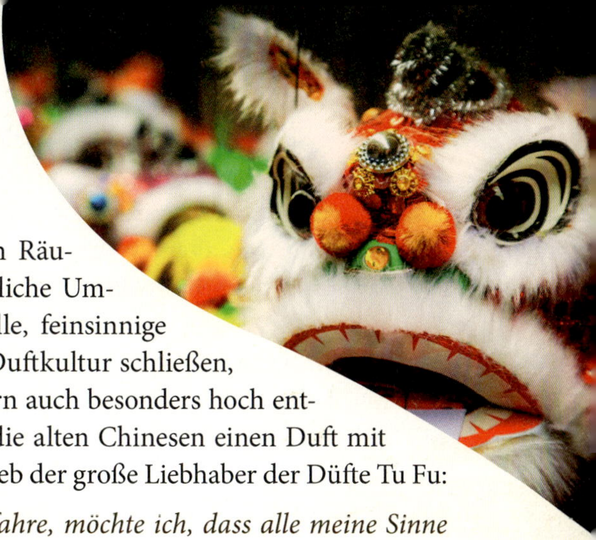

ZAUBERHAFTES CHINA:
DEM RÄUCHERWERK LAUSCHEN

Wenxiang heißt auf Chinesisch »dem Räucherwerk lauschen«. Diese ungewöhnliche Umschreibung lässt auf eine sehr spezielle, feinsinnige und stark ausgeprägte Räucher- und Duftkultur schließen, die in China nicht nur sehr alt, sondern auch besonders hoch entwickelt ist. Zudem zeigt es, wie sehr die alten Chinesen einen Duft mit allen Sinnen erfahren wollten. So schrieb der große Liebhaber der Düfte Tu Fu:

»Wenn ich aus einem Duft Genuss erfahre, möchte ich, dass alle meine Sinne damit beschäftigt sind, damit ich ihn um so mehr genieße; keines meiner Sinnesorgane bleibt unberührt davon, denn die Einheit ist das Kunstwerk.«

So genoss man Düfte häufig auch nicht allein, sondern in Kombination mit dazu passenden Tönen und Farben. Vetiver beispielsweise sollte zusammen mit den Farbtönen des Holzes sowie mit tiefen Klängen seine Wirkung entfalten. Man kann die Chinesen daher wohl als die Väter der Synästhesien bezeichnen – dem Zusammenklang verschiedener Sinneswahrnehmungen. Eine der ältesten bekannten Substanzen, mit der die Chinesen schon vor über 3000 Jahren räucherten, ist interessanterweise der Hanf. Man schätzte wohl seine bewusstseinsverändernden Eigenschaften und setzte ihn zu magischen wie seherischen Zwecken ein. Auch im von Laotse begründeten Taoismus war Räucherwerk ein wichtiger Bestandteil der rituellen Handlungen und Zeremonien. Ioan P. Couliano beschreibt in seinem Werk »Jenseits dieser Welt: Außerweltliche Reisen von Gilgamesch bis Albert Einstein« ein taoistisches Ritual: »Vor dem Altar bringt der Priester den sechs Meistern und vier Heiligen, die aus der goldenen Pforte heraustreten und in einem von Kranichen gezogenen Wolkenwagen zur Erde herabsteigen, Weihrauch dar. Wenn die Gäste unsichtbar an ihren Thronen angelangt sind, wird ihnen Wein angeboten. Der Priester besprengt den Altar mit einer Blume, die er in Wasser taucht, und er fordert dadurch die Dämonen auf, den Ort zu verlassen, wobei ihn rasende Trommelwirbel unterstützen. Wieder wird Weihrauch dargebracht; sein Duft steigt zum Himmel empor, wo er die Form himmlischer Siegel annimmt und die Unsterblichen, die auf farbigen Wolken sitzen, zum Altar herabzieht.«
Auch bei den taoistischen Gesundheitspraktiken sowie in der Traditionellen Chinesischen Medizin (TCM) spielte Räucherwerk eine wichtige Rolle. Wie im indischen Ayurveda geht die TCM davon aus, dass Krankheit aus einem

Ungleichgewicht im Gefüge von Körper, Geist und Seele entsteht, weshalb der Mensch in seiner Ganzheit behandelt wird, statt dass an einzelnen Symptomen herumgedoktert wird. Der Einsatz von Duftstoffen wurde in diesem Rahmen schon von alters her als eine wirksame Heilmethode betrachtet, da Düfte auf das allgemeine Wohlbefinden Einfluss nehmen. Beifuß, Wacholder, Cassia, Kalmus, Elemiharz, Basilikum, Thuja sowie Kampfer kamen zum Einsatz. Letzterer wurde in ganz Asien ähnlich hochgeschätzt wie andernorts der Weihrauch. Die weiße, minzig riechende Substanz wurde in China nicht nur zu Heilzwecken, sondern bei vielen öffentlichen wie privaten Gelegenheiten verräuchert und auch zur Einbalsamierung der Toten verwendet.

Ebenso war Räucherwerk im Konfuzianismus sowie im Buddhismus Chinas ein Element der religiösen Praxis. Von Bodhidharma, dem Begründer des Zen-Buddhismus, der für sein wildes, unerbittliches und respektloses Wesen bekannt war, ist folgender Ausspruch überliefert: »Das Beachten der Glaubensregeln vertreibt wie ein duftendes Räucherwerk Verunreinigungen, Unwissenheit und schlechte Taten.« Er meinte damit, dass nicht die Räucherei heilig mache, sondern dass die rechte Praxis der Meditation auf den Geist wirke wie Rauch beispielsweise auf die Atmosphäre eines Raumes.

Ansonsten verbrannte man Räucherwerk in den Tempeln ebenso wie zu Hause. Man räucherte, um die Götter anzurufen und zu besänftigen, während die Dämonen und andere übelwollende Mächte durch die Kraft des Rauches gebannt werden sollten. Häufig wurden und werden dafür auch Räucherstäbchen verwendet, die bei den Chinesen Schicksals- oder Glücksstäbchen heißen.

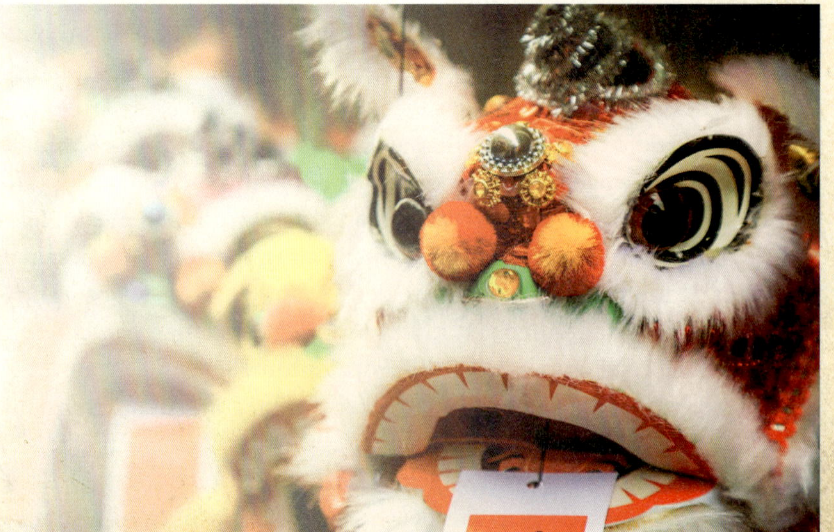

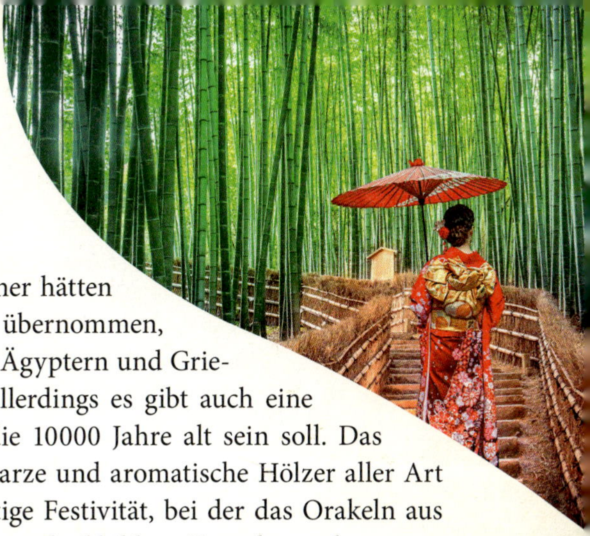

KUNSTVOLLES JAPAN:
KOH-DO, DER WEG DES RÄUCHERNS

Es wird allgemein berichtet, die Japaner hätten die Räucherkultur von den Chinesen übernommen, wie sie einst auch die Römer von den Ägyptern und Griechen erlernten. Das mag stimmen, allerdings es gibt auch eine uralte japanische Tradition, die an die 10000 Jahre alt sein soll. Das Weihrauchfest Kajeki, bei dem Duftharze und aromatische Hölzer aller Art verbrannt wurden, war eine einzigartige Festivität, bei der das Orakeln aus Weihrauchwolken einen wichtigen Bestandteil bildete. Trotzdem nahmen aus China, Korea und Indien kommende Räucherstoffe und -gebräuche nachhaltig Einfluss auf die japanische Kultur. Wie es auch in anderen Künsten der Fall war, verfeinerten die Japaner das Räuchern zur höchsten Kunst, die mit einem Geist der Achtsamkeit, Konzentration und Andacht ausgeübt wird. Bei uns kaum bekannt, zelebriert man im Land der aufgehenden Sonne seit alter Zeit die Koh-Do-Zeremonie, ähnlich der im Westen bekannteren Teezeremonie. »Koh« ist der japanische Begriff für »Räucherwerk«, »Do« heißt »Weg« und deutet darauf hin, dass der rechte Gebrauch des Räucherwerks einem meditativen Geist entspringt und als spiritueller Weg begriffen wird.
Zuerst waren es die buddhistischen Mönche, die, aus den westlichen Nachbarländern kommend, das Räucherwerk als Mittel zur Vertiefung der Meditation sowie zur Klärung und Reifung des Bewusstseins einsetzten. Sutrenrezitationen, Totenfeiern, religiöse Feste und die Weihe neuer Mönche waren von Räucherduft begleitet. Auch die Herstellungstechniken für feines Räucherwerk sowie zahlreiche bis dato in Japan unbekannte Räucherstoffe wurden eingeführt. Besonders soll der chinesische Mönch Ganjin daran beteiligt gewesen sein, der im 8. Jahrhundert n. Chr. nach Japan kam. Als kurze Zeit später erstmals ein Kaiser an die Macht gelangte, der den Buddhismus förderte, hielt die Räucherkunst Einzug am japanischen Hof und bereicherte von nun an Staatszeremonien und offizielle Festivitäten. Auch der gesellschaftlichen Oberschicht öffnete sich somit der Zugang zur Kunst des Räucherns. Immer häufiger räucherte man nun zu weltlichen Zwecken, was man »Soradaki« – »leeres Räuchern« – nannte, da es des religiösen, tieferen Hintergrundes entbehrte und stattdessen nur der Sinnenfreude diente. Religiös ausgerichtete Räucherungen, die zu Ehren Buddhas stattfanden, nannte man im Gegensatz dazu »Sonae-Koh«.

Japan-Mix

Im Land der aufgehenden Sonne sind bestimmte Räucherstoffe traditionell besonders beliebt. Sie dürfen in den typisch japanischen, meist recht kräftigen Räuchermischungen nicht fehlen, genauso wenig wie in den feinen, sanften Räucherstäbchen. Die folgenden Harze, Gewürze, Hölzer und Blüten entführen in japanische Duftwelten, in die Atmosphäre des Koh-Do.

2 TL Sandarak / 1 ½ TL Weihrauch / 1 TL Benzoe Siam / 1 TL Sternanis, gehackt / 1 TL Zimtblüte (Cassia) / 2 TL Sandelholz, weiß / 2 TL Kampfer / ½ TL Nelkenpulver

Fügen Sie nach Wunsch noch eine großzügige Prise Adlerholz hinzu.

Aus »Soradaki«, dem spielerischen Umgang mit Räucherwerk, entstanden in Adelskreisen richtiggehende Wettkampfspiele, die »Koh-Awase« genannt wurden. Edle Räuchersubstanzen standen im Mittelpunkt des Wettkampfes, darunter das hochgeschätzte Adlerholz, das man in Japan »Jinko« taufte und das aus China, Indien, Indonesien und anderen Teilen Asiens importiert wurde, außerdem Nelken, Benzoe, Sandelholz und der kostbare Moschus. Jeder der Teilnehmer musste aus den Zutaten eine Räuchermischung komponieren, wovon dann die wohlriechendste ausgezeichnet wurde. Eine andere Variante des Spiels bestand darin, einzelne Räucherstoffe am Duft zu erkennen. Hierbei war derjenige der Gewinner, der die meisten »Treffer« landete.

Bei der mit der beginnenden Muromachi-Periode in der ersten Hälfte des 14. Jahrhunderts aufkommenden Koh-Do-Zeremonie ging es dagegen nicht um den Spaß an der Freude, sondern um die Schulung des Geistes. Koh-Do, der Weg des Räucherns, wurde – wie auch die Teezeremonie, Ikebana oder Budo – zur Kunst erhoben, welche die Konzentration stärken, die Bewusstheit steigern und den Geist leeren soll. Gleichzeitig waren und sind dies auch die Tugenden, die zur Ausübung des Koh-Do nötig sind. Das Verbrennen von Räucherwerk gemäß einer genau festgelegten Zeremonie ist eine meditative Übung der Achtsamkeit, ein japanischer Weg zur Vervollkommnung des Geistes.

Bis heute hat sich in Japan das Räuchern zu alltäglichen wie spirituellen bzw. religiösen Zwecken immer weiter entwickelt. Man entzündet das Räucherwerk in Stäbchenform, um der Ahnen zu gedenken, den Göttern zu opfern und den Geist zu schulen. Es gibt in Japan große Meister der Düfte, die Räucherwerk in vielen, hoch verfeinerten Variationen zusammenstellen. So viel ist sicher: Auf der fernöstlichen Insel im Pazifischen Ozean findet sich heute das feinste

Räucherwerk der Welt (mehr darüber können Sie auch im Kapitel über Räucherstäbchen ab Seite 67 erfahren).

Die zehn Tugenden von Koh

»Koh« bedeutet auf Japanisch »Räucherduft«. Die »Tugenden von Koh« sind von einem Zen-Priester aus dem 16. Jahrhundert überliefert und bis heute Ausdruck der Würdigung des Koh.

- **Koh fördert die Kommunikation mit dem Transzendenten.**
- **Koh klärt Körper, Geist und Seele.**
- **Koh reinigt die Atmosphäre.**
- **Koh weckt die Sinne und fördert die Achtsamkeit.**
- **Koh ist ein Freund und Begleiter in Momenten der Einsamkeit.**
- **Koh gewährt einen Hauch von Frieden inmitten der Hektik des Alltags.**
- **Selbst wenn man es im Überfluss genießt, wird man des Koh nie müde.**
- **Schon eine kleine Menge Koh wirkt befriedigend.**
- **Koh verliert selbst bei längerer Lagerung nicht an Duft und Wirkung.**
- **Auch bei täglichem Gebrauch schadet Koh nicht.**

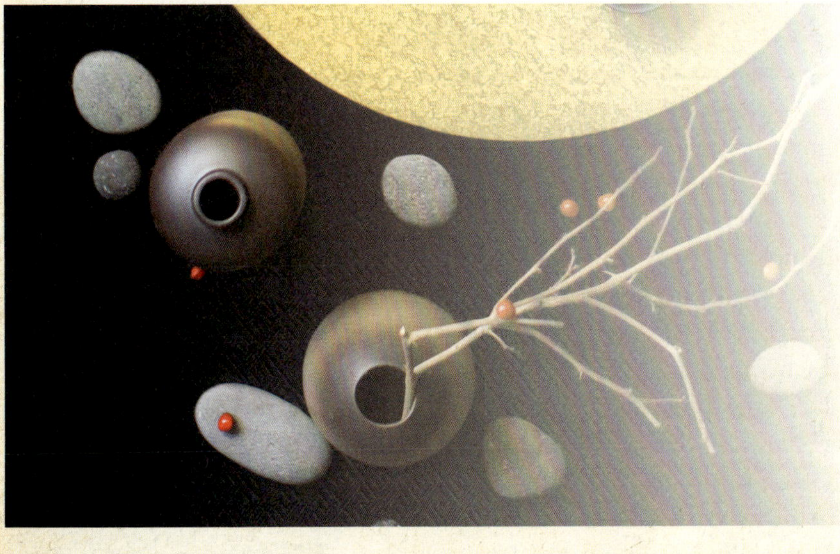

DIE BIBEL: GOTTES BIBLISCHE WOHLGERÜCHE

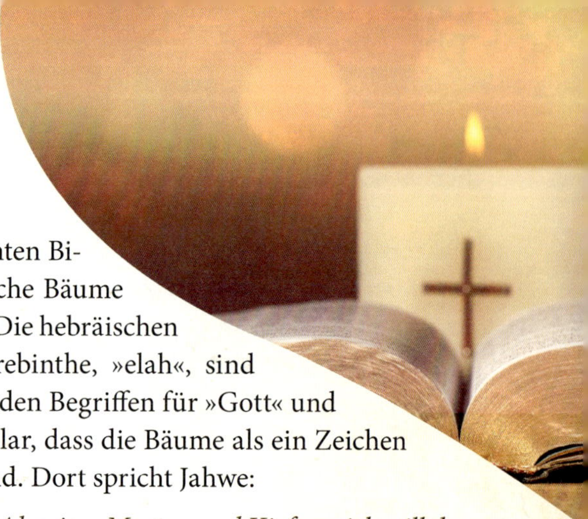

Die Pflanzenwelt spielt in der gesamten Bibel eine wichtige Rolle. Alte, stattliche Bäume galten als Symbole göttlicher Kraft. Die hebräischen Worte für Eiche, »allon«, und Terebinthe, »elah«, sind möglicherweise sogar identisch mit den Begriffen für »Gott« und »Göttin«. Bei Jesaja 41,19–20 wird klar, dass die Bäume als ein Zeichen Gottes an sein Volk zu verstehen sind. Dort spricht Jahwe:

»Ich will in der Wüste geben Zedern, Akazien, Myrten und Kiefern; ich will dem Gefilde geben Tannen, Buchen und Buchsbaum miteinander, auf dass man sehe und erkenne und merke und verstehe zumal, dass des Herrn Hand habe solches getan und der Heilige in Israel habe solches geschaffen.«

Natürlich wird auch in der Bibel geräuchert. Schon Moses wird im Buch »Exodus« von Gott angeleitet, wie er wohlriechendes Räucherwerk aus Balsam, Stakte, Galbanum und Weihrauch herstellen und einen Räucheraltar herrichten solle. Bei Numeri 16,10–86 erfahren wir, wie viel Räucherwerk die Fürsten als Gaben zur Einweihung des Altars herbeibrachten. Unter Numeri 16,1–35 lesen wir von der furchtbaren Strafe, die auf die Auflehnung des Korach, Datan und Abiram folgte und die selbst durch ein großzügiges Rauchopfer nicht gesühnt werden konnte. Moses weist die Aufrührer und ihre Sippe an:

»Du und deine Rotte sollt morgen vor dem Herrn sein; du, sie auch und Aaron. Und ein jeglicher nehme seine Pfanne und lege Räucherwerk darauf, und tretet herzu vor den Herrn, ein jeglicher mit seiner Pfanne, das sind zweihundertundfünfzig Pfannen [...] Dazu fuhr das Feuer aus von dem Herrn und fraß die zweihundertundfünfzig Männer, die das Räuchwerk opferten.«

Trotzdem wurden die 250 Räucherpfannen als geheiligt betrachtet und zu einem Überzug für den Altar umgearbeitet, der von da an ein Wahrzeichen und Mahnmal für die Israeliten sein sollte, damit kein Unbefugter, der nicht zu Aarons Nachkommenschaft gehörte, jemals wieder herantrete, um vor Jahwe Räucherwerk zu verbrennen. Wesentlich erfreulicher erscheinen die Wohlgerüche im berühmten »Hohelied Salomos«, einem außergewöhnlich erotischen Teil der Bibel. Salomo und seine Geliebte preisen einander in zahllosen Metaphern von Wohlgerüchen und Räucherwerk. Duftende Blüten, Hölzer und Harze werden zu Umschreibungen von Brüsten, Venushügel, Penis und sexueller Vereinigung:

»Da der König sich herwandte, gab meine Narde ihren Geruch. Mein Freund ist mir ein Büschel Myrrhen, das zwischen meinen Brüsten hanget.« (Hohelied 1,12–13)

»Bis der Tag kühl wird und die Schatten weichen, will ich zum Myrrhenberge gehen und zum Weihrauchhügel.« (Hohelied 4,6)

»Deine Gewächse sind wie ein Lustgarten von Granatäpfeln mit edlen Früchten, Zyperblumen mit Narden, Narde und Safran, Kalmus und Zimt, mit allerlei Bäumen des Weihrauchs, Myrrhen und Aloe mit allen besten Würzen.« (Hohelied 4,13–14)

»Seine Backen sind wie Würzgärtlein, da Balsamkräuter wachsen. Seine Lippen sind wie Rosen, die von fließender Myrrhe triefen.« (Hohelied 5,13)

Räucherwerk wird in der Bibel auch zu medizinischen Zwecken verbrannt: Mit Ysop, Zedernholz und Karmesin versuchen die Priester, dem Aussatz zu Leibe zu rücken, indem sie die Kranken sowie die verseuchten Häuser beräuchern. Harze und andere Räucherstoffe sind außerdem Bestandteil des heiligen Salböles. Wie man weiß, salbte auch Maria Magdalena, Tochter eines Dufthändlers, Jesu Füße mit Nardenöl. Jesus wird mehrere Male mit Wohlgerüchen in Verbindung gebracht. Weihrauch und Myrrhe, die offenbar gleichwertig waren mit purem Gold, brachten die drei Weisen aus dem Morgenland dem Jesuskind zur Geburt dar (Matthäus-Evangelium 2,9–11):

»Und siehe, der Stern, den sie im Morgenland gesehen hatten, ging vor ihnen hin, bis dass er kam und stand oben über, da das Kindlein war. Da sie den Stern sahen, wurden sie hoch erfreut und gingen in das Haus und fanden das Kindlein mit Maria, seiner Mutter, und fielen nieder und beteten es an und taten ihre Schätze auf und schenkten ihm Gold, Weihrauch und Myrrhe.«

Auch nach seinem Tod am Kreuz brachte man »etwa 100 Pfund« kostbares Salböl aus Myrrhe und Aloe und band den Leichnam Jesu »samt Spezereien« in Leinenbinden ein, wie es jüdische Sitte war.

Obwohl das Christentum in seinen Anfängen dem Räuchern zwiespältig gegenüberstand – in den ersten Jahrhunderten nach Christi Geburt schloss man »Räucherer« zuweilen sogar aus den Gemeinden aus – setzte es sich nach und nach schließlich durch. Schon aus dem 5. Jahrhundert n. Chr. ist überliefert, dass die Räucherung des Altars mit Weihrauch nun vorgeschrieben war. Bis heute sind kirchliche Räucherungen gang und gäbe, die »typische« Atmosphäre einer katholischen Kirche ist nahezu untrennbar mit dem sakralen Duft des

Weihrauchs verbunden. Zu vielen kirchlichen Festen wird besonderer Weihrauch verbrannt: Im Devotionalienhandel ist vom Rosen- bis hin zum Dreikönigsweihrauch alles zu haben.

Dreikönigsweihrauch

Die Weihrauchmischung, die am 6. Januar, also zum Fest der Heiligen Drei Könige verbrannt wird, variiert von Gemeinde zu Gemeinde. Immer jedoch sollte sie Weihrauch, Myrrhe und Gold(weihrauch) enthalten, die Gaben, die die Drei Weisen aus dem Morgenland zu Jesu Geburt darbrachten. Die übrigen Farben in der Räuchermischung dienen zu Schmuckzwecken, um ein harmonisches Gesamtbild herzustellen.

2 – 3 TL Weihrauch, gelb / ½ TL Weihrauch, schwarz / ½ TL Weihrauch, rot / ½ TL Weihrauch, grün / 1 TL Weihrauch, gold / 1 TL Myrrhe / 1/3 TL Lavendel

Hartnäckig hält sich indes das Gerücht, nicht wenige Ministranten seien weihrauchsüchtig. Tatsächlich fand man heraus, dass das Harz beim Verbrennen ähnliche Substanzen freisetzt wie der Hanf. Vielleicht könnte damit das Gefühl der Glückseligkeit erklärt werden, das einen oft überkommt, wenn der Priester, das Rauchfass schwenkend, an einem vorübergeht?

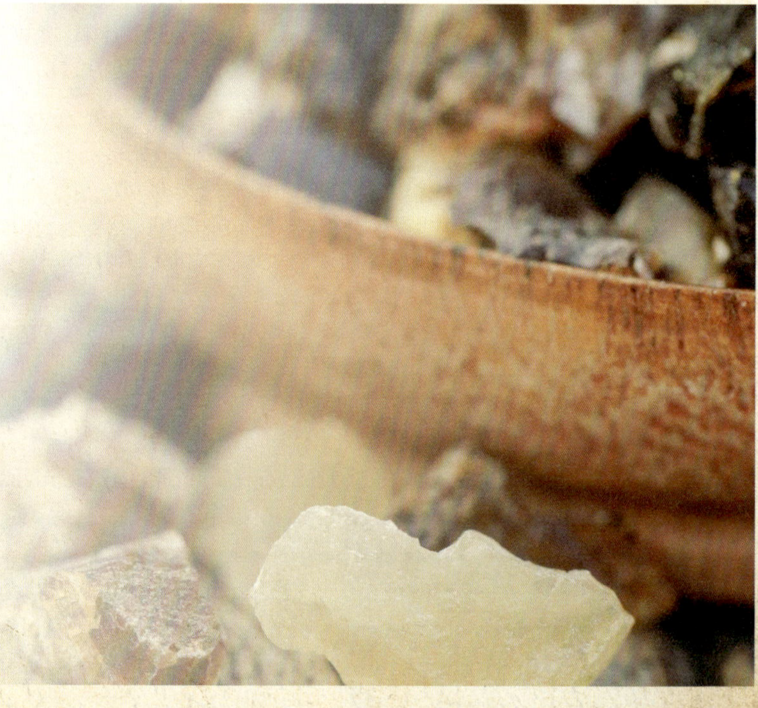

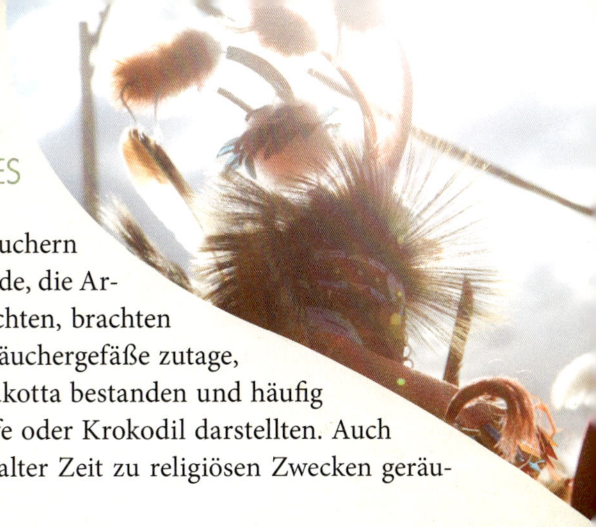

INDIANISCHES AMERIKA:
DER HAUCH DES PFLANZEN-GEISTES

Die amerikanischen Ureinwohner räuchern bereits seit vielen tausend Jahren. Funde, die Archäologen in alten Maya-Ruinen machten, brachten besonders große und gut erhaltene Räuchergefäße zutage, die zumeist aus bunt bemaltem Terrakotta bestanden und häufig Gottheiten, Tierköpfe von Jaguar, Affe oder Krokodil darstellten. Auch Harzkugeln fand man, die schon in alter Zeit zu religiösen Zwecken geräuchert wurden.

Die Azteken kannten ebenso wie die Maya bereits viele Baumarten, die ihnen duftende Harze lieferten, zum Beispiel der Copalquahuitl, von dem das Copalharz stammte und der den verschiedenen südamerikanischen Harzarten ihren Namen gab. Bei den Azteken florierte der Handel mit den Duftrohstoffen bis in weite Teile des amerikanischen Kontinents. Der Harzverbrauch dürfte damals immens gewesen sein, denn die aztekischen Götter ernährten sich von Blut und Weihrauch, wie man im »Popol Vuh«, einem der heiligen Bücher der Mayas nachlesen kann. Dort wird von den drei Schöpfergottheiten berichtet, die zur Begrüßung der Sonne und des Lichts das Harz der ersten Bäume räucherten, die im indianischen Schöpfungsmythos auf der Erde wuchsen:

»Alle drei hatten ihren Weihrauch. Den verbrannten sie und tanzten zum Osten gewendet. Unter Freudentränen tanzten sie, Weihrauch brennend, den heiligen Weihrauch. Darauf weinten sie nochmals, da es noch nicht hell wurde, da sie der Sonne Antlitz nicht sahen. Dann erschien schließlich die Sonne […] Als dann die Menschen geschaffen wurden, lernten diese, den heiligen Weihrauch als erste Opfergabe den Göttern darzubieten. Die Götter wollten außer dem Weihrauch noch Blut, den wahren Göttertrank; wurden sie mit beidem beehrt, so offenbarten sie sich den Menschen.«

Copalharz wurde auch zu medizinischen Zwecken verwendet: Man räucherte es bei Erkältungen und um abgestorbene Föten auszutreiben. Um Erkältungen, Menstruationsbeschwerden oder Schwellungen zu behandeln, wurde Copal abgekocht eingenommen.

Auch heute noch räuchern die Völker Mittel- und Südamerikas bevorzugt einheimische Harze, während die Indianer Nordamerikas zumeist heilige Pflanzen verwenden, deren »Pflanzengeist« sie beim Verbrennen freisetzen, um mit seiner Hilfe Botschaften an den Himmel zu senden, Hütten und Zelte auszuräuchern oder Kranke zu beräuchern. Zu Heilungszwecken werden Heilkräuter wie Salbei, Bilsenkraut, Damiana, Stachelmohn- und Stechapfelblätter, Kalmuswurzel, Birkenrinde und viele andere wie Tabak in der Pfeife geraucht. Auch als Opfergabe an die Götter, als Dank an ein getötetes Tier oder einen gefällten Baum sowie zu rituellen und religiösen Zwecken wurden und werden heilige Kräuter als Räucherwerk verbrannt. Manche Indianerstämme betrachten den Geruch eines Menschen als eine Art äußerste »Körpergrenze«, an der er beispielsweise bei der Jagd von Tieren frühzeitig erkannt werden kann. Wenn sie in einer Anrufung die Geister um etwas bitten, versuchen sie, diese Begrenztheit abzulegen, indem sie ihren eigenen Geruch durch den Duft einer Pflanze ersetzen, denn nach ihrem Glauben ist das die angemessene Art, mit den Geistern zu kommunizieren. Dem Pflanzenduft mit seinen oft heilsamen Wirkungen werden die Gebete mitgegeben, die dann mit dem Rauch gen Himmel reisen.

Dem Großen Geist – Opferräucherung

Die indianischen Völker haben eine ganz besondere Verbindung zur Natur, zu den Pflanzen und Tieren ihrer Umgebung. Sie achten sie als gleichberechtigte Wesen und kommunizieren mit ihnen in Gebeten, Gesängen und Ritualen. Auch Mutter Erde mit ihren Flüssen und Strömen, Bergen und Tälern, dem Himmel, der Sonne und den Sternen sprechen sie Dankesgebete und reichen ihr Opfergaben dar. Das folgende Rezept dient einer Dankes- bzw. Opferräucherung, die sich an den Großen Geist richtet, der allen Wesen und Erscheinungen dieser Welt innewohnt.

3 TL Copal oro / 2 TL Copal negro / 1 TL Pinienharz / 2 TL Sweetgrass / 1 TL Balsamtannennadeln aus den USA / 1 TL Wacholderspitzen aus den USA / 2 TL Zedernspitzen aus den USA / ¾ TL Desert Sage / ¾ TL White Sage (Weißer Salbei)

Wenn Sie möchten, geben Sie noch 1 – 2 TL Breuzinho hinzu.

Das Räuchern spielt bei vielen indianischen Zeremonien eine Rolle, zum Beispiel bei Durchgangs- und Einweihungsriten. Bei der Initiation eines Mädchens in die Rolle der erwachsenen Frau reinigt man ihre Kleider mit dem Rauch von Sweetgrass und Salbei. Auch während der Zeremonie werden diese duftenden Kräuter verbrannt, ebenso verhält es sich beim Einweihungsfest der jungen Männer. Vor der Zeremonie fertigen diese Fächer aus den Flügelfedern eines Adlers, um später den Rauch damit zu verteilen. Die Sioux verwenden dieselben Kräuter, kombiniert mit Tabak, um eine Vision zu erbitten. Black Elk

beschreibt in seinem Buch »Die Heilige Pfeife« eine Zeremonie, die dazu dient, die Seele eines gestorbenen Kindes zu verwahren. Dazu wird eine Locke des Kindes in den Rauch verbrennenden Sweetgrass gehalten. Der Medizinmann spricht Gebete und bittet Wakan Tanka, den Großen Geist, sie zu erhören. Schließlich macht er mit der Locke eine Geste zum Himmel und dann in die vier Himmelsrichtungen. Die Locke wird in eine geweihte Rehhaut gewickelt, der Medizinmann hält die heilige Pfeife über den Rauch, stopft sie in ritueller Weise, und er, die Eltern und alle Anwesenden rauchen.
Dhyani Ywahoo, die bekannte Cherokee-Medizinfrau, beschreibt das Verbrennen von Räucherwerk als eine Handlung, die dazu dient, das tägliche Leben zu schätzen und zu ehren. Gleichzeitig fasst sie nochmals eindrücklich die indianische Haltung gegenüber der Schöpfung in Worte, die von Demut, Dankbarkeit und Respekt geprägt ist:

»Am Morgen aufzustehen und der Sonne Dank zu sagen, Sweetgrass zu verbrennen sowie Salbei und Zeder, Tabak darzubringen – all das um die Schönheit, die uns umgibt, zu lobpreisen, dass wir uns immer unserer Überzeugungen klar sein mögen, voll der Stärke, aber ohne Grobheit, dass wir unserem Wissen treu bleiben.

Und dann zu Mittag, wenn die Sonne direkt über uns steht, danke all denen, die vorausgingen und dein Leben füllten, deinen Körper mit Kraft versorgten. Und wenn die Sonne am westlichen Horizont steht, sage: Ich danke dir. Ein Tag ist vorüber, und ein anderer wird kommen. Ich bin dankbar.«

Auch die Lakandonen, ein südamerikanischer Stamm, verbinden mit dem Räuchern wichtige Elemente ihrer Kultur. Sie haben sich als einziger Maya-Stamm erfolgreich gegen die Christianisierung der Spanier gewehrt und ihren alten Glauben behalten. Sie verehren bis heute ihre alten Gottheiten. Christian Rätsch, der bekannte Ethnomediziner und Altamerikanist, berichtet in seinem Buch »Räucherstoffe – Der Atem des Drachen« über den aufwendigen Räucherkult der Lakandonen. Ihre Weihrauchgefäße nennen sie »Götterschalen«, und deren Herstellung ist eine ganz besondere, vierzehntägige Zeremonie gewidmet, die nur alle acht Jahre vollzogen wird. »Die alten Götterschalen werden fernab des Dorfes unter Felsenklippen oder in Höhlen, mit dem Kopf nach Osten gerichtet, begraben«, berichtet Rätsch. Der Kopf ist ein aus Ton geformtes (Götter-)Gesicht, das an den Gefäßen angebracht ist. Im offenen Feuer brennt man dann neue Schalen, die rot und schwarz bemalt werden. Danach rufen die Lakandonen die Götter an und bitten sie, sich in den Gefäßen niederzulassen. Sie geben Kürbiskerne und Kakaobohnen in die Schalen, die sich in das Herz, die Gedärme und die Leber der Seele verwandeln, die nun die Götterschale bewohnen wird. Schließlich wird Weihrauch (wahrscheinlich ein Copalharz) hineingefüllt. Und von nun an kann das so geweihte Gefäß verwendet werden, um die Götter mit ihrer Leibspeise zu erfreuen: köstlichem, duftendem Weihrauch.

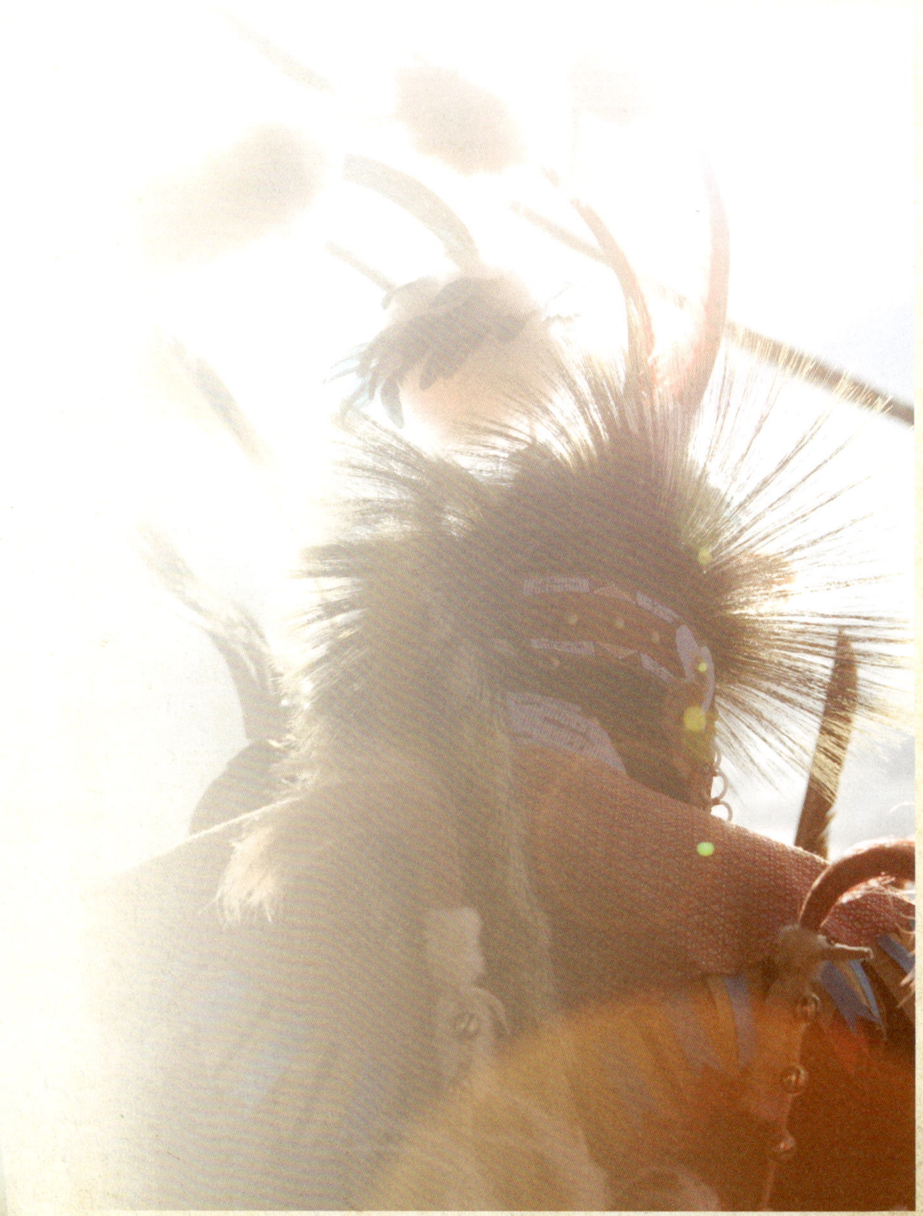

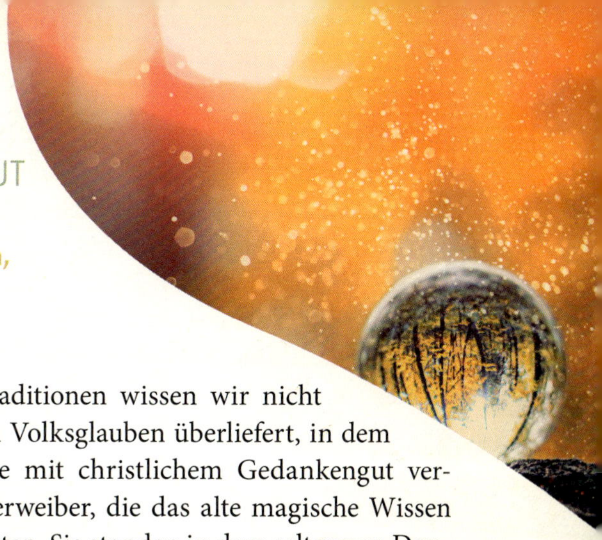

MAGISCHES EUROPA:
HEXENRAUCH UND ZAUBERKRAUT

Die Augen sind die Wege des Menschen, die Nase ist sein Verstand.

Hildegard von Bingen

Über (mittel-)europäische Räuchertraditionen wissen wir nicht allzu viel. Das meiste ist uns aus dem Volksglauben überliefert, in dem sich einstmals heidnische Gebräuche mit christlichem Gedankengut vermischten. Vor allem waren es Kräuterweiber, die das alte magische Wissen um die Heilkraft der Pflanzen bewahrten. Sie standen in dem seltsamen Doppelruf, Heilerinnen und »böse« Hexen zugleich zu sein. Wie wir wissen, gereichten ihnen ihre umfassenden Kenntnisse über Magie und Heilung leider zum Schaden.

Paradoxerweise sorgte aber unter anderem eben diese Entwicklung auch für eine Hochkonjunktur des Kräuterwesens. Denn Kräuterbüschel, Bannsprüche und magische Räucherungen wurden nicht nur gegen allerlei Dämonen eingesetzt, die für Krankheit, Unglück, Missernte oder Unwetter verantwortlich gemacht wurden, sondern auch gegen die »bösen Hexen« selbst, die einem einen Liebeszauber angehängt, das neugeborene Kind verhext oder auf irgendeine andere Art den Teufel ins Spiel gebracht hatten. Zahlreiche Kräutermittelchen kamen auf diese Weise zum Einsatz: Vom Teufel wusste man, dass er Baldrian fürchtete, weshalb man die Häuser zum Schutz damit ausräucherte. Oft legte man bestimmte Kräuter auch unter den Türstock, damit erst gar keine bösen Wesen über die Türschwelle kamen. Man steckte die Zauberkräuter auf die Felder, um die Ernte zu schützen, oder legte sie auf die Hausdächer zum Schutz gegen Gewitter. Gegen Unwetter sollte auch der Hauswurz wirken, der dem Donnergott geweiht war, wenn man ihn dem Herdfeuer beigab. Ebenso verfuhr man mit Arnika, die jedoch nur wirkte, wenn man gleichzeitig rief: »Steckt Arnika an, steckt Arnika an, dass sich das Wetter scheiden kann!«

Ein in manchen Gebieten bis heute überlieferter Brauch sind die »Neunerlei-Kräuterbüschel« oder »Weihbuschen«, die man an Mariä Himmelfahrt zur »Kirchweih« trug. Die Kräutergebinde, die in der Regel aus Alant, Arnika, Kamille, Königskerze, Ringelblume, Salbei, Schafgarbe, Wermut und Wacholderzweigen bestanden, wurden zu vielerlei Zwecken verwendet, doch hauptsächlich räucherte man mit ihnen in den Rauhnächten zum Jahreswechsel die Häuser gegen Dämonen und Geister aus. In manchen Regionen wurden auch noch Wacholderbeeren und Weihrauch dazugemischt. Es gab viele Räuchermittel und -mixturen gegen Dämonen, Hexen und Unglück. Dabei war jedoch zu beachten, dass die Kräuter ihre magischen Wirkungen nur dann entfalteten, wenn sie unter ganz bestimmten Bedingungen, an bestimmten Tagen des Jahres – beispielsweise am Johannistag, der Sommersonnenwende – in spezieller Weise gepflückt wurden. Manchmal musste man vorher eine Woche fasten oder bestimmte Gedanken hegen. Oft durfte ein Kraut nur mit der linken Hand oder mit speziellem Werkzeug gepflückt werden. Es war also nicht ganz leicht, ein wirklich wirksames »Hexenkraut« zu erhalten.

Doch nicht nur der Aberglaube war Antriebsfeder für allerlei Räucherbräuche, auch in der Volksmedizin, die freilich zu damaliger Zeit häufig noch mit dem Glauben an krankheitserzeugende Dämonen einherging, kamen Räuchermittel zum Einsatz. Man stellte jedoch fest, dass bestimmte Substanzen tatsächlich »objektive« Wirkungen hatten, was man in der frühen Medizin damit erklärte, dass sie die »Dünste« bestimmter Krankheiten vertrieben. Die heilige Hildegard von Bingen empfahl beispielsweise schon im Mittelalter Weihrauchräucherungen bei verschiedenen Erkrankungen: »Denn der kalorische Rauch des weißen Weihrauchs […] verscheucht den üblen Qualm, der das Gehirn und das Gehör eines Menschen auslöscht.«

Die großen Pestepidemien sind berühmte Beispiele für die ersten Einsätze von Räucherungen im großen Stil. Mit Wacholder, Baldrian, Salbei und anderen Kräutern räucherte man damals die Häuser und damit die Pest aus – wenngleich auch hier oft übernatürliche, in diesem Fall »gute« Mächte ihre Hände im Spiel hatten. Es gibt zahlreiche Legenden, die beispielsweise berichten, wie kleine »Holzfräulein« aus dem Wald kamen und riefen: »Baldrian und Bibernell hält die Pestilenz zur Stell!« In weiteren Geschichten sind es sprechende Vögel und andere Wesen, die den Menschen die Namen wirksamer Kräuter zuriefen, um sie vor der Pest zu retten. Auch Bilsenkraut, das aufgrund seiner bewusstseinsverändernden Eigenschaften in den bekannten »Hexensalben« nicht fehlen durfte, wurde schon in alter Zeit zu medizinischen Zwecken geräuchert, und zwar gegen Zahnschmerzen. Auf Kohle oder einer heißen Eisenplatte wurde das Kraut erhitzt, worauf der entstehende Rauch vom Patienten durch einen Trichter in die Mundhöhle eingesogen wurde. Dahinter stand die Auffassung, dass Zahnschmerzen von Würmern herrührten, denen man so zu Leibe rücken wollte. Es gibt sogar einen alten Reim, der diese Zahnbehandlung beschreibt: »Willst du dein Zäh'n in gut behafft, nimm Samen von Lauch und Pilsensaft. Verbrenn es und fang den Rauch davon und lenk es in den bösen Zahn.«

In der Renaissance kamen magische Räucherungen aus anderem Grund zu neuen Ehren: Die Alchemie hatte Hochkonjunktur. Man griff das esoterische Wissen der Antike wieder auf, wozu Agrippa von Nettesheim mit seinen »Magischen Werken« wohl den wichtigsten Beitrag geleistet hat. Er zeichnete darin auch einige interessante Erkenntnisse »Von den Räucherungen, ihrem Verhalten und ihren Kräften« nebst Räucherrezepten auf, die mit den Gestirnen in Einklang standen. Deren Wirkungsweise erläutert er folgendermaßen:

»Gewisse, nach den Gestirnen eingerichtete Räucherungen vermögen gleichfalls sehr viel [...] denn unser Geist wird von solchen Dünsten am meisten umgewandelt, insofern beide ein gewissermaßen einander ähnlicher Dunst sind. Auch die Luft wird durch die genannten Dünste mit den Eigenschaften der unteren und himmlischen Dinge sehr leicht begabt, und indem sie beständig und rasch in unsere Brust eindringt, erweckt sie in uns auf wunderbare Weise ähnliche Eigenschaften.«

Zum Weissagen solle man daher »Räucherungen zur Erregung der Fantasie« anwenden, die aus Leinsamen, Flohsamen, Veilchen- und Eppichwurzeln bestehen. Auch gibt es laut Agrippa Räucherwerk, das augenblicklich die Dämonen herbeiruft. Es bestehe aus den »Geisterkräutern« Koriander und Eppich oder Bilsenkraut und Schierling. Einige dieser Kräuter gelten als psychoaktiv, und man muss sich daher wohl nicht wundern, dass dem Anwender nach deren Inhalation Geister und Dämonen erschienen.
Auch bestimmte Tiere sollen durch gewisse Räucherungen versammelt oder vertrieben werden können, weiß der Arzt, Theologe, Philosoph und Advokat Agrippa von Nettesheim zu berichten: »So werden durch Verbrennung der Knorpel aus dem obersten Teile einer Hirschkeule die Schlangen herbeigezogen, durch Räucherung des Hirschhornes aber vertrieben. Dasselbe bewirkt der Rauch von Pfauenfedern.«
Manche Räucherungen muten noch mysteriöser an und sind für uns heute weder in ihrem Nutzen noch in der Beschaffung einiger Inhaltsstoffe nachvollziehbar. Da sollen Galle vom Tintenfisch, Thymian, Rosen und Adlerholz geräuchert »und dann ein wenig Seewasser oder Blut« dafür sorgen, dass ein Haus voller Wasser bzw. Blut erscheine. Ein Pulver aus verschiedenen Kräutern und Hölzern, mit »Wiedehopfblut« benetzt, solle indes, wenn man es an Gräbern räuchert, »die Manen und Schatten der Verstorbenen« auf den Plan rufen. Auch die berühmten Planetenräucherungen Agrippas enthalten einige Ingredienzien, die doch ein gewisses Erstaunen hervorrufen. Ein Beispiel soll hier genügen: »Eine Räucherung für den Mond bereiten wir aus dem

Kopfe eines gedörrten Frosches, aus den Augen eines Stiers und dem Samen des weißen Mohns mit Weihrauch und Kampfer, die mit Menstrualblut einer Jungfrau oder mit Gänseblut vermengt werden.« Lässt man die blutigen Zutaten tierischer und menschlicher Herkunft einmal außer Acht, sind die »Magischen Werke« jedoch durchaus eine Quelle antiker Erkenntnisse, die heute noch bzw. wieder Nachahmung finden. Besonders die Planetenräucherungen bilden eine Grundlage für die Anwendung magischen Räucherwerks in unserer Zeit.

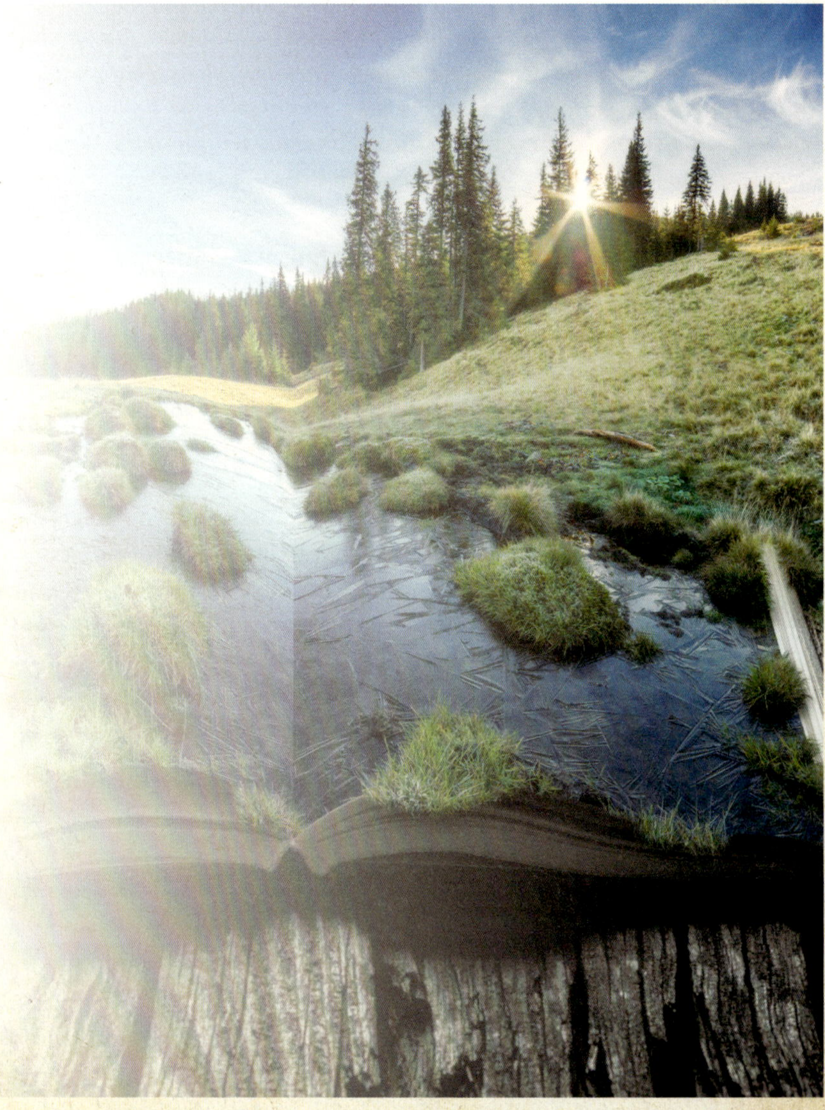

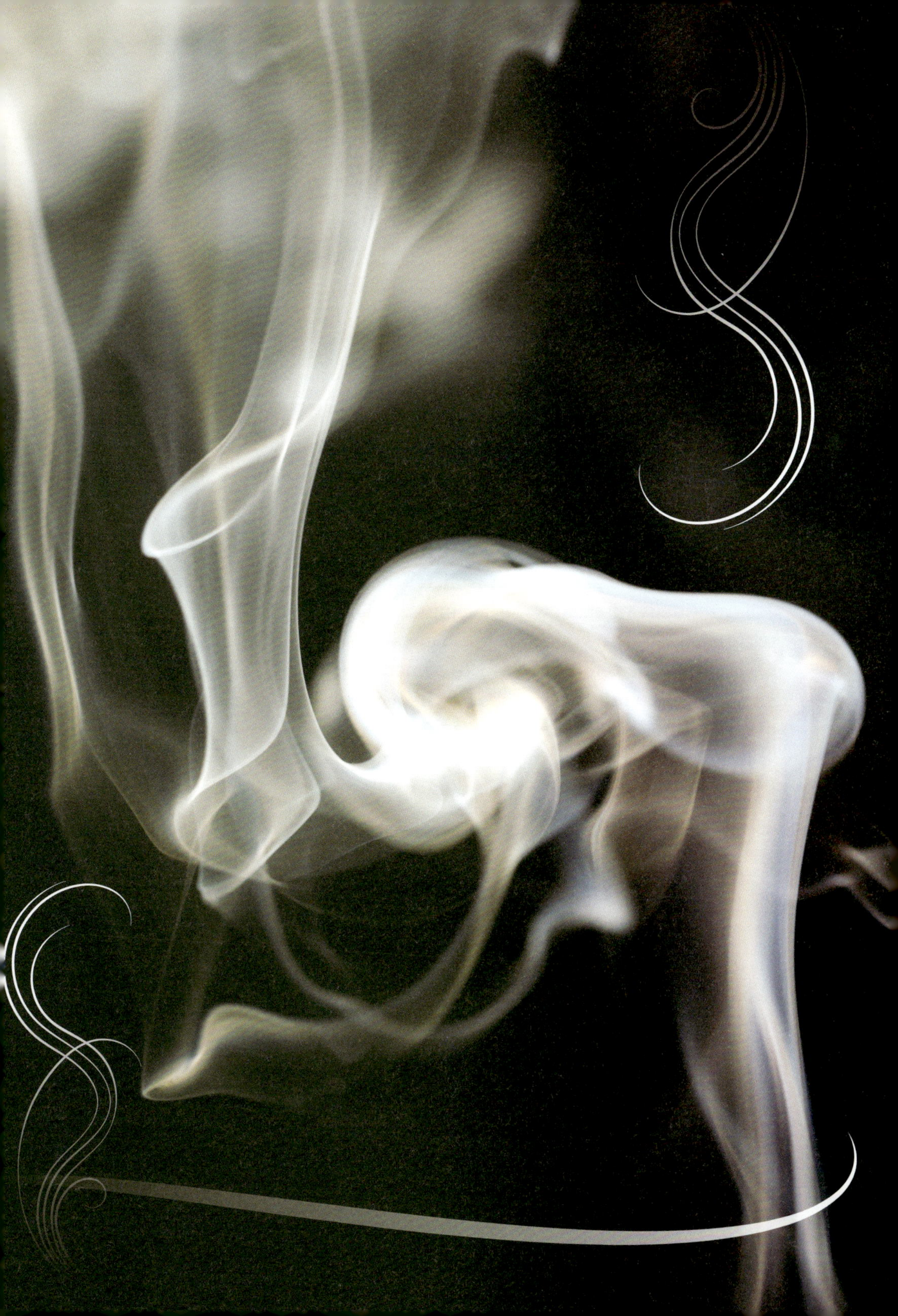

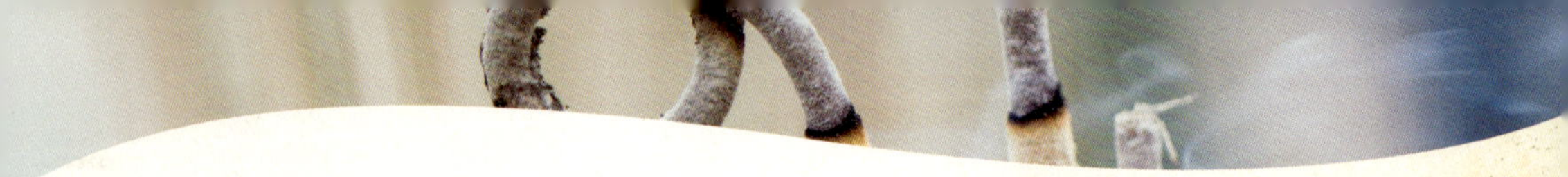

Was brauche ich, und wie wird's gemacht?

Das Räuchern an sich ist nicht schwierig. In Zeiten, da die Menschen noch am Lagerfeuer räucherten, war es etwas einfacher und natürlicher als heute – denn der Umgang mit dem offenen Feuer war Teil des täglichen Lebens. Auch zur Zeit der Kohleöfen, die noch nicht so lange zurückliegt, konnte man zum Räuchern einfach ein Stück glimmende Kohle aus dem Ofen nehmen und das Räucherwerk darauf verbrennen. Heute müssen wir uns den Umgang mit dem Feuer wieder ganz neu aneignen – doch das ist bereits ein weiterer Teil der Entdeckungsreise, auf die uns das Räuchern führen kann. Geistiger Bestandteil einer jeden Räucherzeremonie ist ja die Rückverbindung zu unseren menschlichen Wurzeln – frei nach dem Motto »am Anfang war das Feuer«. Wenn Sie nun die Utensilien für Ihre Räucherzeremonie bereitlegen, das Gefäß, die Kohle und alles weitere vorbereiten, dann können Sie dies bereits als Teil des Rituals ansehen. Natürlich müssen Sie nicht immer ein großes Ritual zelebrieren, sondern können genauso gut auch schnell zwischendurch ein wenig Räucherwerk verbrennen. Doch wenn Sie sich die Zeit nehmen wollen: Genießen Sie die Vorbereitungen, betrachten Sie sie als erste Kontaktaufnahme mit den Elementen, mit den Kräften des Universums. So wird auch Ihr Ritual kraftvoll und wirksam sein, denn Sie gewinnen naturgemäß umso mehr aus Ihrer Zeremonie, je mehr Sie selbst hineingeben.

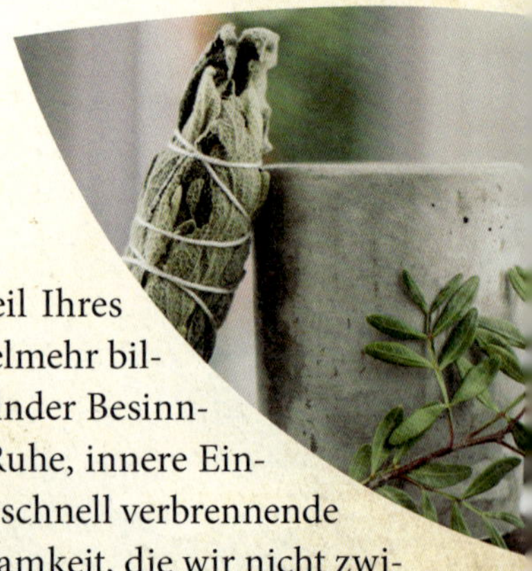

DER GEEIGNETE ORT, DIE RECHTE ATMOSPHÄRE

Das Räuchern kann zwar zum täglichen Bestandteil Ihres Lebens werden, doch wird es niemals alltäglich – vielmehr bildet es einen Gegenpol zu Hektik, Stress und mangelnder Besinnlichkeit des Alltags. Das Räucherritual fördert die Ruhe, innere Einkehr und Achtsamkeit. Die glühende Kohle und das schnell verbrennende Räucherwerk fordern zudem unsere volle Aufmerksamkeit, die wir nicht zwischen Telefonaten, Kochen und den Kindern aufbringen können und sollen. Nehmen Sie sich daher ausreichend Zeit, und richten Sie sich, falls möglich, einen festen Ort ein, an dem die Utensilien bereitliegen und Sie sich ungestört

für eine Weile zurückziehen können – zum Beispiel einen kleinen Hausaltar oder ein Tischchen, das an einem ruhigen, geschützten Platz Ihrer Wohnung steht. Weitere Anregungen dazu finden Sie im Kapitel »Ihr ganz persönlicher Altar« ab Seite 64.
Bitte bedenken Sie beim Verbrennen des Räucherwerks: Weniger ist mehr! Finden Sie behutsam heraus, welche Räuchermischung Ihnen guttut, indem Sie erst einmal eine kleine Prise auf die Räucherkohle streuen. Manchmal stellt sich heraus, dass wir gerade etwas ganz anderes brauchen, als wir zuerst vermutet haben. Halten Sie die Fenster während der Räucherung immer einen Spaltbreit geöffnet, und lüften Sie hinterher gut durch. Zum einen ist zu viel Rauch für uns oft ungewohnt, und wir müssen erst einmal herausfinden, wie viel wir davon vertragen können. Zum anderen wollen wir die Gedanken, Sorgen und Gefühle, die in dem Ritual aufgetaucht sind, verabschieden und gehen lassen – sie dürfen mit dem Rauch zum Fenster hinauswehen, damit wir uns erholt und erfrischt einer anderen Tätigkeit, der Familie oder der Nachtruhe widmen können.

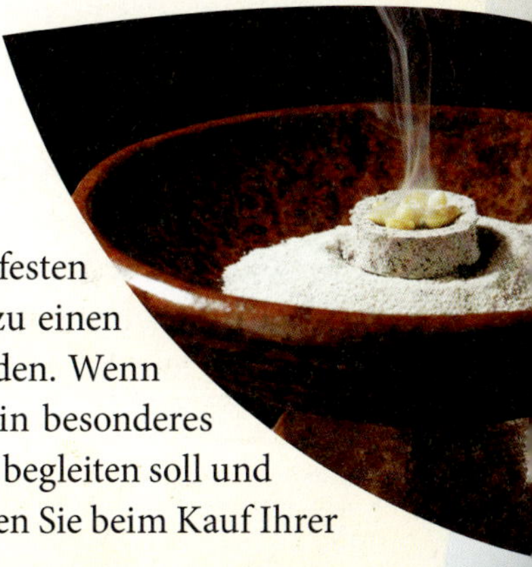

DIE RÄUCHERUTENSILIEN

Das Räuchergefäß

Zum Räuchern eignen sich grundsätzlich alle feuerfesten Gefäße. Für Ihre ersten Räucherungen können Sie dazu einen stilvollen, alten Teller oder eine robuste Schale verwenden. Wenn Sie jedoch regelmäßig räuchern, ist es ratsam, dafür ein besonderes Behältnis zu haben. Da es Sie auf Ihrem Weg eine Weile begleiten soll und Sie sicher lange Ihre Freude daran haben möchten, sollten Sie beim Kauf Ihrer Räucherschale auf ein paar Dinge achten.
Räucherschalen aus Metall, die im Handel häufig in sehr schönen Formen mit hübschen Verzierungen erhältlich sind, eignen sich nur bedingt für unsere Zwecke. Wenn Sie beispielsweise die ganze Wohnung ausräuchern oder die Schale während eines Rituals mit mehreren Personen weiterreichen möchten, ist eine Keramikschale mit Fuß von Vorteil. Wenn Sie sich jedoch in ein Gefäß aus Metall verlieben, achten Sie bitte darauf, dass es groß genug ist, um ausreichend Sand zur Wärmedämmung aufzunehmen. Eine Variante, die im Fachhandel angeboten wird, sind kleine indische Räuchergefäße aus Messing oder Kupfer. Diese sind jedoch häufig sehr klein und wackelig, also zu unpraktisch und schwer zu handhaben, um darin sicher und entspannt zu räuchern. Die-

se sogenannten Messingkoros eignen sich bestenfalls, um Räucherkegel darin abzubrennen.

Besonders schöne, haltbare und zweckgemäße Räuchergefäße sind dagegen aus Keramik oder Steinzeug. Sie sind im Räucher- oder Duftladen meist auch in großer Auswahl zu finden und stehen fast immer auf einem oder mehreren Füßen, was verhindert, dass die beim Verbrennen der Kohle entstehende Wärme direkt an die Unterlage abgegeben wird. Am besten eignet sich eine pokalförmige Schale auf hohem Fuß, da dieser recht kühl bleibt und Sie das Gefäß bei Bedarf sicher umhertragen können, um den Rauch dorthin zu verteilen, wo Sie ihn haben möchten. Viele der Räuchergefäße aus Keramik sind aus Asien importiert, schlicht in der Form und bereits für wenig Geld zu haben. Diese Schalen erfüllen durchaus ihren Zweck. Besonders zu empfehlen sind jedoch Gefäße aus einheimischen Töpfereien – und das nicht nur, um die heimische Wirtschaft zu unterstützen: Bei den europäischen Richtlinien können Sie sicher sein, dass die Lasur blei- und kadmiumfrei ist und dass beim Erhitzen keine Schadstoffe abgegeben werden. Fragen Sie Ihren Händler am besten auch nach der Brenntemperatur der Töpferware. Sie sollte bei über 1200°C liegen, denn die Kohle wird bereits etwa 850°C heiß. Sie laufen dann nicht Gefahr, dass Ihr Gefäß bald Risse zeigt und unansehnlich wird oder kaputt geht. Ein kleiner Tipp zum Prüfen der Qualität von Keramik: Schlagen Sie mit einem Löffel oder ähnlichen Gegenstand gegen das Gefäß. Je heller der Ton, desto höher die Brenntemperatur und desto besser die Qualität.

Das Räuchern ist eine ganz persönliche, ja intime Angelegenheit: Sie übergeben dem Rauch Ihre Geheimnisse, Ihre Sehnsüchte, Ihre Wünsche und Gefühle. Dem darf und sollte auch das Gefäß entsprechen.

Mythos Abalone-Muschel

In vielen Werken über die Kunst des Räucherns ist der Hinweis zu finden, statt einer Räucherschale könne das Räucherwerk auch nach »Art der Indianer« in der schön gezeichneten Abalone-Muschel verräuchert werden, die ein natürliches Gefäß bildet. Doch den amerikanischen Ureinwohnern würden bei solch einem Gebrauch ihrer heiligen Muschel wohl eher die Haare zu Berge stehen. Zwar lassen sie ab und an ein wenig Salbei in einer Muschel glimmen, nie würden sie jedoch Kohle oder ein glühendes Holzscheit hineinlegen, um größere Mengen Räucherwerk auf diese Weise zu verbrennen. Viel zu groß ist ihre Achtung gegenüber diesem Symbol des Meeres und damit dem Urelement Wasser.

Räucherstövchen

Eine Alternative zum Räuchern auf Kohle bietet die Verwendung eines Räucherstövchens. Durch seine einfache Handhabung empfiehlt es sich für all jene, denen das Räuchern mit Kohle zu intensiv oder zu aufwendig ist. Es eignet sich besonders, um Kräuter, Blüten oder Mischungen zu verräuchern, die hier ihren Duft ganz langsam und fein verströmen. Beim Räucherstövchen werden die duftenden Substanzen auf ein feinmaschiges Metallgitter gelegt, unter dem ein Teelicht Platz findet. Wenn Sie auf dem Stövchen auch Harze und Balsame verbrennen möchten, legen Sie am besten ein dünnes Plättchen aus Metall oder eine Schicht Quarzsand auf das Gitter. Manche Rohstoffe wie zum Beispiel Mastix, Elemi oder Kampfer werden durch das Erwärmen flüssig und können durch das Sieb direkt in die Flamme tropfen und sich entzünden. Im Handel gibt es eine variantenreiche Auswahl an Räucherstövchen: geschlossene Gefäße aus Ton, Keramik oder Speckstein, ähnlich einer Duftlampe für ätherische Öle. Diese schützen die Flamme des Teelichts und sind somit auch zum Gebrauch im Freien geeignet. Achten Sie beim Kauf eines solchen Stövchens auf den Abstand zwischen Teelicht und Sieb. Er sollte zwischen 8 und 10 cm betragen. Bei einem kleineren Abstand verbrennt das Räucherwerk zu schnell und mit stärkerer Rauchentwicklung, bei einem zu großen Abstand entsteht zu wenig Hitze. Eine weitere Variante sind die sogenannten Weihrauch- oder Räucherbrenner. Diese sind offen gehalten, mit einem Sieb oder Pfännchen für das Räucherwerk versehen und in der Höhe meist verstellbar.

Tipp: Reinigen Sie das Räuchersieb nach Bedarf mit einer Metallbürste. Eingebrannte Harzreste können Sie direkt über einer Kerzenflamme ausbrennen. Rußspuren lassen sich mit Spülmittel oder Seifenlauge entfernen.

Sand

Eine gute Portion Sand im Räuchergefäß gewährleistet, dass die Räucherkohle nicht ausgeht, sondern gleichmäßig durchglüht, da sie gut von unten belüftet wird. Außerdem ist der Sand nützlich, um das Räuchergefäß zu schützen und sauber zu halten, um also zu verhindern, dass sich klebrige Harze, Balsame oder Asche daran festsetzen. Zum einen ist das einfach praktisch, zum anderen ist ein sauberes Gefäß Voraussetzung für eine klare, unverfälschte Räucherzeremonie. Wir wollen ja auch mit reinem Herzen räuchern, frei von Erwartungen und losgelöst von alten Gefühlen und Bindungen. Wir erhoffen uns Antworten auf unsere Fragen oder möchten uns ganz einem Gefühl, einem

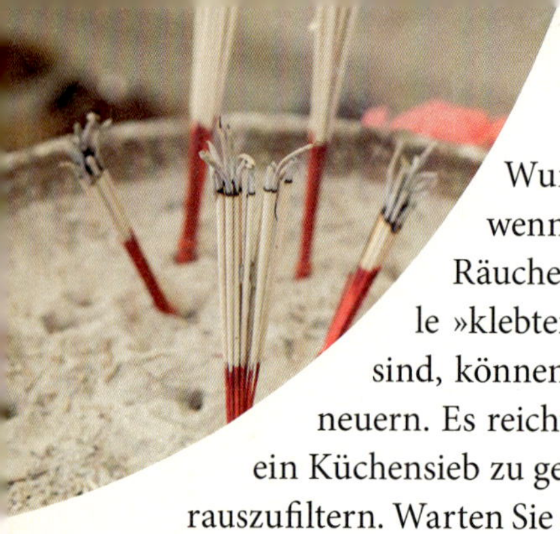

Wunsch oder einer Bitte widmen – da wäre es störend, wenn noch unsere Gedanken und Gefühle von der letzten Räucherung in Form von Harzresten an der Räucherschale »klebten«. Je nachdem, wie hoch Ihre Reinheitsansprüche sind, können Sie den Sand nach jeder Räucherung komplett erneuern. Es reicht im Prinzip jedoch aus, ihn nach dem Räuchern in ein Küchensieb zu geben und die gröbsten Kohle- und anderen Reste herauszufiltern. Warten Sie damit jedoch entweder, bis die Kohle ganz abgekühlt ist, also etwa 1–2 Stunden, oder halten Sie sie unter Wasser, bevor Sie sie in den Abfall geben.

Für das Räuchern eignet sich einfacher Quarzsand oder schlicht ein Tässchen aus dem Sandkasten vom nächsten Spielplatz. Besonders schön ist es jedoch, Meersand zu verwenden, von dem Sie im Urlaub am Strand ein Säckchen mitnehmen können. Dieser bringt dann nicht nur die Stimmung schöner, entspannter Tage in Ihre Räucherzeremonie zu Hause, sondern auch die machtvolle Energie des Ozeans. So binden Sie bereits das Wasserelement in seiner stärksten Ausprägung in Ihre Zeremonie mit ein.

Auch Asche eignet sich als Unterlage für die Räucherkohle, beispielsweise die Asche von verbrannten Räucherstäbchen. Der Nachteil ist jedoch, dass Asche sehr leicht aufgewirbelt wird, wenn wir uns den Rauch zufächeln oder ihn im Raum verteilen.

Kohle

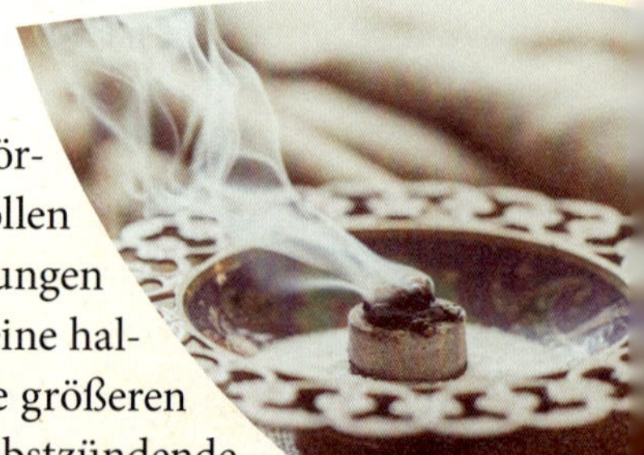

Räucherkohle gibt es im Fachhandel. Die tablettenförmigen Kohlestückchen werden im Allgemeinen in Rollen zu jeweils zehn Stück verkauft. Für kürzere Räucherungen sollten Sie die kleineren Tabletten wählen, die etwa eine halbe Stunde glühen. Für längere Rituale bieten sich die größeren an, die bis zu einer Stunde Glühzeit haben. Die selbstzündende Spezialräucherkohle ist einfach zu handhaben, denn das Salpetergemisch, mit dem sie im Allgemeinen angereichert ist, bewirkt, dass sie sich leicht entzünden lässt und schnell und gleichmäßig durchglüht. Wer eine empfindliche Nase hat, der mag sich an dem entstehenden Eigengeruch stören; dieser verfliegt jedoch nach kurzer Zeit. Alternativ können Sie auf japanische Ritual- bzw. Zeremonialräucherkohle ohne Beimischung zurückgreifen, die jedoch teurer und in der Handhabung etwas anspruchsvoller ist: Sie muss konstant befächelt werden, sonst geht sie leicht wieder aus. Für die traditionelle japanische Kohle braucht es also ein wenig Geschick.

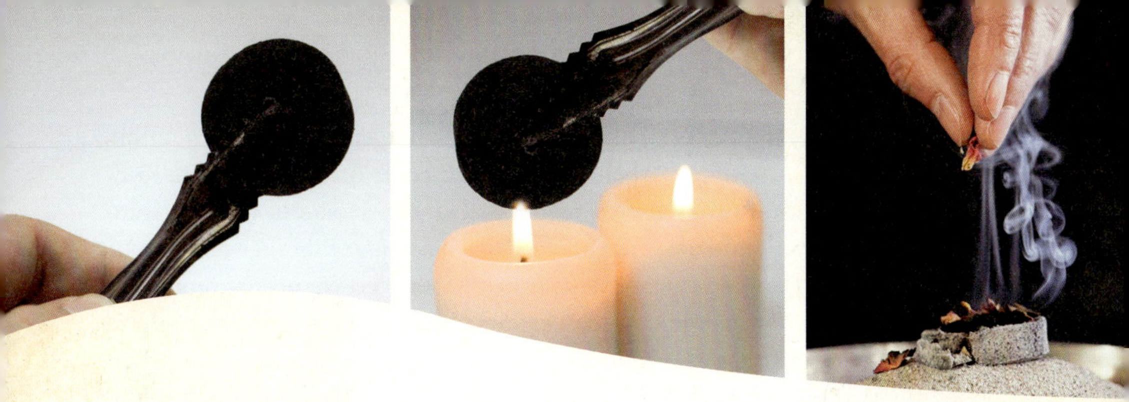

Bewahren Sie Ihre Räucherkohle – gleich welcher Art – immer gut verpackt an einem trockenen Ort auf. Wenn sie sich einmal nicht oder nur sehr schwer entzünden lässt, kann das daran liegen, dass sie feucht geworden ist. Der Gebrauch der selbstzündenden Kohle mag einfach erscheinen, doch gerade bei den ersten Versuchen hat schon manch einer darüber geklagt, dass die Kohle immer wieder ausgeht. Das kann ein Räucherritual zuweilen empfindlich stören. Wenn Sie jedoch ein paar einfache Gebrauchshinweise beachten, kann Ihnen das kaum passieren. Um sich nicht die Finger zu verbrennen, halten Sie das Kohlestück am besten mit einer Pinzette: Besonders große Pinzetten, mit der Sie die Kohle leicht greifen können, bekommen Sie in der Apotheke oder im Laborfachhandel. Entzünden Sie die Kohle von unten – einfach und stilvoll lässt sich das über einer Kerze bewerkstelligen. Das Kohlestück funkelt und knistert nun, und Sie müssen einige Momente abwarten, bis sich deutlich erkennbar Rauch bildet. Halten Sie die Kohle am besten über Ihr Räuchergefäß, damit die Funken nicht auf irgendetwas Brennbares überspringen können. Wenn das Funkeln sich über das gesamte Kohlestück ausgebreitet hat, können Sie es auf die Sandschicht in der Räucherschale legen. Warten Sie nun etwa 3–5 Minuten, bis die Kohle komplett durchgeglüht, also mindestens bis zum Rand weiß ist. Danach können Sie das Räucherwerk aufstreuen. Diese Geduld in der Handhabung ist schon das ganze Geheimnis des Kohleanzündens.

Mörser

Während die Kohle durchglimmt, haben Sie Zeit, Ihre Räuchersubstanzen portionsweise im Mörser zu zerkleinern. Das Mörsern ist ein äußerst wichtiger Bestandteil des Räucherrituals, denn auf diese Weise vermischen sich die Stoffe untereinander erst richtig – und nur die gesamte Mischung bringt ja die gewünschte Wirkung. Auch setzen Stoffe, die, wie Lavendel oder Wacholderbeere, ätherische Öle enthalten, ihr Aroma erst in der Räucherung frei, und Sie können sicher sein, dass sie ihre ganze Kraft entfalten. Aus diesem Grund ist auch von pulverisierten Räuchermischungen abzuraten, deren Aroma nach

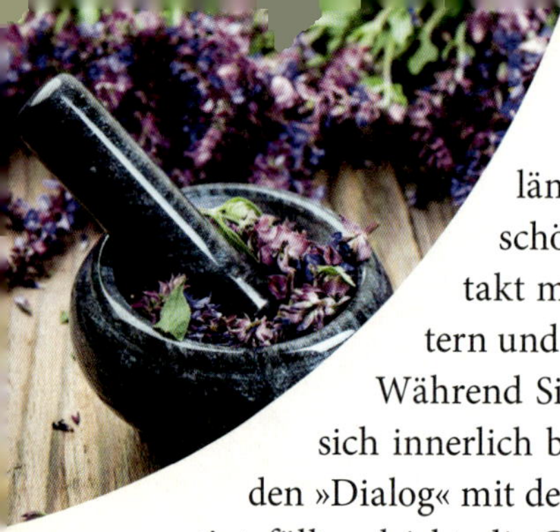

längerer Lagerung längst verflogen ist. Zudem geht ein schöner Aspekt des Räucherns verloren: der direkte Kontakt mit den verschiedenen Harzen, Hölzern, Blüten, Kräutern und Balsamen.

Während Sie die Substanzen im Mörser zerkleinern, können Sie sich innerlich bereits auf das bevorstehende Ritual einstimmen und den »Dialog« mit der Räucherung aufnehmen. Mit dem Mörsern beschäftigt, fällt es leicht, die Gedanken auf das Thema oder die Frage zu richten, die Sie im Anschluss stellen möchten. Und wieder gilt: Je mehr Aufmerksamkeit Sie auch diesem Teil des Räucherrituals widmen, desto höher wird die Qualität und Intensität dessen sein, was Sie erleben und an Einsicht, Erholung, Trost oder Ermutigung für sich gewinnen.

Geeignete Mörser aus Porzellan erhalten Sie in der Apotheke, in Geschäften mit Asienwaren oder im Teeladen. Marmor- oder Steinmörser sind oft gar nicht so leicht zu bekommen. Am besten Sie schauen sich auf Kunsthandwerker- und Flohmärkten um oder im Urlaub auf Basaren und lokalen Märkten.

Duftendes Räucherwerk

Im Rezeptteil dieses Buches finden Sie zahlreiche Anregungen dazu, welche Räucherstoffe Sie zu welchem Zweck miteinander mischen können. Vielleicht möchten Sie sich aber erst einmal auf eine kleine Entdeckungsreise durch die Welt der Räuchersubstanzen begeben. Dazu bieten sich Stoffe an, die auch einzeln verbrannt einen angenehmen Duft verbreiten, beispielsweise Sandelholz, Wacholderbeeren, Nelken, Zedernnadeln oder Harze wie Weihrauch, Mastix oder Benzoe. Einen besonders herrlichen, jedoch nicht ganz billigen Genuss verschaffen Sie sich mit dem äußerst wohlriechenden und vielseitigen Adlerholz, auch als »Ud«, »Jinko«, »Aloe«- oder »Agarholz« bekannt – alles Namen für das gleiche fossile Holz. Im »Kleinen Lexikon der Räucherstoffe« ab Seite 185 finden Sie eine genaue Beschreibung dieser köstlichen Substanz und auch Anregungen für Experimente mit weiteren Räucherstoffen. Sie können jedoch auch mit getrockneten Kräutern aus dem Garten, mit Rinden- und Holzstückchen oder einigen Tropfen Harz von einheimischen Bäumen aus dem Stadtpark experimentieren. Achten Sie dabei bitte unbedingt darauf, nur gut getrocknete Substanzen zu verwenden! Lassen Sie Ihrer Fantasie freien Lauf. In Ihrem Gewürzschrank werden Sie weitere Anregungen finden. Durch Ausprobieren sammeln Sie wertvolle Erfahrungen und kommen in den Genuss einmaliger Dufterlebnisse. Nicht zuletzt nähern Sie sich so der Kunst des Räucherns auf Ihre ganz persönliche, einmalige Weise.

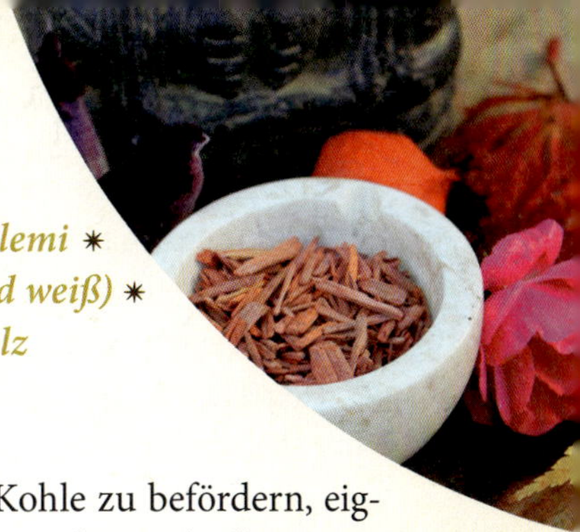

Einige der wichtigsten Räucherstoffe:
Benzoe* ✶ *Bernstein* ✶ *Dammar* ✶ *Drachenblut* ✶ *Elemi* ✶ *Iriswurzel* ✶ *Kampfer* ✶ *Mastix* ✶ *Sandelholz (rot und weiß)* ✶ *Tolubalsam* ✶ *Tonkabohne* ✶ *Weihrauch* ✶ *Zedernholz

Weihrauchlöffel

Um das im Mörser zerstoßene Räucherwerk auf die Kohle zu befördern, eignet sich ein alter Metalllöffel. Wenn Sie es jedoch besonders stilvoll mögen, können Sie im Handel auch einen eigens dafür vorgesehenen Weihrauchlöffel erstehen. Häufig kommen diese aus Indien, sind reich verziert sowie von massiver Qualität, weshalb sie besonders gut in der Hand liegen. Es gibt aber noch weitere Variationen von »außergewöhnlichen« Löffeln, die Sie zum Räuchern verwenden können. Sie bestehen aus Schildpatt, Mammutelfenbein, Bronze oder Messing – ganz nach Gusto. Solide sollte dieser Löffel aber schon sein, denn er ist auch nützlich, um verkohlte Räucherreste von der Kohle zu entfernen, und dabei sollte er nicht gleich verkohlen oder zu heiß werden. Für welchen Weihrauchlöffel Sie sich auch entscheiden, gehen Sie mit dem Räucherwerk sparsam um: Jeweils eine kleine Prise genügt, um die gewünschte Wirkung zu erzielen.

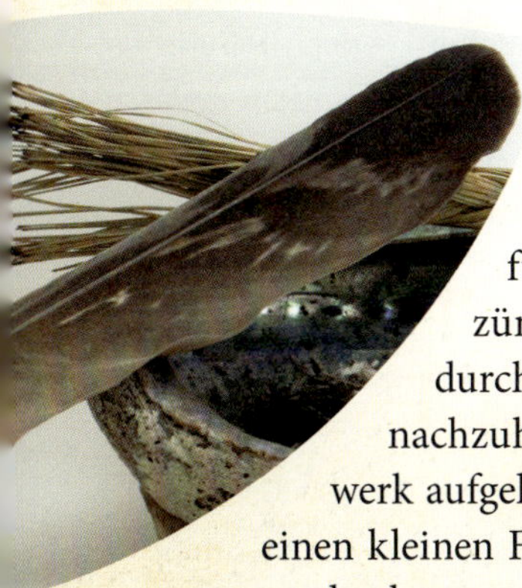

Feder oder Fächer

In der Tradition der Indianer wurde schon immer eine schöne Feder benutzt, um die Kohle nach dem Anzünden zu befächeln und durch die vermehrte Zufuhr von Sauerstoff zum Glühen zu bringen. Die selbstzündende Kohle glüht zwar meist auch ohne Hilfe gut durch. Trotzdem kann es manchmal nötig sein, ein wenig nachzuhelfen, zum Beispiel wenn Sie einmal zu viel Räucherwerk aufgelegt haben. Außerdem erfüllt die Feder, die auch durch einen kleinen Fächer – beispielsweise aus duftendem Sandelholz – ersetzt werden kann, noch einen anderen Zweck: Bei besonders erlesenem Räucherwerk kann man sich und anderen Anwesenden mit ihrer Hilfe den Rauch zufächeln. Das geht mit der Feder leichter und ist einfach stilvoller als mit der Hand. Die Feder ist jedoch nicht nur für besondere Wohlgerüche da. Bei vielen Räucherungen ist es sinnvoll, sich selbst und andere mit dem Rauch zu »bestreichen«. Bei der Reinigungs- oder der Schutzräucherung können Sie den Rauch mit Feder oder Fächer leicht in alle Ecken und Winkel Ihrer Wohnung befördern.

Schöne große Federn bekommen Sie beispielsweise in Indianerläden, wo sie oft mit einem praktischen Lederschaft versehen sind, der auch noch hübsch verziert ist. Ansonsten können Sie natürlich auch eine Feder verwenden, die Sie auf einem Waldspaziergang gefunden haben, oder Sie besorgen sich eine in einer Falknerei. Bitte lassen Sie sich nicht dazu hinreißen, eine Adlerfeder oder Federn anderer bedrohter Vogelarten zu erstehen. Da es beim Räuchern um die Kontaktaufnahme mit höheren Ebenen inner- und außerhalb von uns selbst geht, sollten wir schon bei der Auswahl unseres Räucherzubehörs höchste ethische Anforderungen stellen.

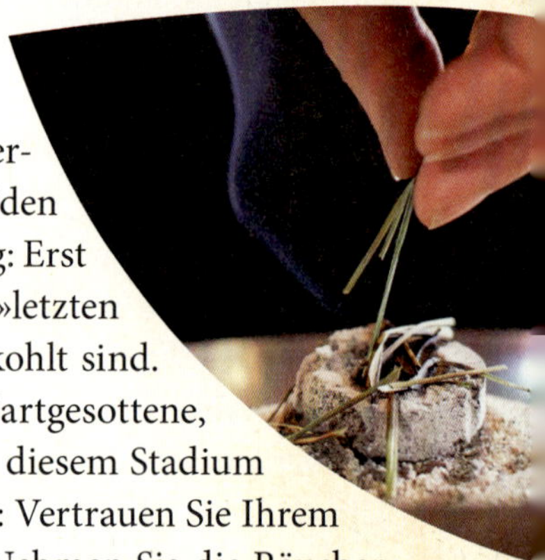

Der richtige Zeitpunkt

Welches der richtige Zeitpunkt ist, um das Räucherwerk wieder von der Kohle zu nehmen, daran scheiden sich die Geister. Ursprünglich lautete die Empfehlung: Erst abwarten, bis die Zutaten ihre ganze Seele, ihren »letzten Atem« ausgehaucht haben – sprich vollständig verkohlt sind. Das ist jedoch eher die geeignete Methode für Hartgesottene, denn von Wohlgeruch kann bei manchen Stoffen in diesem Stadium nicht mehr die Rede sein. Hier gilt daher wie immer: Vertrauen Sie Ihrem Instinkt! Die moderne Empfehlung lautet deshalb: Nehmen Sie die Räuchersubstanzen von der Kohle, sobald sie nicht mehr gut riechen! Anschließend können Sie eine frische Portion der gewählten Substanz oder Räuchermischung auflegen, wobei für eine kurze Bitte, Frage oder Anrufung jedoch oft schon eine einzige Dosis ausreicht. Möchten Sie nacheinander verschiedene Mischungen verräuchern, empfiehlt es sich, zwischendurch einen neutralisierenden Duft wie den des sanften, beruhigenden Sandelholzes zu verbrennen. Das klärt die Atmosphäre und schafft Raum für eine neue Komposition.

Kurzanleitung für das Räuchern auf Kohle

- **Bereiten Sie ein feuerfestes Gefäß mit Sand vor.**
- **Halten Sie ein Stück selbstzündende Räucherkohle mit einer Pinzette, und zünden Sie es über einer Kerze an.**
- **Wenn die Kohle stark raucht und funkelt, legen Sie sie auf den Sand in das Räuchergefäß.**
- **Zerkleinern Sie die gewählte Räuchermischung im Mörser.**
- **Sobald die Kohle bis zum Rand durchgeglüht ist, geben Sie mit einem Löffel eine gute Prise Räucherwerk darauf.**

- **Entfernen Sie das Räucherwerk, sobald es nicht mehr angenehm riecht, und legen Sie nach Wunsch frisches nach.**
- **Öffnen Sie ein Fenster.**

Klangschalen, Zimbeln, Gong und Glocke

Klänge sind ein wichtiger Bestandteil des Räucherrituals. Klangschalen, Zimbeln, Gong und Glocke werden seit jeher von Schamanen und buddhistischen Mönchen zu rituellen und religiösen Zwecken eingesetzt. All diese Instrumente eignen sich, um Anfang und Ende bzw. bestimmte Abschnitte unserer Räucherzeremonie einzuläuten und zu beenden. Auch während des Räucherns kann man Klänge benutzen, um die Achtsamkeit und Aufmerksamkeit zu erhöhen. Gerade bei Gebet und Meditation bringt uns der klare und durchdringende Ton einer Klangschale oder der Zimbeln augenblicklich in die Gegenwart zurück, wenn unsere Gedanken auf Wanderschaft gegangen sind. Auch wenn wir in der Räucherung ein bestimmtes Thema vertiefen oder Antwort auf eine Frage bekommen möchten, setzen Töne effektvolle Impulse, um loszulassen, zu entspannen und tiefer zu gehen, als unser Verstand es vermag. Die intensiven und durchdringenden Schwingungen der angeschlagenen Töne wirken nämlich nicht nur auf unseren Geist, die Klangwellen sind manchmal sogar körperlich spürbar – und regen uns so in unserer Gesamtheit zu aufmerksamer Stille an, aus der manche Antworten wie von selbst aufsteigen können.

DIE ELEMENTE IN DER RÄUCHERUNG

Das tragende Element in der Räucherung ist das Feuer. Seine transformierende, umwandelnde Kraft ist es, die den Räucherstoffen ihre Seele entlockt, sie für uns zugänglich und damit wirksam macht. Das Feuer zeigt sich bei einer Räucherung in Form der glühenden Kohle. Da wir in unserer persönlichen Entwicklung und somit auch auf dem Weg des Räucherns Heilung und damit Ganzheit anstreben, sollten auch die drei übrigen Elemente Erde, Wasser und Luft fester Bestandteil jeder Räucherung sein – auch in unserem Bewusstsein. Das Element Erde wird hierbei durch das Räucherwerk vertreten: Kräuter, Hölzer, Rinden, Harze, Balsame und Blüten entspringen der Mutter Erde und geben ihre Essenz dem verschlingenden Feuer hin.

Wie Sie das Wasserelement in die Räucherzeremonie bringen können, wurde bereits kurz im Abschnitt »Sand« ab Seite 57 beschrieben. Es gibt jedoch noch andere Möglichkeiten als die Verwendung von Meersand als Unterlage für die

Kohle. Je nach Ihrer persönlichen Beziehung zu Meer und Wasser legen Sie während des Rituals ganz nach Geschmack Muscheln, Treibholz oder Steine, die Sie im letzten Urlaub am Meer gesammelt haben, mit auf den Tisch, Altar oder wo immer Sie räuchern. Es geht aber noch viel schlichter: Das Wasserelement lässt sich auch durch einen Kelch oder Krug, gefüllt mit Regenwasser oder schlichtem, vielleicht mit Meersalz angereichertem Leitungswasser in Ihr Ritual holen. Das Element Luft schließlich ist natürlich immer dabei und wird durch den aufsteigenden Rauch, der jedem noch so kleinen Luftzug folgt, sogar sichtbar. Schließlich gibt es noch das magische fünfte Element, den Äther, die quinta essentia, die folgerichtig die Quintessenz der vier Grundelemente bildet. Diese Quintessenz sind unsere Gedanken, Bitten und Gebete, die wir in das Ritual hineingeben: unsere Botschaft an den Himmel.

IHR GANZ PERSÖNLICHER ALTAR

Der Altar ist ein ganz persönlicher Ort zur Kommunikation mit dem Göttlichen. Falls Sie sich entscheiden, in Ihrer Wohnung einen solchen Ort einzurichten, wählen Sie den Platz dafür mit Bedacht. Sie sollten sich hier völlig ungestört zurückziehen, sich wohlfühlen und zur Ruhe kommen können. Falls Sie keinen geeigneten Platz finden, können Sie mit einem Paravent oder Vorhang und ein wenig Fantasie einen Raum im Raum erschaffen, der ganz allein für Sie reserviert ist und den die anderen Familienmitglieder respektieren sollten. Als Altar eignet sich ein kleiner Tisch oder ein Tablett auf Füßen, wie es in Asien häufig verwendet wird, oder vielleicht finden Sie sogar im Trödelladen oder auf dem Flohmarkt einen alten Hausaltar. Eine Truhe mit Schubladen ist eine weitere, besonders praktische Variante, denn hier lassen sich die Räucherutensilien und andere Dinge, die Sie für Ihre Rituale benötigen, verstauen. Letztlich wird Ihr persönlicher Stil entscheiden, wie Sie den Altar gestalten.

Auch bei den Dingen, die auf dem Altar Platz finden, sollte Ihr persönlicher Geschmack den Ausschlag geben. Grundsätzlich kann jedes Objekt ein Ritualgegenstand sein, wenn Sie ihn dazu machen. In alter Zeit gebrauchte man Kristalle, Edelsteine, Muscheln und Fossilien. Später stellte man für rituelle Zwecke eigens bestimmte Dinge her: zum Beispiel Dolche und Schwerter. Auch Kristallkugeln und Schädelschalen kamen zum Einsatz sowie vieles andere mehr. Natürlich ist auch die Religion entscheidend, der man angehört. Auf einem christlichen Altar werden ein Kreuz oder eine Jesusfigur, ein Marien- oder Heiligenbild und vielleicht ein Rosenkranz Platz finden. Auf einem buddhistischen Altar darf natürlich ein Bildnis des Buddha nicht fehlen, eben-

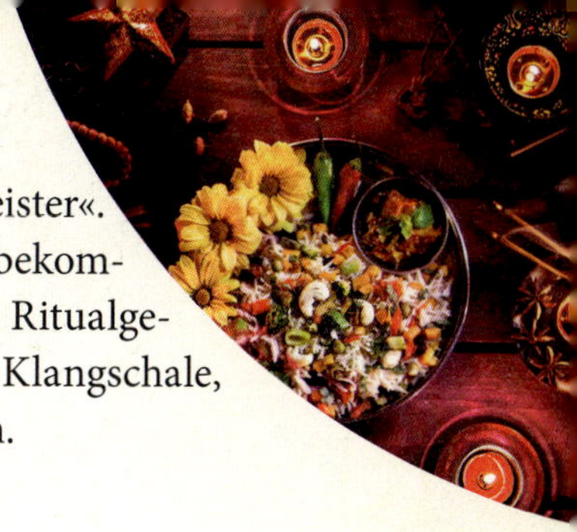

so wenig wie kleine Speisegaben für die »hungrigen Geister«. Auch die Elemente sollten auf dem Hausaltar ihren Platz bekommen. Ansonsten gestalten Sie ihn mit Ihren persönlichen Ritualgegenständen, den Räucherutensilien, Zimbeln oder einer Klangschale, frischen oder getrockneten Blumen und natürlich Kerzen.

RÄUCHERN IM FREIEN

Das Räuchern im Freien ist ein besonders schönes Ritual, denn es bringt uns der Natur auf bewusste Weise noch näher, als wenn wir uns einfach »nur« in ihr aufhalten. Denn Räuchern ist Kommunikation – mit den Naturgeistern, den Göttern, dem Pflanzen- und Tierreich, letztlich mit allem, was lebt. Wählen Sie einen besonderen Ort aus, um Ihr Dankopfer darzubringen, beispielsweise bei einem großen Felsen oder Baum oder auf einer kleinen Waldlichtung. Vielleicht möchten Sie immer wieder an »Ihren« Ort zurückkehren, um zu räuchern – so wie es auch unsere Ahnen getan haben, um den Göttern Ihre Gaben und Gebete darzubringen. Bei ihnen waren dafür heilige Haine oder andere Kraftplätze auserwählt, die ausschließlich für religiöse Handlungen bestimmt waren. Eine schöne Möglichkeit für Sie, sich mit der umgebenden Natur zu verbinden, ihr Respekt zu zollen und ihre Gaben zu achten, besteht darin, für Ihre Räucherung ausschließlich Holz, Rinde, Samen oder Kerne zu verwenden, die Sie in der Gegend um Ihren Kraftplatz finden. Bitte achten Sie hierbei unbedingt darauf, nur trockene Substanzen zu verwenden. Als Alternative können Sie auch eine vorbereitete Räuchermischung auf Ihre Wanderung mitnehmen. Dazu eignet sich besonders das Rezept »Dank an Mutter Erde« auf Seite 86.

Es empfiehlt sich, das Räucherwerk nicht einfach ins Lagerfeuer zu werfen. Es würde innerhalb von Sekunden verbrennen und kaum Geruch entfalten. Legen Sie es daher an den Rand eines glühenden Holzscheits. Wenn Sie ein stilvolles Ritual zelebrieren möchten, können Sie neben der Feuerstelle auch einen kleinen Felsenaltar errichten. Auf einen großen Stein oder Felsen, einen Baumstumpf oder flachen Ast können Sie einen mitgebrachten Kristall sowie gesammelte Steine, Wurzeln, schöne Blätter oder Blüten legen. Falls Sie kein Feuer anzünden möchten, ist es auch möglich, Räucherstäbchen auf dem Naturaltar zu verbrennen. Dazu eignen sich besonders die dicken indianischen Stäbchen oder Kräuterbündel sowie alle stabilen Räucherstäbchen mit Stützholz. Ihrer Fantasie sind wie immer keine Grenzen gesetzt – sicher lassen sich noch viele weitere Varianten finden, die Natur mittels einer Räucherung zu ehren und sich auf individuelle Weise mit ihr zu verbinden.

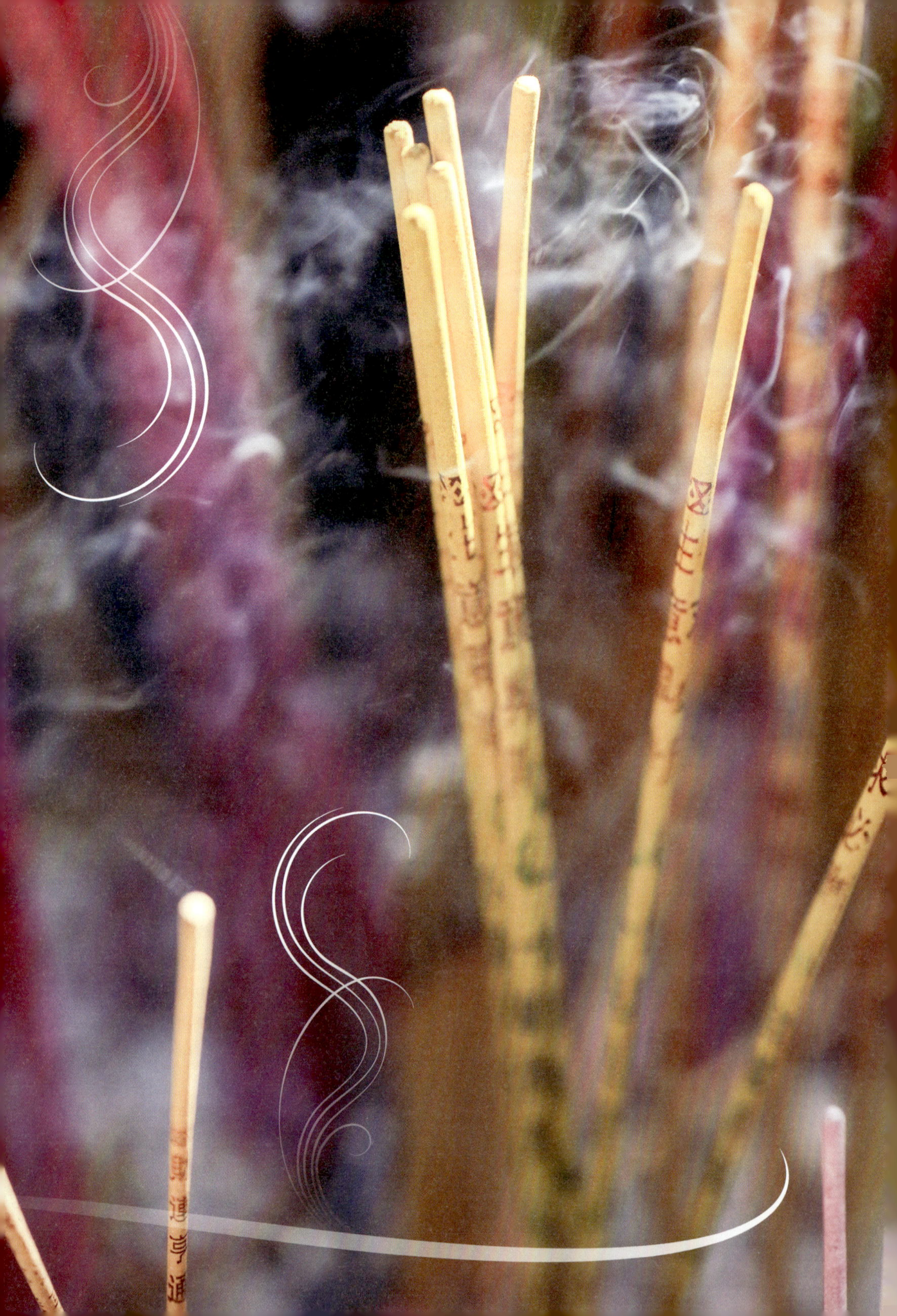

Die Welt der Räucherstäbchen

Räucherstäbchen sind die feinste Art des Räucherns: Sanft und gleichmäßig verströmen sie ihren Duft. Es gibt sie in vielen Variationen – passend für jede Nase und vielerlei Anlässe. Räucherstäbchen erfordern weniger Zeit und Aufmerksamkeit als das Räuchern auf Kohle. Sie mögen daher als »Begleitmusik« für andere Tätigkeiten dienen: bei Tai-Chi- oder Entspannungsübungen, zu Massage und Shiatsu, beim Bügeln oder Musikhören … Einige Sorten von Räucherstäbchen werden speziell zur Meditation hergestellt, wobei sie sich auch als Zeitmesser einsetzen lassen: Japanische Meditationsräucherstäbchen beispielsweise, die eigens für Zen-Klöster entwickelt wurden, brennen bis zu 2,5 Stunden. Die duftenden Stäbchen eignen sich außerdem bestens dazu, die Atmosphäre zu reinigen und zu harmonisieren, wenngleich ihre Wirkung weniger intensiv ist als beim traditionellen Räuchern – nicht zuletzt aufgrund des fehlenden Ritualcharakters. Darüber hinaus garantieren sie einfach sinnlichen Genuss. Der Gebrauch von Räucherstäbchen bietet sich jederzeit zwischendurch und auch dann an, wenn für eine Räucherung auf Kohle nicht genügend Zeit ist, wenn die nötigen Utensilien fehlen oder einem einfach nicht der Sinn steht nach solch »starkem Tobak«. Gerade auf Reisen sind sie zudem nützliche kleine Helfer, zum Beispiel um die zuweilen etwas dumpfe, fremde und unpersönliche Atmosphäre in einem Hotelzimmer aufzufrischen und heimeliger zu machen und gleichzeitig den »Mief« des Vorbewohners zu vertreiben. Nicht zuletzt verströmen Räucherstäbchen neben ihrem Duft auch das Flair des Ewigen und Transzendenten. Der unablässig aufsteigende feine Rauch mit seinen ständig wechselnden Formen, die manche auch als Orakelbilder deuten, erinnert an die Präsenz von etwas, das größer ist als wir, an eine ewige Quelle außer- und innerhalb unseres Selbst, die Zeit und Raum für eine Weile in den Hintergrund treten lässt.

ZUM GEBRAUCH

Beim Abbrennen von Räucherstäbchen kann man nicht allzu viel falsch machen. Man zündet das Stäbchen an einem Ende an, lässt es einen Augenblick lang brennen und fächelt es dann mit der Hand aus oder bewegt es schnell durch die Luft, bis die Flamme erstirbt und das Räucherstäbchen glüht. Nur

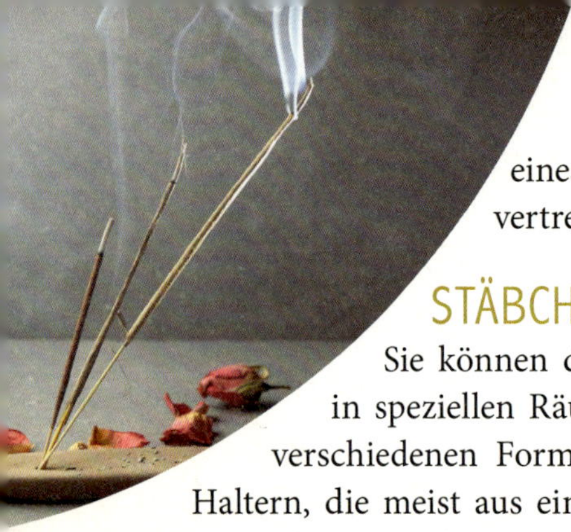

eines sollte man nicht tun: es auspusten. Man sagt, das vertreibe die guten Geister.

STÄBCHENHALTER

Sie können die Stäbchen in einem Blumentopf mit Erde oder in speziellen Räucherstäbchenhaltern verbrennen, die es in vielen verschiedenen Formen gibt: angefangen bei traditionellen indischen Haltern, die meist aus einem länglichen Holzstück bestehen, das am Ende hochgebogen und mit einem Loch versehen ist, über allerlei Keramikfiguren in Pflanzen-, Tier- oder Menschenform, die meist aus Asien importiert werden, bis hin zu fantasievollen, individuellen Formen und Materialien. Eine Variante, die sich auch für Räucherstäbchen bewährt hat, ist eine mit Sand gefüllte Schale. Das hat verschiedene Vorteile. Zum einen fällt die Asche nicht daneben, sondern wird in der ausreichend großen Schale aufgefangen. Zum anderen kann man die Räucherstäbchen – gerade wenn man eine Vorliebe für die edlen und teuren japanischen hegt – stückchenweise auf die in der Schale gesammelte Asche legen und verbrennen. So gehen einem nicht jedes Mal kostbare Zentimeter verloren, die man sonst dem Sand oder Halter opfern muss. Der Einsatz einer Schale hat zudem den schönen Nebeneffekt, dass die darin gesammelte Asche sinnbildlich auch unsere gesammelten Meditations-, Gebets- und Orakelerfahrungen enthält und so eine Art »Gedächtnis« unseres geistigen Weges bildet.

RÄUCHERSTÄBCHEN AUS OST UND WEST

Die traditionelle Kunst, Räucherstäbchen herzustellen, wird seit vielen Jahrhunderten in verschiedenen Teilen der Welt kultiviert: vor allem in Tibet, Indien, China, Thailand und Japan sowie in der indianischen Tradition. Die meisten Sorten sind bei uns im Handel erhältlich, doch liegen teilweise Welten zwischen den unterschiedlichen Qualitäten. Im Folgenden ist immer von der Qualität die Rede, die üblicherweise bei uns angeboten wird. Bitte setzen Sie beim Kauf immer Ihre Nase als Entscheidungshilfe ein. Achten Sie zudem auf Hinweise auf der Verpackung: »Unter Verwendung von natürlichen Rohstoffen hergestellt« muss beispielsweise noch lange nicht heißen, dass keine synthetischen Hilfsmittel verwendet wurden. Nur wenn deklariert wird, dass das Räucherwerk »unter ausschließlicher Verwendung natürlicher Rohstoffe« oder »ohne jegliche Verwendung synthetischer Zusatzstoffe« hergestellt wurde, können Sie sicher sein, eine hochwertige Wahl getroffen zu haben – ohne die Gefahr von gesundheitlichen Schäden oder Beleidigungen der Nase.

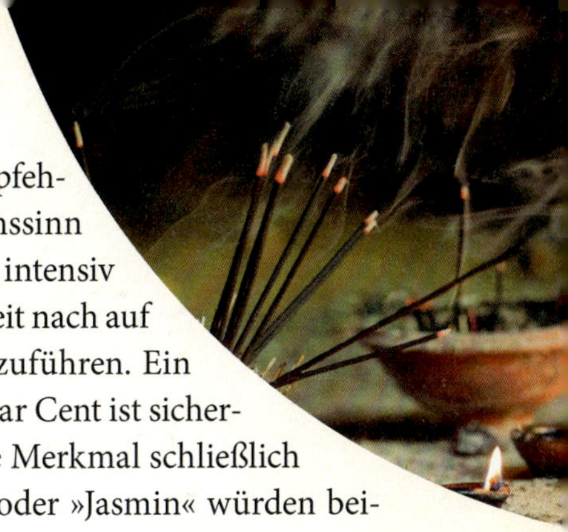

Grundsätzlich ist, wie bereits gesagt, die beste Empfehlung beim Kauf von Räucherstäbchen, Ihren Geruchssinn einzusetzen. Riecht schon die Verpackung äußerst intensiv und »exotisch«, dann ist das aller Wahrscheinlichkeit nach auf die Beigabe von synthetischen Aromaölen zurückzuführen. Ein weiteres Qualitätskriterium ist der Preis. Für ein paar Cent ist sicherlich keine hohe Qualität zu erwarten. Das sicherste Merkmal schließlich sind die Bezeichnungen auf der Packung: »Rose« oder »Jasmin« würden beispielsweise, als Blüten beigemengt, nicht besonders angenehm riechen. Die echten ätherischen Öle sind indessen sehr teuer und werden wohl kaum in billigen Räucherstäbchen verarbeitet. Einige Blumenarten, die als »Patinnen« für Räucherstäbchen herhalten müssen, gibt es zudem gar nicht als natürliches ätherisches Öl, dazu gehört beispielsweise der Flieder. Die tierischen Rohstoffe Ambra und Moschus, weitere häufige Namensgeber minderwertiger Räucherstäbchen, sind heute nahezu unbezahlbar. Preise von bis zu 50 000 Euro pro Kilogramm sind auf dem Weltmarkt keine Seltenheit. Bei all diesen Varianten kommen also zwangsläufig synthetische Ersatzstoffe zum Einsatz, die stark im Verdacht stehen, gesundheitsschädlich zu sein.

Indien

Indien ist vermutlich das Ursprungsland aller Räucherstäbchen. Man nennt sie dort »Agarbatti«, was darauf hindeutet, dass auch in Indien einst das kostbare Agar- oder Adlerholz der wichtigste und begehrteste Räucherstoff war. Buddhistische Mönche sollen die ersten gewesen sein, die Stäbchen aus verschiedenen Harzen, Hölzern und einem Bambusspan als Stützholz hergestellt haben. Räucherstäbchen sind aus dem indischen Alltag nicht wegzudenken. Wer einmal in Indien war, dem wird sich ihr Duft wohl für immer ins Gedächtnis geschrieben haben. Natürlich ist das Verbrennen von duftenden Stäbchen auch hier zumeist religiösen Zwecken gewidmet: zur Anrufung und Ehrung der Götter, als Beigabe bei Bestattungen und Verbrennungen. Ein weiterer Sinn des fast immer intensiv duftenden Rauchs ist wohl auch die Beseitigung übler Gerüche aller Art. Das Gros der indischen Agarbatti, die bei uns auf dem Markt erhältlich sind, ist jedoch leider nicht zu empfehlen. Nicht selten werden die Rohstoffe mit Klebstoff am Stützholz fixiert. Dessen Ausdünstungen zu inhalieren, dürfte der Gesundheit nicht gerade zuträglich sein – noch dazu in Kombination mit den zumeist synthetisch bedufteten Räucherstoffen. Davon abgesehen steigert es auch bei europäischen Nasen, die eher sanfte Düfte gewohnt sind, nicht gerade das Wohlbefinden, solcher Intensität ausgesetzt

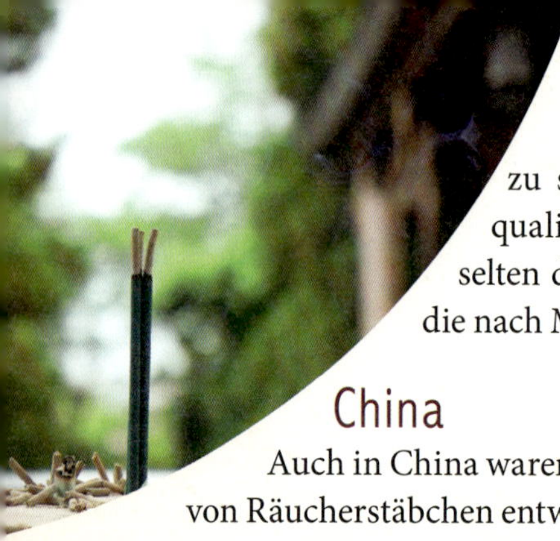

zu sein. Es gibt auch bei indischen Räucherstäbchen qualitätsvolle Ausnahmen, sie finden jedoch nur äußerst selten den Weg auf den europäischen Markt. Dazu gehört die nach Masala-Art in vedischer Tradition hergestellte Ware.

China

Auch in China waren es die buddhistischen Mönche, die die Herstellung von Räucherstäbchen entwickelten. Hier begann man erstmals, Stäbchen nach dem »Nudelverfahren«, also ohne Stützholz, herzustellen, was eine wichtige Verfeinerung bedeutete, denn das Holz stört durch seinen Eigengeruch besonders die feineren Duftmischungen. Nach demselben Verfahren entstanden auch die ersten Räucherspiralen, die eine Länge von mehreren Metern sowie einige Tage Brenndauer aufweisen können. Bei uns auf dem Markt sind am häufigsten sehr dünne lange Räucherstäbchen chinesischer Herkunft erhältlich, die jedoch in Preis und Qualität sehr unterschiedlich ausfallen. Meist jedoch kann man angesichts der niedrigen Preise sowie exotischen Duftnoten nicht von naturreiner Ware ausgehen.

Japan

Das edelste Räucherwerk kommt – auch in Stäbchenform – zweifelsohne aus Japan. Die Herstellung der zumeist sehr hochwertigen Stäbchen hat hier eine lange Tradition, die ursprünglich von den Chinesen übernommen und immer weiter verfeinert wurde. Man kann wohl sagen, dass es in keinem anderen Land eine so ausgeprägte Räucher-(stäbchen-)kultur gibt wie in Japan. Das Räucherwerk bildet dort einen wichtigen Bestandteil des täglichen Lebens. Dem »Duft lauschen« – diesen Ausdruck haben die Japaner von den Chinesen übernommen – ist ein Hochgenuss und mehr als bloßer Zeitvertreib. Es bedeutet ein Stück Lebenskunst und gleichzeitig Huldigung des Lebens. Wie man sich in unseren Breiten zum Beispiel auf »Partys« trifft, um mehr oder weniger nützliche Plastikbehältnisse und -utensilien gemeinsam zu erproben und schließlich zu kaufen, so gibt es in Japan »Duftpartys«, wo geräuchert und experimentiert wird. Früher war dies ein Zeitvertreib des Adels, heute ist es einfach »hip«. Räucherstäbchensets aus Japan, die mehrere Hundert Euro kosten können, sind keine Seltenheit. Wie bei uns ein hochwertiger Wein alten Jahrgangs, so stellen diese Sets ein übliches Geschenk zu Hochzeiten, Ehrentagen und anderen Gelegenheiten des gesellschaftlichen Lebens dar.
Wie Ikebana oder Origami, so hat man in Japan auch die Herstellung und den Gebrauch von Räucherwerk zur Kunst erhoben, die vom Geist der Acht-

samkeit und höheren Ordnung durchdrungen ist. So werden nur reine, erlesene Rohstoffe zur Herstellung der Räucherstäbchen verwendet. Stützhölzer sind tabu. Stattdessen verwendet man die Rinde des Tabuko-Baumes, die für gleichmäßiges Abbrennen sorgt, keinerlei Eigengeruch entwickelt und somit den reinen Duft der Räucherzutaten voll zur Geltung kommen lässt. Wie in der Parfümherstellung der Parfumeur, so ist es bei der Komposition japanischen Räucherwerks der »Meister des Koh«, der mit einer feinen Nase und der rechten inneren Haltung die verschiedenen Duftmischungen kreiert, wobei die Schaffung eines harmonischen Gesamtduftes aus verschiedenen Ingredienzien ebenso wichtig ist wie die beabsichtigte Wirkung. Welche Inhaltsstoffe in den verschiedenen Stäbchen verwendet wurden, bleibt natürlich ein wohlgehütetes Geheimnis der einzelnen Manufakturen. Sicher ist nur, dass unter anderem das kostbare Jinko (Adlerholz), Sandelholz, Benzoe, Nelke, Zimtrinde, Weihrauch, Sternanis und Borneo-Kampfer sowie weitere Rinden und Blüten zur Herstellung verwendet werden – in manchen Sorten sind bis zu 100 verschiedene Stoffe verarbeitet.

Der besondere Geist, in dem japanisches Räucherwerk hergestellt wird und die Achtsamkeit und Wertschätzung, die ihm entgegengebracht wird, spiegeln sich auch in der meist wert- und liebevollen Verpackung sowie fantasievollen Namensgebung wider, mit der man die einzelnen Stäbchensorten bedenkt: »Hoyeikoh« bedeutet beispielsweise »Ewiger Schatz«, »Miyakogusa« ist die »Blume des Glücks« und »Daigenkoh« heißt »Edle Herkunft«.

Tibet

Aus Tibet stammt eine weitere alte Tradition der Räucherstäbchenherstellung, die bis ins 7. Jahrhundert zurückverfolgt werden kann. So wurden auf den Hochebenen des Himalaja besonders zu religiösen Anlässen, an heiligen Festtagen oder bei Totenzeremonien Räucherstäbchen bündelweise in großer Menge verbrannt. Aus naheliegenden Gründen werden tibetische Räucherstäbchen heute hauptsächlich in Nepal hergestellt: Seit der Unterwerfung Tibets durch die Chinesen lebt der Großteil der einstmaligen spirituellen Hochkultur erzwungenermaßen im Exil. So werden im Nachbarland die buddhistischen Räucherstäbchen nach tibetischer Tradition teilweise noch im strengen Einvernehmen mit den buddhistischen Schriften gefertigt. Dabei wird im Allgemeinen großer Wert darauf gelegt, keinerlei tierische oder synthetische Substanzen zu verwenden, da man höchste Reinheit anstrebt – denn die Räucherstäbchen werden auch zu Heilungszwecken eingesetzt. Besonders bekannt ist »Agar 35«, eine von tibetischen Mönchen entwickelte Mischung aus 35 Kräutern, die, seit Jahrhunderten eingenommen oder aus großen Räucherpfannen inhaliert, zur Heilung von dämonischer Besessenheit sowie Geisteskrankheiten eingesetzt wird. Heute wird Agar 35 auch zu Stäbchen verarbeitet. Eine Variante ist das »Agar 31«, es enthält vier Kräuter weniger und wird bei sogenannten Windkrankheiten eingesetzt. Tibetische Räucherstäbchen werden ohne Stützholz aus einer Art Teig hergestellt, der sehr lange von Hand geknetet wird und der aus Wasser sowie vielen verschiedenen Kräutern besteht. Dieser Teig wird dann mit einer Art überdimensionaler »Spätzlepresse«, übrigens der einzigen Maschine, die hier zum Einsatz kommt, in Form gebracht. Anschließend – um Wohlgeruch und Qualität zu erhalten – werden die »Räucherspätzle« schonend im Schatten getrocknet. Den für die Stäbchenherstellung verwendeten Pflanzen, die im Himalaja wachsen, werden große Heilkräfte nachgesagt, denn nach tibetischer Vorstellung wohnen in den Bergen die Götter.

Thailand

Grundsätzlich lässt sich über thailändische Räucherstäbchen Ähnliches sagen wie über die indischen. Sie sind in diesem überwiegend buddhistisch geprägten Land wichtiger Bestandteil des täglichen religiösen Lebens. Thailänder gehen mit ihrem Räucherwerk großzügig um. Zu bestimmten religiösen Festlichkeiten verbrennen sie nicht selten ganze Packungen auf einmal. Da die meisten Thais sehr arm sind, werden billige Räucherstäbchen in rauen Mengen produziert. Aus der karmischen Sicht des Buddhismus ist es auch durchaus vertretbar, den Göttern zu Ehren das billigste Räucherwerk zu verbrennen – vorausgesetzt man kann sich kein teureres leisten. Gehört man jedoch zu den Reichen des Landes, dann sollte man schon zu den edleren Stäbchen greifen, um sein Karma zu besänftigen. Leider findet die hochwertigere thailändische Ware selten bis gar nicht ihren Weg auf den europäischen Markt. Stattdessen werden fast ausnahmslos minderwertige Räucherstäbchen angeboten: Oft bestehen sie nur aus Sägespänen, die, mit synthetischem Öl versehen und bunt eingefärbt, an ein Stützholz geklebt werden.

Amerika

Seit jeher werden in der indianischen Tradition neben Pflanzen auch Tiere und alle anderen »Kinder der Mutter Erde« gleichberechtigt angesehen. Jeder trägt seine eigene Botschaft, jeder erfüllt seine Aufgabe im großen Ganzen. So werden beim Räuchern traditionell ganz bestimmte Pflanzen zu verschiedenen Zwecken geräuchert, um ihren Geist freizusetzen. Vor allem kommen dabei zum Zopf geflochtene Gräser oder gebundene Kräuter – die »Smudge Bundles« zum Einsatz, aber auch Räucherstäbchen werden in alter Tradition hergestellt. Zwei besonders wichtige Räucherstoffe sind Salbei, den die Indianer zum Reinigen eines Platzes verwenden und von dem sie sagen, er mache »die bösen Geister krank«, sowie Sweetgrass. Es zieht positive Kräfte an und schafft eine gute, heilsame Atmosphäre. Bei uns im Handel sind unter anderem Sweetgrasszöpfe, Salbeibüschel sowie verschiedene indianische Räucherstäbchen mit und ohne Stützholz erhältlich. Sie sind im Allgemeinen von ausgesuchter Qualität und unterscheiden sich stark von den bisher erwähnten Sorten aus Asien. Häufig wird nur ein einziger Stoff verwendet: die Zedernspitzen (Cedar), die gleichzeitig den Grundstoff für die meisten indianischen Räucherstäbchen bilden. Andere Zutaten sind Desert Sage (Wüstensalbei, eine Beifußart), Copal, Wacholder oder Pinie sowie Yerba Santa, das heilige Kraut der Indianer. Viele der indianischen Räucherstäbchen sind in Geruch und Wirkung außerordentlich kräftig und eignen sich besonders für Reinigungszwecke sowie zum Räuchern im Freien. Fingerdicke Räucherstäbchen und große Kräuterbüschel dienen den Indianern auch zur Vertreibung von Krankheiten und dazu, die Götter um Beistand zu bitten.

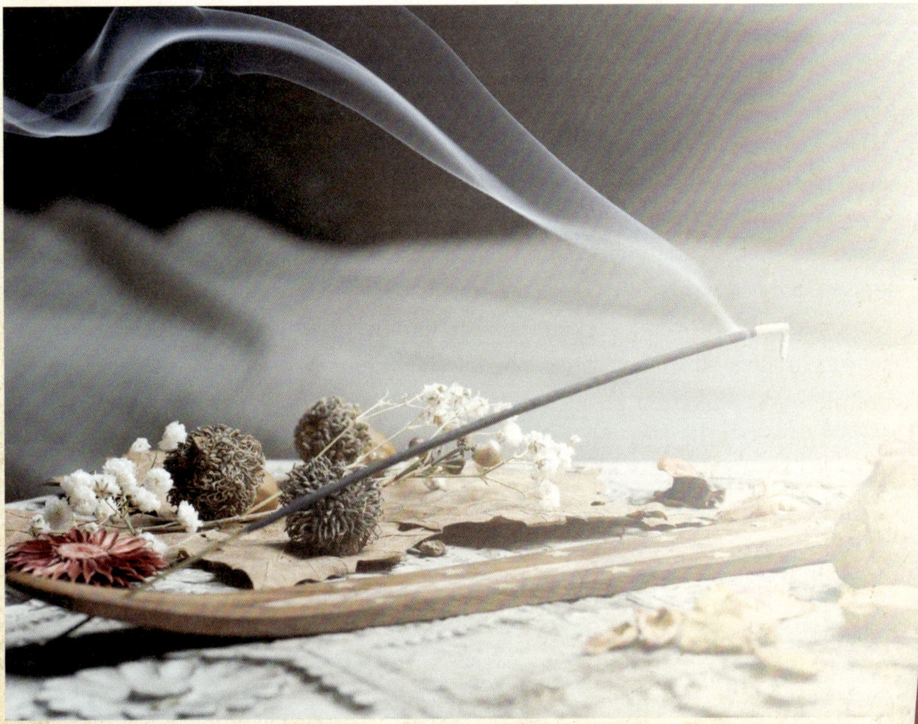

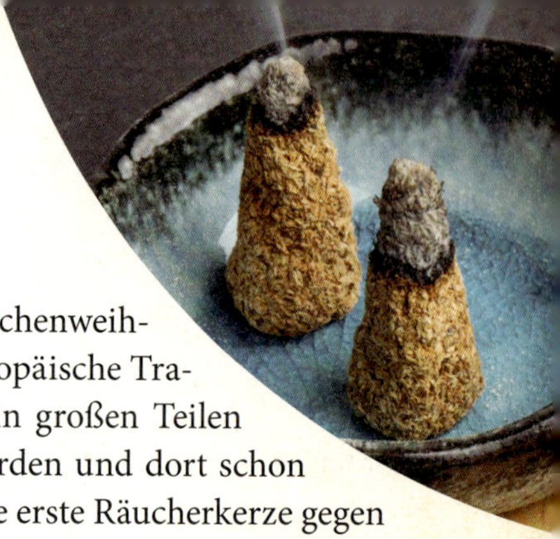

RÄUCHERKEGEL, -KERZEN UND -KUGELN

Räucherkegel bzw. -kerzen sind außer dem Kirchenweihrauch das einzige Räucherwerk, das auf eine europäische Tradition zurückblicken kann – obwohl sie auch in großen Teilen Asiens als Variante der Stäbchen verwendet werden und dort schon länger bekannt sind. Bei uns jedenfalls wurde die erste Räucherkerze gegen Ende des 18. Jahrhunderts im Erzgebirge hergestellt. Ob dabei asiatische Kegel Pate standen, ist nicht bekannt. Man entwickelte jedoch ganz eigene Rezepte und Mischungen, die Namen wie »Weihnachtsduft«, »Blütentraum« oder »Waldduft« tragen. Heute werden neben einheimischen Harzen, Aromen und Holzkohle häufig auch Rohstoffe aus aller Welt, wie Weihrauch, Sandelholz oder Myrrhe, verwendet. Hinzu kommen Traganth oder Gummi arabicum als Bindemittel. In Deutschland und darüber hinaus bekannt sind die zu den Räucherkerzen gehörenden traditionellen Räuchermännchen aus dem Erzgebirge, in denen die Kegel verbrannt werden.

Räucherkegel – seien sie nun in Asien oder Deutschland hergestellt – eignen sich für ähnliche Zwecke wie Stäbchen. Meist brennen sie kürzer und duften intensiver. So eignen sie sich besonders für eine kurze Andacht oder eine schnelle, starke Reinigung.

Räucherkugeln, die man in Japan »Neriko-Bällchen« nennt, haben dort eine lange Tradition. Sie unterscheiden sich in zweierlei Hinsicht von -kegeln bzw. -kerzen. Zum einen brennen sie nicht selbst, sondern müssen auf einem Räucherstövchen verbrannt werden. Zum anderen duften sie wesentlich sanfter als die Kegel und auch feiner als die meisten Stäbchen. So werden sie beispielsweise bei der japanischen Tee-Zeremonie verwendet, da sie mit ihrem sanften Odeur niemals störend wirken. Die kleinen dunklen Kügelchen werden meist selbst von den Menschen gemocht, die das Räuchern auf Kohle oder das Verbrennen von Stäbchen als zu stark empfinden. Der Duft von Räucherkugeln umschmeichelt die Nase richtiggehend und ist ein echter Hochgenuss.

Kegel und Kugeln selbst herstellen

Räucherkegel oder -kugeln selbst herzustellen, ist nicht schwer, macht dafür aber umso mehr Freude. In Japan, einem der wichtigsten Herkunftsländer für hochwertige Räucherkegel und -kugeln (Nerikoh), ist bei der Herstellung eine meditative, achtsame Haltung unabdingbar. Alles, was Sie für die Räucherkegel brauchen, sind einige Rohstoffe nach Wahl (Harze, Hölzer, Kräuter und Blüten oder eine Räuchermischung aus dem Rezeptteil dieses Buches), Gummi-arabicum-Pulver als Bindemittel und gemahlene Holzkohle. Lösen Sie das Gummi arabicum im Verhältnis 1:2 in Wasser auf, und lassen Sie es 2–3 Stunden lang stehen. In der Zwischenzeit können Sie Ihre Räuchermischung(en) zusammenstellen und im Mörser zu feinem Pulver zerkleinern. Nach Wunsch können Sie auch ätherisches Öl mit verarbeiten. Achten Sie beim Kauf darauf, dass es zu 100 % natürlich ist. Verwenden Sie es in der Räuchermischung sparsam, und geben Sie es am besten auf Sandelholzpulver oder zum Gummi arabicum, das Sie dann mit den anderen Zutaten mischen. Vermengen Sie Ihre pulverisierte Räuchermischung mit der gemahlenen Kohle, und geben Sie nur so viel vom eingeweichten Gummi arabicum dazu, dass eine knetbare Masse entsteht. Es gibt zahllose Rezepturen und Varianten der Herstellung, deshalb hier nur eine ungefähre Richtlinie: circa 60 % Holzkohle, 25 % Räucherwerk und 15 % eingeweichtes Gummi arabicum. Ist die Mischung zu flüssig, geben Sie Sandelholz oder andere wohlriechende Holzpulver dazu, bis die gewünschte Konsistenz erreicht ist. Ist die Mischung zu fest, geben Sie Wasser dazu. Je nach Zutaten kann auch eine Zugabe von etwas in heißem Wasser gelöstem Kaliumnitrat, besser bekannt als Salpeter, für das gleichmäßige Abbrennen sinnvoll sein. Salpeter ist allerdings nicht so einfach erhältlich, da er auch in Sprengstoffen Verwendung findet. Die handschriftliche Aufzeichnung eines Apothekers aus der zweiten Hälfte des 19. Jahrhunderts empfiehlt folgendes Rezept zur Herstellung schwarzer Räucherkerzen: »15 Theile Storax (echter Styraxbalsam), je 25 Theile Kaliumnitrat, Weihrauch, Benzoe und Zimtpulver, 30 Theile Zucker und 855 Theile Holzkohlenpulver mit Traganthschleim zur Paste gemischt.« Formen Sie nun aus der Masse kleine Kegel, und lassen Sie sie an einem warmen Ort – jedoch nicht direkt auf der Heizung oder in der Sonne – circa 2 Tage trocknen.

Zur Herstellung von Räucherkugeln gehen Sie wie bei den Kegeln vor. Sie können hier jedoch auf das Gummi arabicum verzichten. Stattdessen nehmen Sie ein wenig Kohlenstaub und Honig oder Pflaumenmus als Bindemittel. Mischen Sie Ihre Lieblingszutaten, und zerkleinern Sie sie im Mörser zu feinem Pulver. Geben Sie kleine Mengen Kohle und Honig hinzu, und formen Sie aus der leicht klebrigen Masse zwischen den Handflächen kleine Kügelchen. Aber Vorsicht: Wenn Sie die Kugeln zu lange in der Hand behalten, wird der Honig warm, die Kugeln zerfließen unversehens und kleben an den Händen. Schließlich müssen Sie auch die Räucherkugeln je nach Größe 1–2 Tage trocknen lassen, bevor Sie sie auf dem Stövchen verräuchern können.

Viel Spaß dabei!

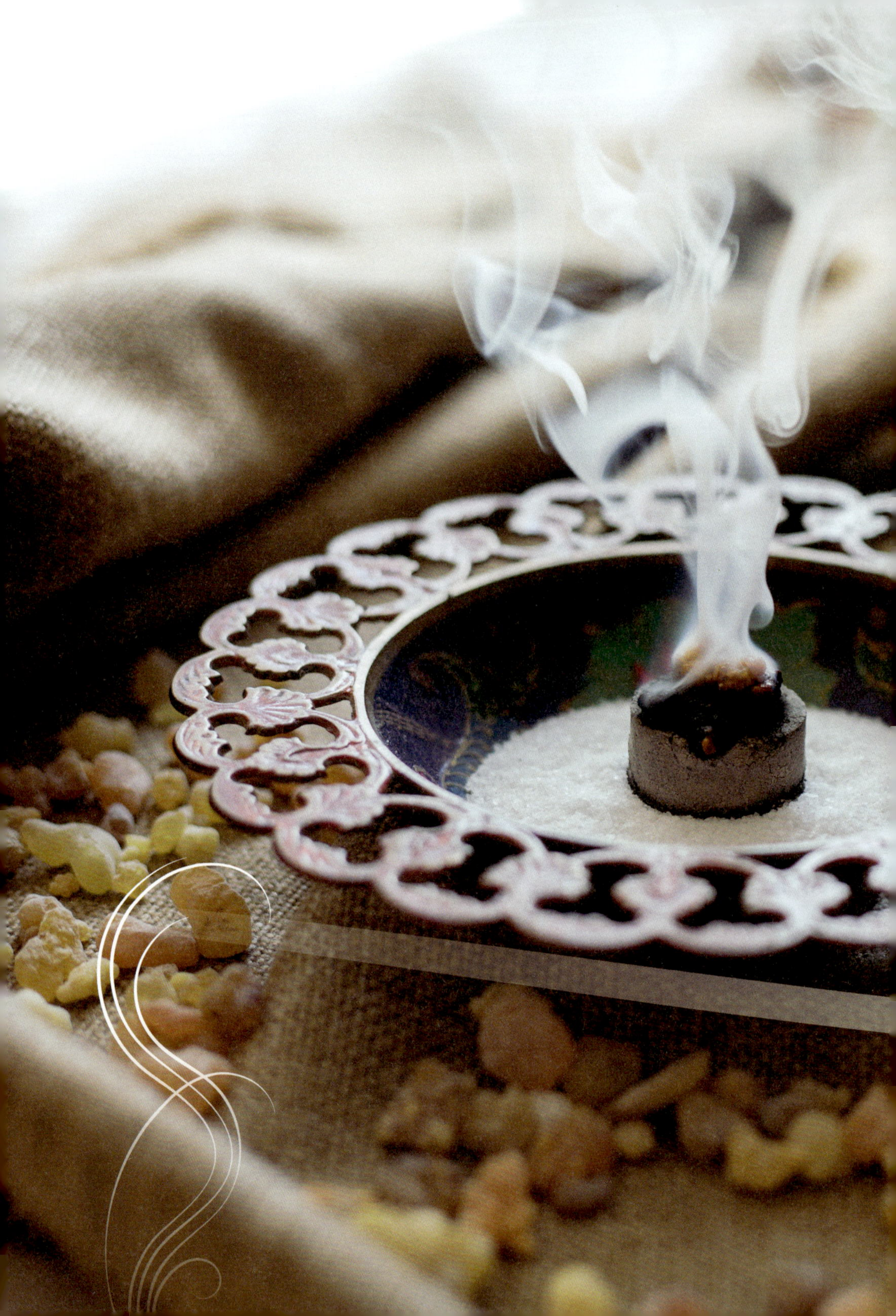

Rezepte und Rituale für jeden Anlass

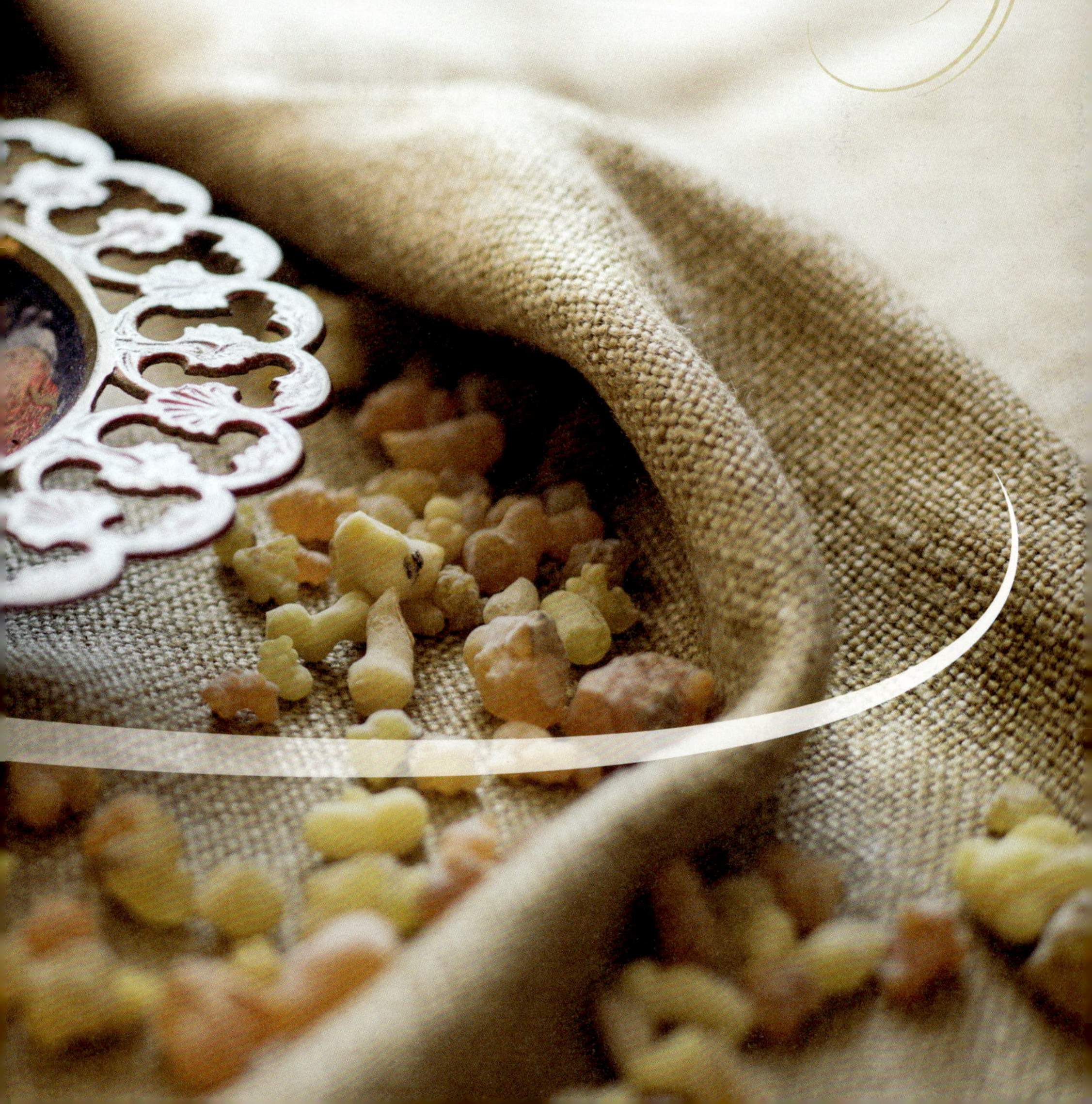

RÄUCHERN VON A WIE ABSCHIED BIS Z WIE ZUFRIEDENHEIT

Die Räucherrezepte in diesem Teil sind das Ergebnis langjähriger Erfahrung und bereits wohlerprobt. Fühlen Sie sich trotzdem frei, die Räucherungen selbst zu erkunden, sie mit Ihren Lieblingsdüften zu ergänzen oder, Ihrer Intuition folgend, mit neuen Räucherstoffen zu variieren. Manche Menschen mögen z. B. den Duft von Weihrauch nicht, der jedoch Bestandteil vieler Rezepte ist. Wenn Sie zu ihnen gehören, ersetzen Sie den Weihrauch durch ein Harz Ihrer Wahl, oder lassen Sie ihn einfach weg. Im »Kleinen Lexikon der Räucherstoffe« (siehe Seite 185) finden Sie zudem zahlreiche Anregungen, welche Räuchersubstanzen welchem Zweck besonders förderlich sind. Auf diese Weise können Sie das Räucherwerk Ihren individuellen Bedürfnissen und Vorlieben anpassen.

Aufgrund des Symbolgehalts ist in einigen Mischungen farbiger Weihrauch enthalten. Die Farben stehen für folgende Aspekte:

Rot:	Feuer, Energie, Kraft, Stärke, Mut, Liebe
Gelb:	Intellekt, Sonne, Energie, Kommunikation, Genuss, Erfolg
Grün:	Heilung, Natur, Zuneigung, Ausgleich, Harmonie, Geld
Blau:	Entspannung, Gesundheit, Zufriedenheit, Instinkt
Schwarz:	Erdung, Trauer, Mystik, Spiritualität, Erotik
Gold:	Reichtum, Opfergabe, Glück, Licht, Übergang

Falls Sie auf Weihrauch verzichten möchten, können Sie diese Qualitäten auch durch farbige Kerzen in Ihr Ritual integrieren.

Alle Rezepte wurden ausschließlich aus Substanzen zusammengestellt, die im Handel erhältlich sind. Es kommen weder tierische noch synthetische Stoffe zum Einsatz. Bitte achten Sie beim Einkauf darauf, dass die Räucherware keine synthetischen Stoffe enthält. Synthetisch sind zum einen »naturidentische« Substanzen, die im Labor dem natürlichen Rohstoff »nachempfunden« werden. Zum anderen gibt es synthetische Stoffe, die in der Natur gar nicht vorkommen, sondern im Labor neu zusammengestellt werden. Weder die einen noch die anderen eignen sich für Räucherzwecke, da nur dem natürlichen Rohstoff eine »Seele« innewohnt. Greifen Sie also für Ihre Räuchermischungen ausschließlich auf 100 % natürliche Zutaten zurück!
In den Rezepten wurde auf Giftpflanzen und psychoaktiv wirkende Pflanzen verzichtet, auch wenn diese traditionell in Mischungen für Visionen oder Ma-

gie unabdingbar waren. Die Auswahl ist hier auf solche Zutaten beschränkt, die problemlos und legal erhältlich sind – und dazu gehören Stechapfel, Schierling, Bilsenkraut, Alraune oder Belladonna eben nicht.
Ein paar Worte zum Mischen der einzelnen Substanzen: Besonders wirksam werden Ihre Räuchermixturen, wenn Sie sich bereits beim Abmessen, Vermengen und Kneten der verschiedenen Ingredienzien auf den jeweiligen Zweck der Mischung einstimmen, Ihren Geist von allen störenden Gedanken befreien und nur Ihre besten Wünsche und Energien mit einfließen lassen. Um ein rundes Duftbild zu erhalten, können Sie Rohstoffe vor dem Räuchern mörsern.
Die Texte zu den einzelnen Themenbereichen sind zur Anregung und Einstimmung gedacht, ebenso die Affirmationen, mit denen Sie Ihre Räucherrituale begleiten können. Folgen Sie dabei Ihren inneren Bildern, aufsteigenden Gedanken oder den Formen des Rauchs, die aus den verbrennenden Substanzen aufsteigen. Wählen Sie aus den Angeboten und Denkanstößen einfach das aus, was Ihnen gerade hilfreich erscheint und was Sie intuitiv anspricht.
Viel Freude auf Ihrer Entdeckungsreise durch die Welt des duftenden Rauchs!

EINKAUFSLISTE DER WICHTIGSTEN RÄUCHERSTOFFE

Für den Anfang reicht es, wenn Sie erst einmal einige grundlegende Räuchersubstanzen erstehen und mit ihnen experimentieren. Natürlich sind die Zutaten in den einzelnen Rezepten so aufeinander abgestimmt, dass die bestmögliche Wirkung erzielt wird. Doch auch wenn Sie nur einen Teil der angegebenen Stoffe verwenden, werden Sie fürs Erste Resultate erzielen, die Sie begeistern werden. Zur Orientierung sind die wichtigsten Räucherstoffe aufgeführt, die Sie für Ihre ersten Versuche auf den Einkaufszettel schreiben sollten. Falls im Handel verschiedene Sorten eines Harzes oder Krautes erhältlich sind, lassen Sie sich am besten von Ihrer Intuition leiten, und nehmen Sie dasjenige, das Sie spontan am meisten anspricht.

Harze und Balsame
Benzoe, Copal, Dammar, Drachenblut, Mastix, Myrrhe, Styrax, Weihrauch

Kräuter, Hölzer, Wurzeln und Blüten
Beifuß, Ingwer, Iriswurzel, Kampfer, Lavendel, Lorbeer, Muskatblüte, Myrte, Nelke, Patchouli, Rosenblüte, Sandelholz, Tonkabohne, Wacholder, Zedernholz, Zimt

Abschied und Gedenken

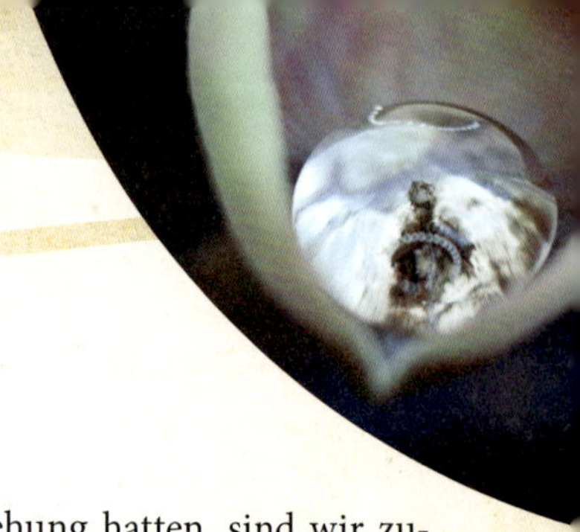

In meinem Anfang ist mein Ende.
T.S. Eliot

Wenn ein Mensch stirbt, zu dem wir eine enge Beziehung hatten, sind wir zunächst erfüllt von Schmerz. Dazu kommt die Sorge um die verstorbene Person. Wie mag es ihr gehen? Selbst wenn wir nicht an ein Leben nach dem Tod glauben oder uns gar nicht vorstellen können, was mit der Seele eines Menschen bei und nach dem Sterben geschieht – wir werden zumindest das unbestimmte Gefühl haben, dass er oder sie sich wohl kaum einfach in »nichts« aufgelöst haben kann. Unsere Vorfahren in vergangener Zeit hatten noch die klare Vorstellung, dass wir alle nach dem Tod eine lange Reise ins Jenseits antreten. Wie es bis heute beispielsweise in Indien der Brauch ist, wurden damals Totenzeremonien abgehalten, um den Verstorbenen noch ein Stück auf seinem Weg zu begleiten. Das Verbrennen von Räucherwerk war dabei ein fester Bestandteil. Es sollte den Hinterbliebenen helfen, die mit dem Rauch des Räucherwerks auch alle ihre Gefühle und Erinnerungen an die verstorbene Person noch einmal an sich vorüberziehen ließen – um schließlich Abschied zu nehmen. Gleichzeitig diente der Rauch, der ja etwas Mystisches hat, als Brücke ins Jenseits, über die die Seele des Verstorbenen auf die andere Seite gelangen und von dort in den Himmel aufsteigen konnte. Auch wir können heute Räucherwerk einsetzen, um mit einem kürzlich verstorbenen Menschen nochmals Kontakt aufzunehmen. Auf diese Weise können wir unsere Gefühle ihm gegenüber ordnen und ihn in Gedanken auf der Reise, die er nun antritt, mit unserer Liebe begleiten. Eine solche Klärung, ein bewusstes Abschiednehmen, kann uns helfen, den geliebten Menschen innerlich loszulassen, und wir können uns vorstellen, dass es auch ihm hilft, sich von seinem Erdenleben zu verabschieden.

»Während ich den Rauch des Abschieds entzünde, lasse ich meine Gefühle und Erinnerungen, negative wie positive, die mich an dich, … (ergänzen Sie den Namen des Verstorbenen), binden, wie Rauch an mir vorüberziehen. Ich akzeptiere es, dass ich bestimmte Dinge nicht mit dir zu Ende bringen konnte, so, wie ich es mir gewünscht hätte. Ich lasse alle bindenden Gefühle in Bezug auf dich los, damit du in Frieden gehen kannst. Ich schicke dir all meine Liebe und Kraft. Sie mögen dich auf der Reise, die du jetzt antrittst, ein Stück weit begleiten und unterstützen.«

2 TL Copal negro / 2 TL Dammar / 1 TL Weihrauch / 1 TL Farbweihrauch, blau / 1 TL Farbweihrauch, grün / 1 TL Farbweihrauch, gold / 2 TL Sandelholz, weiß / 1 TL Myrteblätter / ½ TL Lavendelblüten / ½ TL Blütenblätter der Sonnenblume / 1 TL Wacholderholz / 3 TL Iriswurzel, geschnitten (nach Wunsch mehr)

Tipp: Es kann sinnvoll sein, diese Räucherung mehrmals im Abstand von wenigen Tagen durchzuführen – so lange, bis Sie das Gefühl haben, wirklich loslassen zu können. Sie können diese Mischung auch an Gedenktagen entzünden.

Übrigens: Copal negro wird traditionell verwendet, um mit den Ahnen in Kontakt zu treten.

Diese Räuchermischung fördert: emotionale Klärung • inneren Frieden • die Fähigkeit, loszulassen

Ähnliche Räucherungen: Loslassen • Trauerbewältigung

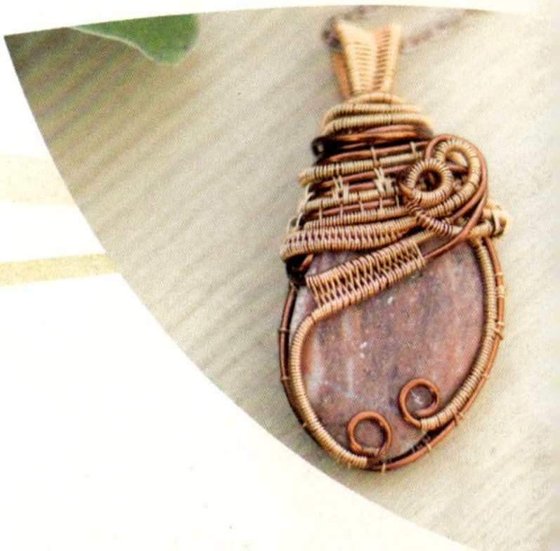

Amuletträucherung

Wenn Gleiches zu Gleichem kommt und mit Verstand gebraucht wird, so wird der Natur geholfen.

Paracelsus

Die Praxis des Amuletträucherns ist von dem berühmten Reformator der Medizin, dem mittelalterlichen Heiler, Chemiker, Naturphilosophen, Metaphysiker und Laienprediger Paracelsus überliefert. Theophrast von Hohenheim, so sein Geburtsname, entwickelte seinerzeit völlig neue Heilverfahren und -mittel, die größtenteils auf seinen eigenen intensiven Forschungen auf den Gebieten der Chemie, Astronomie und auch der Magie beruhten, anstatt sich an alten Lehrmeinungen zu orientieren. Paracelsus war einer der Ersten, die Krankheit im Wechselspiel zwischen Makrokosmos (Umwelt) und Mikrokosmos (Mensch) betrachteten. Er erkannte den großen Zusammenhang zwischen den Gestirnen, der Ernährung und der Verdauung, der persönlichen Veranlagung sowie der geistigen Verfassung des Kranken. Ein wichtiger Bestandteil seiner Heilungen, die er häufig an nach damaliger Auffassung als unheilbar krank angesehenen Patienten erprobte, waren Amulette. Diese mussten auf festgelegte Weise unter dem Einfluss bestimmter Gestirne hergestellt und dann »beräuchert« werden. Paracelsus sah die sieben seinerzeit bekannten Planeten im menschlichen Organismus verkörpert. War ein bestimmtes Organ erkrankt, suchte er es mit dem entsprechenden Planetenamulett zu heilen. Zu jedem Planeten gab es eine Räucherung, die jeweils an dem ihm zugeordneten Wochentag angewendet werden musste: Für Saturn wurde am Samstag geräuchert, für die Sonne am Sonntag … Natürlich können wir es dem großen Doktor Paracelsus heute nicht gleichtun, nicht zuletzt, weil manche der von ihm verwendeten Stoffe nicht eindeutig identifiziert werden können, andere sind heute nicht mehr erhältlich. Die hier vorgestellte Räuchermischung dient daher einer allgemeinen Amuletträucherung, die sich jedoch an die Tradition des Paracelsus anlehnt. Sie ist darauf ausgelegt, ein Amulett zu weihen, es energetisch aufzuladen und es sich im wahrsten Sinne des Wortes anzueignen. Indem Sie es räuchern, verbinden Sie sich mit Ihrem Amulett und »tränken« es mit bestimmten heilenden oder schützenden Informationen, so, wie es auch Paracelsus getan hat.

»Während ich die heilige Räucherung entzünde, übertrage ich dem Amulett Heilkraft, Lebensenergie, Stärke … (ergänzen Sie das Gewünschte). Dieses Amulett soll mir Gesundheit, Schutz, Glück … (ergänzen Sie das Gewünschte) bringen. Ich mache es hiermit zu meinem Amulett, meinem Begleiter, dem Träger meiner ganz persönlichen Botschaft.«

3 TL Myrrhe / 1 ½ TL Weihrauch / 1 TL Farbweihrauch, gelb / 1 TL Farbweihrauch, schwarz / ¾ TL Bernstein / 2 TL Sandelholz, rot / 1 ½ TL Eichenrinde / 1 TL Eisenkraut / ¾ TL Lavendelblüten / 1 ½ TL Lorbeer / 1 TL Johanniskraut

Vermischen Sie alles mit 2 TL Drachenblut.

Tipp: Wählen Sie ein Amulett aus, das ein zu Ihrem Anliegen passendes Symbol oder einen entsprechenden Edelstein trägt.

Übrigens: Myrrhe wird von alters her verwendet, um Amulette, Talismane oder Edelsteine zu weihen und zu segnen.

Diese Räuchermischung fördert: das Aufladen und das Übertragen einer Botschaft auf ein Amulett

Ähnliche Räucherung: Edelsteinräucherung

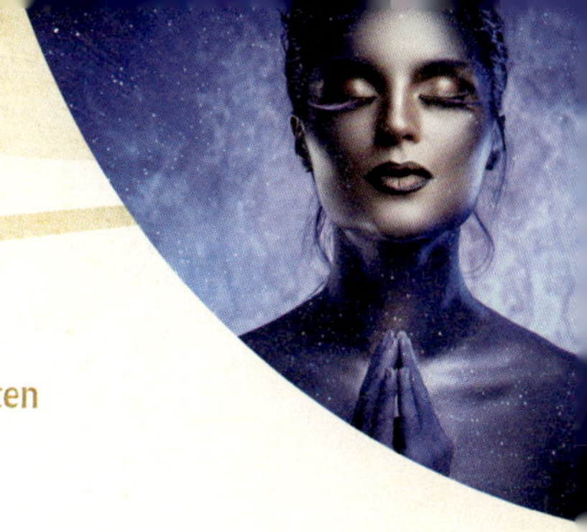

Anrufung

Die Sache eines Besonnenen ist es, das im Traum oder im wachen Zustande von der weissagenden und begeisterten Natur Ausgesprochene, nachdem es in das Gedächtnis zurückgerufen worden, zu begreifen.

Plato

Eine Anrufung ist eine innige Zwiesprache mit den Göttern. Wir wenden uns an eine höhere Macht, um Hilfe, Beistand und Klarsicht zu erbitten. Eine Frage mag uns auf der Seele brennen, auf die wir in unserer Anrufung eine Antwort suchen – so, wie es die Priesterinnen der Antike taten. Sie befragten ein Orakel, um zu erfahren, wie es um die Geschicke des Volkes, seines Königs oder seiner Armee stand. Daraufhin fuhr der Geist eines Gottes in sie und verkündete durch sie seine Botschaft, die meist eine Voraussage für die Zukunft war. Auch wir können heute Fragen in den Äther entsenden, die uns beschäftigen: Wie steht es in der Liebe? Was muss geschehen, damit ich in meinem Beruf vorankomme? Doch oft wissen wir vielleicht gar nicht, was wir fragen wollen. Wir fühlen uns irgendwie unwohl oder sind im Job, in einer Beziehung oder mit der Wohnsituation unzufrieden, haben jedoch nur ein verschwommenes Gefühl der Stagnation oder Resignation. Dann bitten wir in einer Anrufungsräucherung um Klarheit, darum, dass sich uns die Natur des Problems offenbaren möge. Natürlich können wir uns auch mit einer ganz bestimmten Bitte in die Anrufung begeben. Es mag der allgemeine Wunsch nach Gesundheit sein, nach Glück oder Wohlstand oder ein ganz spezielles Anliegen: Wir möchten den neuen Job bekommen. Wir wünschen uns, dass ein Freund/eine Freundin in dieselbe Stadt zieht. Wir bitten darum, dass auf einer geplanten Reise alles glattgehen möge, dass wir ein Beziehungsproblem lösen, einen Streit glimpflich beilegen können … Wichtig ist dabei, dass wir innerlich still werden, Körper und Geist entspannen und uns öffnen für die Botschaften, die sich im Rauch der Anrufung offenbaren. Eine Botschaft mag als Bild in uns auftauchen oder als ein Gefühl der Klarheit und Gewissheit. Vielleicht sehen wir plötzlich den Anfang eines Weges, dort, wo vorher keiner zu sein schien. Dann ist unsere Anrufung erhört worden.

»Während ich den heiligen Rauch entzünde, rufe ich die Götter an und alle hilfreichen Geister. Erhört meine Bitten mit Wohlwollen! Sie entspringen der Tiefe meiner Seele, und ich wünsche mir von ganzem Herzen, dass sie in Erfüllung gehen mögen. Bitte beantwortet meine Fragen. Ich bitte um … (ergänzen Sie das Gewünschte). Ich möchte wissen, … (ergänzen Sie das Gewünschte).«

3 TL Copal negro / 1 TL Copal oro / 2 TL Mastix / 1 TL Farbweihrauch, rot / 1 TL Farbweihrauch, schwarz / 1 TL Myrrhe / 1 TL Benzoe Sumatra / 1 – 1 ½ TL Lorbeer / 2 TL Wegwarte / 2 TL Sandelholz, weiß / 2 TL Zedernholz / 1 TL Zedernspitzen

Diese Räuchermischung fördert: die Sprache des Herzens und der Seele • die mystische Verbindung mit einer höheren Kraft

Ähnliche Räucherungen: Gebet • Schwitzhüttenräucherung • Vision

Dank

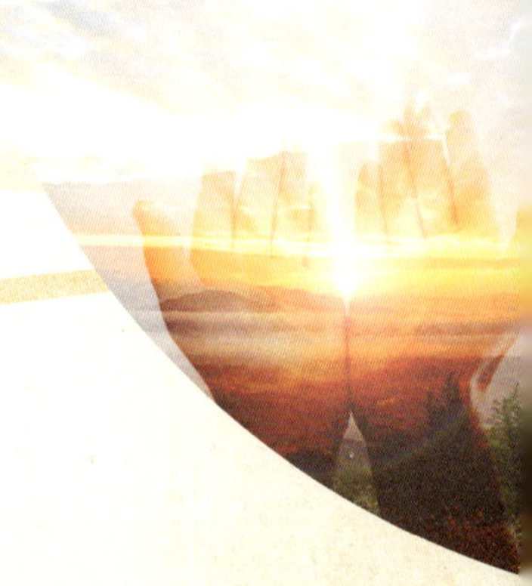

Eine Beziehung entsteht nur dann,
wenn das Danken sie herstellt.

Simone Weil

Dankbarkeit ist wie ein Zauber, der scheinbar unbedeutende und alltägliche, von uns oft unbemerkte Dinge mit Leben und Sinn erfüllt. Dank ist nämlich nicht die Antwort auf ein Geburtstagsgeschenk oder einen Gefallen, den uns jemand getan hat, sondern ein Grundgefühl, das uns im Leben trägt und nährt. Man kann üben, dankbar zu sein, indem man sich vor Augen hält, welche wertvollen Dinge, Gefühle und Lebewesen einem tagtäglich begegnen: die Liebe eines Menschen, der uns nahesteht; ein behagliches Zuhause; ein Sonnenstrahl, der ins Zimmer fällt; ein bunter Schmetterling, der sich vor unseren Augen auf einer geöffneten Blüte niederlässt … Die Gelegenheiten, sich zu freuen und Dankbarkeit zu empfinden, sind unbegrenzt, wir müssen nur lernen, uns immer wieder an die Dankbarkeit zu erinnern. Selbst Situationen, die uns unangenehm sind, Menschen, die uns verletzt haben oder Vorhaben, die schiefgegangen sind, können Anlass geben, dankbar zu sein. Vielleicht hat die Verletzung dazu beigetragen, eine alte Wunde aufzureißen, die nun heilen kann. Möglicherweise haben wir bei einem gescheiterten Projekt unerwartet Hilfe bekommen, oder wir haben durch eine unangenehme Situation etwas über uns selbst erfahren, das uns beim nächsten Mal nützlich sein kann. Dankbarkeit könnte man als die Kunst bezeichnen, das Gute, das Positive in allen Dingen, die uns im Leben begegnen, zu erkennen und wertzuschätzen. Um diese Grundhaltung stärker zu entwickeln, können wir ein regelmäßiges Räucherritual in unseren Alltag integrieren, in dem wir uns all dessen in unserem Leben bewusst werden. Dies macht uns dankbar, und wir besinnen uns wieder auf die Fähigkeiten, die wir als Kinder von Natur aus besaßen: uns zu wundern, zu staunen und uns über die allerkleinsten Dinge zu freuen. Ein solches Ritual mit seinem kraftvollen Rauch kann bewirken, dass die Welt in wundersamer Weise an Sinn gewinnt … denn es gibt unzählige Gründe, dankbar zu sein.

»Während ich den Rauch der Dankbarkeit entzünde, werde ich mir all der Dinge, Menschen und Umstände in meinem Leben bewusst, die meine Dankbarkeit verdienen. Ich schließe in meinen Dank auch all das ein, was ich bisher als ›negativ‹ oder ›unangenehm‹ betrachtet habe. Ich gebe ihm neue Namen: Prüfsteine, Hindernisse, Herausforderungen und Chancen, an denen ich wachsen kann.«

2 TL Myrrhe / 1 ½ TL Mastix / 2 TL Weihrauch / 2 TL Iriswurzel, geschnitten / 2 TL Sandelholz, weiß / 1 TL Sandelholz, rot / 1 ½ TL Zimtrinde / 1 TL Patchouli / ¾ TL Alantwurzel

Vermischen Sie alles mit 1 – 1 ½ TL Drachenblut, und heben Sie zum Schluss vorsichtig 1 TL Rosenblüte sowie ½ TL Lavendelblüte unter.

Diese Räuchermischung fördert: ein Grundgefühl der Dankbarkeit, Ruhe, stillen Heiterkeit, Gelassenheit und Kraft • innere Einkehr • das Vertrauen, dass die Dinge richtig so sind, wie sie sind

Ähnliche Räucherungen: Dank an Mutter Erde • Opferräucherung

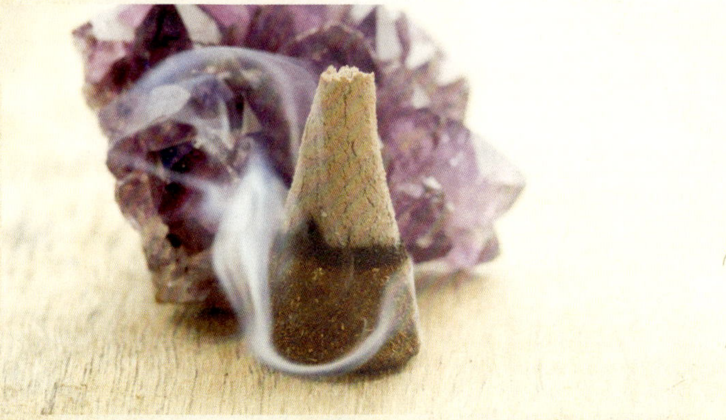

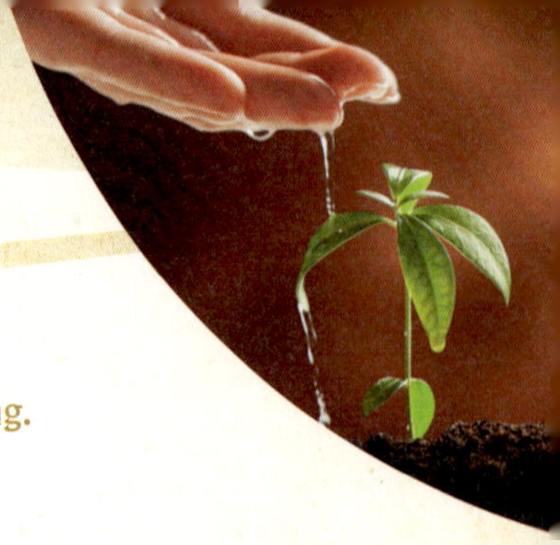

Dank an Mutter Erde

**Erde! Mutter! An deinem Busen finde ich Nahrung.
In deinem Mantel suche ich Schutz. Dir meine Verehrung.**

Gebet der Ojibwa-Indianer

Dazu eine Geschichte aus dem indianischen Mythos: Makiri war ein schöner, groß gewachsener Mann geworden. Um ihren außergewöhnlichen Sohn zu schützen, schickten seine Eltern ihn fort zu seinen Großeltern, die flussabwärts wohnten. Doch Makiri machte sich auf einen viel weiteren Weg. Er reiste durch das Land, um die Erde und ihre Schönheit zu erkunden. Wie seine Ahnen es ihn gelehrt hatten, erfuhr er, dass die Wälder und die weiten Hügel, das Nordlicht und der Sonnenuntergang lebendig waren. Er lebte mit der Natur, im Geist der Wälder, und die Natur und der Geist des Waldes lebten in ihm. Makiri wanderte ohne Weggefährten durch das weite Land, doch er war niemals allein. Er sprach mit dem Wasser und mit den Bäumen, und er hörte die Stimmen der Alten seines Volkes im Wind. Wie man es ihn gelehrt hatte, lauschte er, selbst wenn es nichts zu hören gab, und er schaute, selbst wenn scheinbar nichts zu sehen war. Der wilde Wolf war sein Bruder. Die Antilope seine Schwester. Beide waren Teil von ihm selbst, Teil seiner Seele. Jedes Wesen und jede Pflanze, die Mutter Erde hervorgebracht hat, besaß etwas, von dem Makiri lernen konnte. Ein Stein lehrte ihn Ruhe und Beständigkeit. Ein Hirsch lehrte ihn Wendigkeit und Aufmerksamkeit. Auch die kleinsten Gräser und die größten Bäume erlebte er als Teil der großen Familie, deren Mutter die Erde ist – so, wie es ihn seine Ahnen gelehrt hatten. Da war nichts, das leer oder ohne Sinn war. Die Welt war erfüllt von Leben und Weisheit. Eines Tages, als er auf der Erde schon vieles gelernt hatte, fand Makiri den Weg auf den Himmelsboden. Er freundete sich mit den Himmelsmenschen an und verbrachte von diesem Tag an viel Zeit dort. Wohl war der Himmelsboden in jenen alten Zeiten der Erde noch näher als heute, denn auch die wilden Gänse und andere Vögel flogen damals ohne Mühe in die Himmelswelt. Und es gab Menschen wie Makiri, die kamen und gingen zwischen Erde und Himmel hin und her, wie es ihnen beliebte. Heute ist der Himmelsboden nicht mehr so leicht zu finden, und der Weg ist weiter. Doch es gibt ihn wie eh und je. Der Weg dorthin führt über die Erde.

»Während ich den heiligen Rauch entzünde, danke ich Mutter Erde dafür, dass sie mich und alle meine Brüder und Schwestern geboren hat, und dafür, dass sie uns nährt und schützt. Ich fühle die Verbundenheit zu allem, was lebt und gewachsen ist, zu meinen Ahnen, zu allen Pflanzen und Dingen, zu den vierfüßigen und zweibeinigen Wesen und zu allen, die schwimmen oder fliegen.«

2 TL Guajakharz / 1 ½ TL Benzoe Sumatra / 2 TL Sandelholz, weiß / 2 TL Patchouli / 1 TL Pottasche / 1 TL Meersalz / 1 TL Orangenschale / 1 ½ TL Zitronenschale / ¾ TL Eukalyptusblätter

Vermischen Sie alles gründlich mit 1 TL Perubalsam und 1 ½ TL Elemi. Heben Sie zum Schluss vorsichtig 1 ½ – 2 TL Rosenblüte, 2 TL Lavendelblüte und 1 TL Orangenblüte unter, und geben Sie eventuell noch etwas Adlerholz hinzu.

Tipp: Mit dieser Mischung können Sie auch ein Ritual zur Heilung von Mutter Erde durchführen.

Diese Räuchermischung fördert: Dankbarkeit Mutter Erde gegenüber • ein Gefühl der Verbundenheit zu allem Seienden

Ähnliche Räucherungen: Dank • Heilung • Opferräucherung

Depressionen aufhellen

Wer sich nach dem Licht sehnt, ist nicht lichtlos, denn die Sehnsucht ist schon das Licht.

Bettina von Arnim

Wer kennt es nicht? Man fühlt sich niedergeschlagen, kraft- und mutlos, und man hat keine Ahnung, wie es weitergehen soll. Ist dies bei Ihnen öfter oder dauernd der Fall, dann sollten Sie sich um die professionelle Unterstützung durch einen Therapeuten oder Arzt bemühen. Kommt es dagegen nur ab und zu vor, dass Sie mit Ihrem Latein und Ihren Kräften am Ende sind, dann geht es Ihnen wie den meisten Menschen. In einer dieser depressiven Phasen, die jeden von uns ab und zu heimsucht, gönnen Sie sich am besten zuerst einmal ein heilsames Räucherritual. Entzünden Sie die stärkenden Substanzen, entspannen Sie sich, und versuchen Sie, zwei Dingen auf den Grund zu gehen: Wie kam es dazu, dass Ihnen die

Kraft ausgegangen ist? Haben Sie vielleicht nicht gut genug auf sich achtgegeben? Haben Sie es versäumt, anderen gegenüber Ihre Grenzen abzustecken? Haben Sie aus alter Gewohnheit gegen Ihr Gefühl gehandelt, das Ihnen eigentlich gesagt hat: »Lass die Finger davon!«? Stecken Sie – vielleicht zum wiederholten Mal – in einer Partnerschaft, die Ihnen nicht guttut? Es gibt unzählige, mehr oder weniger versteckte Gründe für eine Depression. Immer jedoch ist es heilsam, herauszufinden, wieso wir da hineingeraten sind, vor allem, wenn wir das Geschehene betrachten können, ohne es zu beurteilen oder von Schuldgefühlen belastet zu sein. Von besonderer Wichtigkeit ist es zudem, herauszufinden, was Sie jetzt am dringendsten brauchen. Vertrauen Sie der Kraft des Räucherrituals, um Klarheit über Ihre Bedürfnisse zu erlangen. Hätten Sie jetzt gern den Beistand eines guten Freundes oder der besten Freundin? Scheuen Sie sich nicht, um Hilfe zu bitten. Für jeden Menschen ist es auch eine schöne Erfahrung, in schlechten Zeiten für den anderen da zu sein. Oder möchten Sie lieber allein bleiben? Vielleicht wirkt dann ein Spaziergang in der Natur oder eine kleine Fußmassage wahre Wunder. Mit dem Räucherritual haben Sie bereits den ersten Schritt getan, sich selbst zu helfen. Spüren Sie weiter dem nach, was Sie nun brauchen. Ihre innere Erstarrung, die meist mit einer Depression einhergeht, ist nun bereits aufgebrochen – und der heilsame Rauch belebt das momentane Grau der Gefühle mit einem neuen Funken Lebensfreude.

»Während ich den aufhellenden Rauch entzünde, nehme ich meine Gefühle so an, wie sie gerade sind. Ich urteile nicht und versuche nicht, etwas an ihnen zu ändern. Ich stelle mir vor, dass ich mich selbst in den Arm nehme und mich so halte, wie ein guter Freund es tun würde. Ich gestatte es dem heilsamen Funken Lebensfreude in mir, aufzuflammen.«

3 TL Dammar / 2 TL Benzoe Sumatra / 1 TL Benzoe Siam / 1 ½ TL Styrax / 1 TL Zitronenschale / 1 ½ TL Johanniskraut / 3 TL Iriswurzel, geschnitten / 1 TL Alant / ¾ TL Koriander / 1 ½ TL Blütenblätter der Sonnenblume

Übrigens: Dammar heißt in der malaiischen Sprache »Licht«, und so wirkt es auch: stimmungsaufhellend und antidepressiv.

Diese Räuchermischung fördert: das Akzeptieren dessen, was ist • emotionale Klärung und Heilung • Selbstliebe

Ähnliche Räucherungen: Energie und Lebenskraft • Heilung • Seelenbalsam • Tatkraft und Selbstvertrauen • Zufriedenheit

Edelsteinräucherung

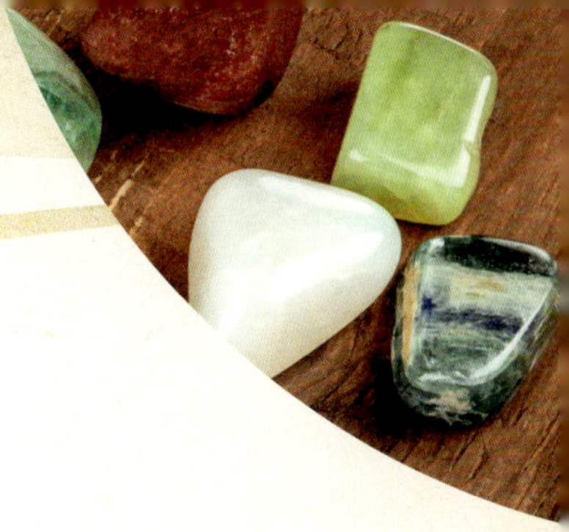

Gott schläft im Stein, träumt in der Pflanze, erwacht im Tier und handelt im Menschen.

Sprichwort der Indianer Nordamerikas

Seit Jahrtausenden werden Edelsteine als Schmuck getragen, für Heilzwecke eingesetzt und als Glücksbringer oder Talisman verehrt. Auch heute noch liegt eine große Bedeutung für uns in den Kristallen und edlen Steinen: Neben ihrem Schönheitswert entdecken wir heute zunehmend wieder ihre heilsamen Eigenschaften. Ob wir einen Stein als Schmuck tragen oder zur Heilung einsetzen wollen: Wichtig ist, dass der Stein die Schönheit und Lebendigkeit seiner Farben behält sowie frei von negativen Schwingungen ist. Edelsteine wirken als Informationsträger und -speicher. Zwar bringen sie ihre eigenen Qualitäten mit, doch sie laden sich auch mit neuen Energien auf. Gleichzeitig können sie sich unter bestimmten Bedingungen entladen. Das kann passieren, wenn man ein Schmuckstück oder einen Talisman über längere Zeit trägt, während man krank ist oder stark unter Stress steht. Oft sieht man es den Steinen sogar an: Sie verlieren an Glanz und Farbintensität. Was man nicht sieht, ist die Tatsache, dass sie auch an Heilkraft verlieren, wenn man sie nicht regelmäßig reinigt bzw. neu auflädt. Besonders wichtig ist eine gründliche Reinigung auch, wenn man ein Erbstück oder Schmuck aus dem Antiquariat tragen möchte, von dem man nicht weiß, welche Informationen es mitbringt. Traditionell wird empfohlen, Edelsteine unter fließendem Wasser zu reinigen – gemeint ist damit, sie in einen klaren Bach oder eine sprudelnde Quelle zu legen. In vielen Ratgebern wird dies heute noch empfohlen, jedoch wer hat schon einen ursprünglichen Wasserlauf in der Nähe? Leitungswasser stellt keine Alternative dar, denn es ist in ökologischer Hinsicht kaum vertretbar, es 30–45 Minuten laufen zu lassen – so viel wäre für eine gründliche Reinigung nötig. Hinzu kommt, dass Steine wie Türkis, Malachit oder Hämatit den Wasserkontakt nicht vertragen. Für das Aufladen in der Sonne gilt das Gleiche: Der Amethyst beispielsweise bleicht aus, Opal und Türkis sind wasserhaltig und werden spröde. Die Edelsteinräucherung bietet hier eine optimale Alternative. Sie ist für jeden Edelstein geeignet. Während sie ihn von Negativem reinigt, gibt sie ihm seine ursprüngliche Kraft wieder.

»Während ich den Edelsteinrauch entzünde, übergebe ich meinen Opal, Mondstein, Rosenquarz, Türkis ... den reinigenden und nährenden Kräften. Ich stelle mir vor, wie der Rauch – fließendem Wasser gleich – alles Negative von meinem Edelstein oder Schmuckstück fortträgt und ihn mit neuer Heilkraft speist.«

3 TL Myrrhe / 2 TL Copal Manila / ¾ TL Bernstein / 1 TL Farbweihrauch, gelb / 1 TL Farbweihrauch, schwarz / 1 TL Farbweihrauch, rot / 1 – 1 ½ TL Meersalz / 1 ½ TL Sandelholz, weiß / 1 TL Kamille grus oder 2 TL Kamillenblüten / ½ TL Eukalyptusblätter / ½ TL Angelikawurzel / ¾ TL Eisenkraut / ¾ TL Mädesüßkraut

Tipp: Halten Sie die Edelsteine nicht zu nah über die Kohle! Manche Steine sind hitzeempfindlich.

Übrigens: Meersalz hat die Fähigkeit, negative Energien zu entziehen.

Diese Räuchermischung fördert: das Aufladen und das Reinigen der Edelsteine

Ähnliche Räucherungen: Amuletträucherung • Reinigung

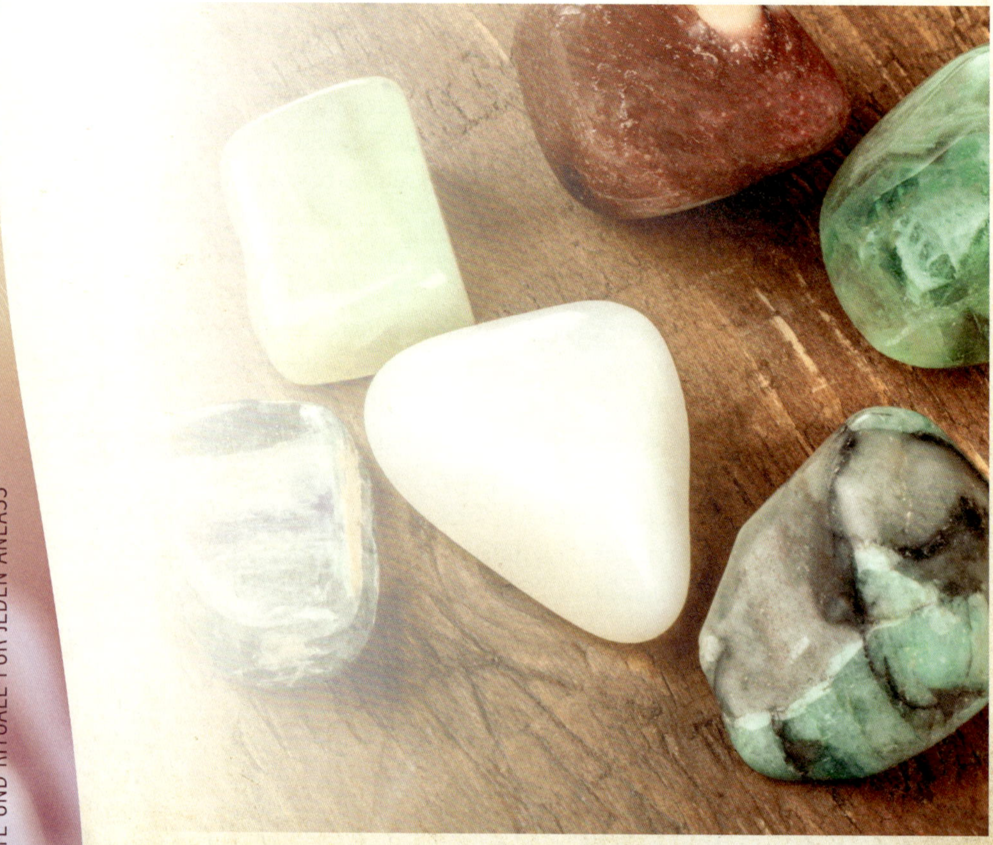

Elemente

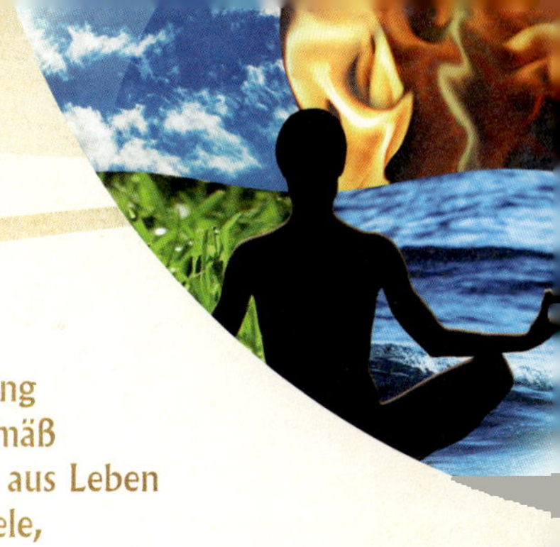

Die Erde war weiblich, und das Wasser befruchtete sie. Das Feuer bewirkte die Reifung, und aus dem Äther empfing die Natur den Lebensatem, und sie brachte die Körper gemäß der Gestalt des Menschen hervor. Der Mensch nun wurde aus Leben und Licht zu Seele und Geist, aus dem Leben wurde er Seele, aus dem Licht Geist. In diesem Zustand blieben alle Wesen des wahrnehmbaren Kosmos bis zum Ende dieses Weltzeitalters, das heißt bis zur Entstehung der Arten.

Hermes Trismegistos, »Corpus Hermeticum«

Jeder von uns trägt sie in sich: die Sehnsucht nach den Elementen. Besonders wenn wir Erholung oder Heilung suchen, gehen wir hinaus in die Natur. Wir wandern in den Bergen oder ziehen uns an ein unberührtes Fleckchen Erde zurück. Wir fahren ans Meer, das uns in seiner unendlichen Weite und unergründlichen Tiefe Kraft spendet. Wir sind fasziniert von der Sonne, der großen Energiespenderin, und wir gehen dorthin, wo die Luft noch möglichst rein ist. Dies ist für uns die direkteste Form, mit den Elementen in Kontakt zu treten: sie mit unseren Sinnen zu erfahren und in uns aufzunehmen. Irgendwie spüren wir dabei, dass wir Teilen von uns selbst begegnen, denn wir tragen die Elemente in uns: Das Blut und andere Körperflüssigkeiten bestehen zu großen Teilen aus Wasser. Knochen und Gewebe stehen für die Erdkomponente. Luft atmen wir und transportieren sie durch unser ganzes System, sie erhält uns am Leben. Unsere Körperwärme, unser Blutkreislauf repräsentieren das Element Feuer. Geist und Seele sind dem Äther zugeordnet. Doch nicht nur körperlich tragen wir die Elemente in uns. Auf der geistigen Ebene symbolisieren Erde, Wasser, Feuer und Luft bestimmte Qualitäten, die jeden Menschen individuell prägen. Manchmal jedoch nehmen wir bestimmte Fähigkeiten in uns, die sich einem der Elemente zuordnen lassen, als unterentwickelt wahr – unser »Elementehaushalt« ist im Ungleichgewicht. Wenn Sie das Gefühl haben, dass das auf Sie zutrifft, dann holen Sie einfach das fehlende bzw. jenes Element, das Sie unterstützen oder verstärken möchten, in Ihr Leben – mit den folgenden Elementräucherungen.

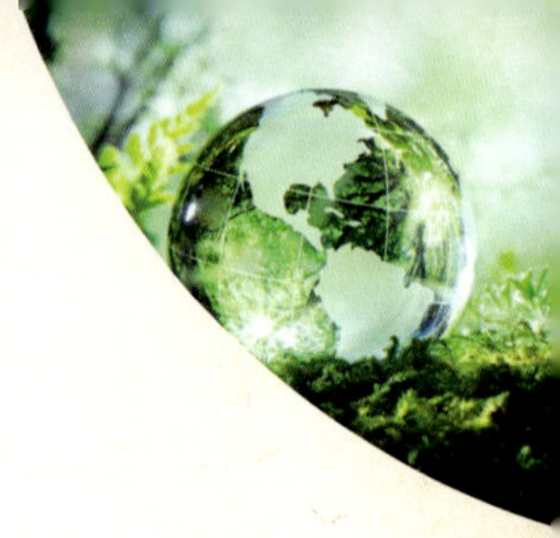

Element Erde

Wenn ich einen grünen Zweig im Herzen trage, wird sich ein Singvogel darauf niederlassen.

Chinesisches Sprichwort

Erde, das Element, das uns so wichtig ist, dass wir unseren Planeten danach benannt haben, zählt zu den weiblichen Elementen. Die Erde bringt alles Leben hervor. Sie liefert uns Rohstoffe für Nahrung und Kleidung, ein Dach über dem Kopf, Energiegewinnung und vieles andere, das unser Überleben sichert und darüber hinaus das Leben angenehm macht. Im übertragenen Sinn steht das Erdelement für das Gefühl, fest verwurzelt zu sein, sich auf dem Boden der Realität zu bewegen und in Kontakt mit unserer eigenen Mitte zu sein. Auf der Ebene der menschlichen Wesenszüge symbolisiert die Erde Standhaftigkeit, Zähigkeit, Verlässlichkeit, einen »eisernen« Willen und die Fähigkeit, Dinge, Projekte oder Ideen in die Tat umzusetzen und auch zu Ende zu bringen.

»Während ich den Rauch der Erde entzünde, werde ich mir meiner Fähigkeiten und Talente bewusst, die ich auf die Erde bringe und verwirklichen möchte. Ich stelle mir in allen Einzelheiten vor, welche Schritte ich dazu tue, und lasse das angestrebte Ergebnis vor meinem geistigen Auge lebendig werden.«

1 TL Myrrhe / 1 TL Benzoe / 1 TL Weihrauch / 1 TL Tonkabohne / 1 TL Kalmus / 2 TL Patchouli / 1 TL Fichtennadeln / 2 TL Rosenblüte / ½ TL Beifuß

Tipp: Wenn Sie es noch »erdiger« mögen, geben Sie noch 1 TL Guggul oder ein wenig Vetiver dazu.

Diese Räuchermischung fördert: das Gefühl, mit beiden Beinen fest auf der Erde zu stehen • Ausdauer und Durchhaltevermögen

Weitere Räucherstoffe der Erde: Adlerholz • Angelikawurzel • Galbanum • Labdanum • Moschuskörner und -kraut • Opoponax • weißes Sandelholz • Styrax • Tolubalsam • Zeder

Ähnliche Räucherungen: Dank an Mutter Erde • Erdung • Sternzeichen: Stier, Jungfrau, Steinbock

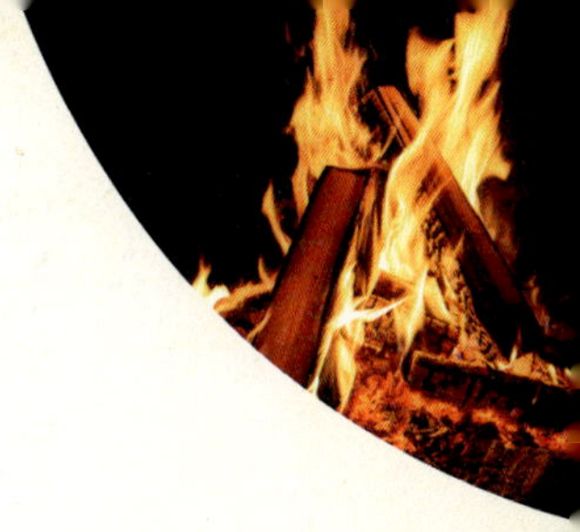

Element Feuer

Es ist unmöglich, dass ein Mensch die Sonne schaut, ohne dass sein Angesicht hell davon wird.

Friedrich von Bodelschwingh

Betrachten wir die Erde als Mutter, dann ist der Geist des Feuers unser Vater. Das dem Männlichen zugeordnete Feuerelement ist reine Energie. Es ist formlos, nicht festzuhalten und strebt ständig nach Ausbreitung. Neben seinem zerstörerischen, aggressiven Potenzial trägt es jedoch auch zu unserem Überleben bei: Es wärmt uns, und es liefert uns die Energie, um Licht zu erzeugen, Essen zu kochen oder unsere Maschinen zu betreiben. Das Feuer steht für Transformation, es ist der Antrieb für unser Streben nach Höherem. So, wie die Flammen gen Himmel züngeln, so schürt das Feuer unseren Willen und unsere Tatkraft, uns für das einzusetzen, was uns im Leben wichtig ist. Das Feuerelement steht ebenso für sexuelle wie für geistige Leidenschaft, für Macht und Stärke sowie die Fähigkeit, uns einer Sache mit Leib und Seele hinzugeben.

»Während ich den Rauch des Feuerelementes entzünde, verbinde ich mich mit der Stärke und der Tatkraft, die in mir verborgen liegen. Das Feuer verbrennt und verwandelt meine Zweifel und Ängste. Ich spüre, wie ein Funke in mir entspringt, der mich geistig, körperlich und seelisch befruchtet und mich näher an meine Ziele, Wünsche und Vorhaben heranbringt.«

1 TL Benzoe Siam / 2 TL Copal oro / 2 TL Sandelholz, rot / 2 TL Drachenblut / 1 TL Ingwer / 1 ½ TL Zimtrinde / ½ TL Angelikawurzel / 1 TL Muskatblüte / 1 TL Galgant

Diese Räuchermischung fördert: Stärke und Tatkraft • Leidenschaft und Inspiration

Weitere Räucherstoffe des Feuers: Aloe • Copal negro • Galbanum • Muskatnuss • Myrrhe • Nelke • Pfeffer • Rosmarin • Safran • Blütenblätter der Sonnenblume • Thymian • Wacholder • Weihrauch • Ysop • Zeder • Zimtblüte (Cassia)

Ähnliche Räucherungen: Sternzeichen: Widder, Löwe, Schütze • Planeten: Sonne

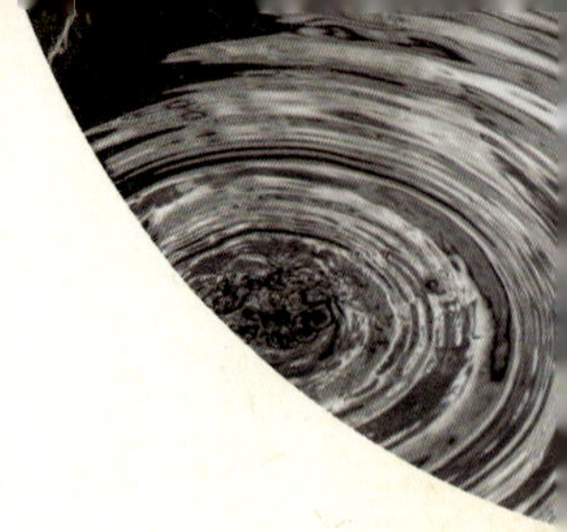

Element Wasser

Das Prinzip aller Dinge ist Wasser: Aus Wasser kommt alles, und ins Wasser kehrt alles zurück.

Thales von Milet

Das weibliche Element Wasser ist immer in Bewegung: Es plätschert und fließt, es strömt und stürzt in Wasserfällen herab, oder es verdunstet für uns unsichtbar gen Himmel. Wie unser Mutterplanet, so bestehen auch wir Menschen zum überwiegenden Teil aus Wasser. Und so, wie die ersten Lebewesen im Wasser entstanden, so werden auch wir heute aus dem Fruchtwasser der Gebärmutter geboren. Das Wasserelement steht im Bereich der Symbole für die Gefühle. Denn auch sie sind bewegt wie die Meeresbrandung, manchmal unergründlich wie ein Moorsee und sensibel für die kleinste Einwirkung von außen – so, wie selbst der kleinste Kieselstein kreisförmige Wellen erzeugt, wenn man ihn ins Wasser wirft. Wasser ist weich und hart zugleich, und es ist äußerst machtvoll. Ein kleiner, stetiger Tropfen höhlt den Stein oder bringt das Fass zum Überlaufen.

»Während ich den Rauch des Wasserelementes entzünde, verbinde ich mich mit meinen Gefühlen. Ich akzeptiere, dass sie in ständiger Bewegung sind, leicht zu beeinflussen und unvorhersehbar. Ich erkenne die Macht meiner Emotionen an. Ich bin für meine Gefühle empfänglich. Ich ertrage sie und genieße sie, aber ich lasse mich nicht von ihnen hin- und herwerfen wie ein Papierschiffchen auf hoher See.«

2 TL Mastix / 1 ½ TL Meersalz / 2 TL Irisches Moos / 1 TL Moschuskraut / 1 ½ TL Iriswurzel, geschnitten / 2 TL Sandelholz, weiß / 1 ½ TL Jasminblüten / 1 TL Rosmarin / 1 TL Myrteblätter / 2 TL Elemi

Diese Räuchermischung fördert: das Wahrnehmen und Annehmen von Gefühlen

Weitere Räucherstoffe des Wassers: Angelikawurzel • Benzoe • Eisenkraut • Kalmus • Lindenblüte • Moschuskörner • Wermut

Ähnliche Räucherungen: Sternzeichen: Fische, Krebs, Skorpion • Planeten: Mond, Neptun

Element Luft

Musik ist Poesie der Luft.

Jean Paul

Die Luft ist überall. Sie gilt als männliches Element. Wir sehen und fühlen sie nicht, solange sie nicht in Bewegung ist – oder wir selbst in Bewegung sind. Luft brauchen wir zum Atmen, also um zu überleben. Die Qualität der Luft entscheidet in hohem Maße über die Qualität unseres Lebens. Gute, saubere Luft war schon immer ein Heilmittel. So fahren wir auch heute noch zur Erholung in einen Luftkurort. Auf der Ebene der Entsprechungen steht die Luft für Geist und Verstand. Menschen, die vom Element Luft geprägt sind, erkennt man meist an ihrer außergewöhnlichen geistigen Beweglichkeit, an ihrem Einfallsreichtum und ihren sprudelnden Ideen. Das Element Luft steht also für ständige (geistige) Bewegung, hochfliegende Pläne und einen wachen Verstand.

»Während ich den Rauch des Luftelementes entzünde, verbinde ich mich mit meinem wachen Geist. Ich lasse meinen Gedanken und Ideen freien Lauf, ohne sie zu beurteilen oder zu bremsen. Ich genieße den Strom der Gedanken, ohne diese in ›logisch‹ oder ›sinnvoll‹, ›realisierbar‹ oder ›utopisch‹ zu unterteilen.«

1 ½ TL Burgunderharz / 2 TL Dammar / 1 ½ TL Mastix / 1 ½ – 2 TL Kampfer / 1 TL Lorbeer / 1 TL Myrteblätter / ½ TL Mädesüßblüte / ½ TL Mädesüßkraut / 1 TL Lavendelblüten / 1 ½ TL Muskatblüte

Tipp: Wenn Ihnen das Burgunderharz zu viel Rauch entwickelt, können Sie stattdessen 1 TL Mastix zusätzlich verwenden.

Diese Räuchermischung fördert: geistige Wachheit • den freien Fluss von Gedanken und Ideen

Weitere Räucherstoffe der Luft: Anis • Copal blanco • Copal Manila • Copal oro • Eisenkraut • Elemi • Melisse • Myrrhe • Sandelholz • Weihrauch

Ähnliche Räucherungen: Sternzeichen: Zwilling, Waage, Wassermann • Planeten: Merkur

Element Äther

Ein Gott, der nicht lächeln kann,
könnte dieses seltsame Weltall nicht geschaffen haben.

Sri Aurobindo

Das geheimnisvolle fünfte Element, die sogenannte quinta essentia, ist weder greifbar noch sichtbar – es ist die Quintessenz aus den vier ursprünglichen Elementen. Es nimmt also einen ganz besonderen Platz ein, der lange Zeit außerhalb der übrigen Elemente angesiedelt oder ihnen übergeordnet war, so, wie das Göttliche, das man als etwas außerhalb des Menschen betrachtete. Heute hat sich die Auffassung vom Äther gewandelt, wie auch unsere Sicht von Gott. Wir begreifen langsam, dass das Göttliche in jedem Menschen, in der Natur, in allen Dingen präsent ist – so, wie auch der Äther alle Elemente vereint und durchdringt.

»Während ich den Rauch des Äthers entzünde, werde ich mir seines allumfassenden, alles durchdringenden Wesens bewusst. Durch ihn verbinde ich mich mit allen Menschen, Tieren, Pflanzen und Dingen, mit dem Kosmos und den Sternen. In ihm begegne ich dem großen Rätsel unseres Daseins.«

1 TL Benzoe / 1 TL Myrrhe / 1 TL Weihrauch / 1 TL Dammar / 1 TL Tonkabohne / 1 TL Sandelholz, rot / 1 TL Zedernholz / 1 TL Kalmus / ½ TL Fichtennadeln / 1 TL Ingwer / ¾ TL Zimtrinde / ¾ TL Myrteblätter / 1 ½ TL Rosenblüte / 1 TL Lavendelblüten

Wenn Sie möchten, geben Sie noch 1 TL Meersalz hinzu.

Diese Räuchermischung fördert: das Bewusstsein der Einheit aller Dinge • die Begegnung mit dem Göttlichen

Ähnliche Räucherung: Planeten: Kosmos

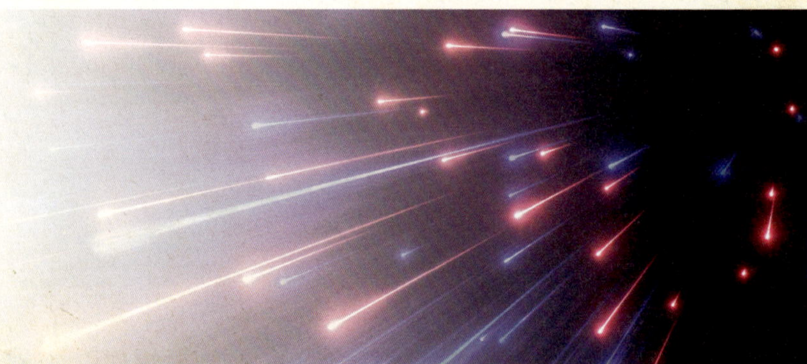

Energie und Lebenskraft

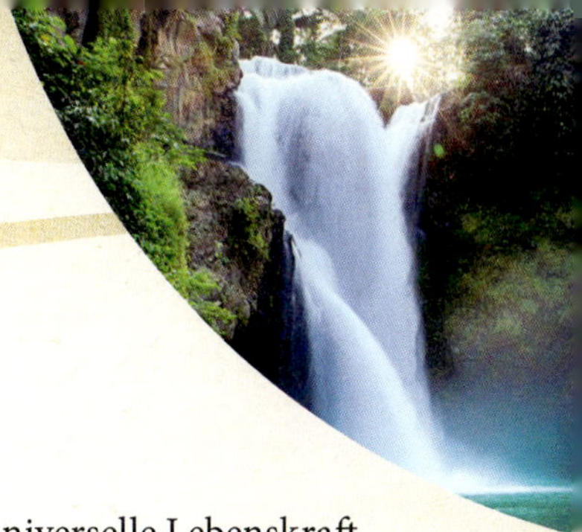

Energie ist ewige Freude.

William Blake

In östlichen Kulturen weiß man schon viel länger um die universelle Lebenskraft, das Chi (chinesisch), Qi (japanisch) oder Prana (indisch): Es ist die Kraft, die ständig durch uns fließt, die uns nährt und am Leben erhält. Der große taoistische Alchemist Ko Hung schrieb über das Chi: »Der Mensch ist in Chi, und Chi ist innerhalb des Menschen. Himmel und Erde und die zehntausend Wesen, alle benötigen sie das Chi, um am Leben zu bleiben. Der Mensch, der sich darauf versteht, sein Chi zirkulieren zu lassen, erhält seine Person und bannt Übel, die ihm schaden könnten.« Um das Chi, Qi oder Prana in Fluss zu bringen, gibt es zahlreiche Methoden, die sich auch bei uns im Westen immer mehr etablieren: Tai-Chi und Qigong, Kampfkünste wie Aikido, Karate oder Kung Fu sowie die verschiedenen Wege des Yoga – um nur einige zu nennen. Allen gemeinsam ist eine intensive Schulung der Atmung, durch die wir uns den Fluss der Lebensenergie bewusst machen, ihn lenken und stärken können. Wir müssen also etwas dafür tun, diesen Energiefluss in Bewegung zu halten, der Ausdruck unserer seelischen Stärke ist, die unseren Körper nährt. Denn reine Muskelkraft reicht auf die Dauer nicht aus, um uns vital und gesund zu erhalten.

Probieren Sie einmal diese kleine Übung, um mit der Lebensenergie in sich in Kontakt zu kommen: Stellen Sie sich stabil auf eine feste Unterlage, die Beine stehen schulterbreit auseinander, die Knie sind leicht gebeugt. Halten Sie die Arme waagerecht so vor den Körper, dass sie einen Kreis bilden – als ob Sie einen großen Ball umfassen würden. Die Handflächen weisen zueinander, ohne sich zu berühren – als würden Sie einen kleinen Ball halten. Stellen Sie sich nun vor, wie Ihr Atem beim Ausatmen durch Ihre Arme fließt, und spüren Sie die Energie, die zwischen Ihren Handflächen zirkuliert. Experimentieren Sie nun ein wenig mit dem Abstand zwischen Ihren Händen. Wie weit können Sie sie voneinander entfernen, ohne dass Sie den Kontakt verlieren? Je öfter Sie üben und je länger und gleichmäßiger Sie ausatmen, desto größer wird der »Energieball« zwischen Ihren Händen werden.

»Während ich den heiligen Rauch entzünde, verbinde ich mich mit der Kraft in mir, die immer da ist, die mich nährt und trägt. Ich atme tief und gleichmäßig in den Bauch hinein und spüre, wie die Energie stark und kraftvoll durch meinen Körper strömt.«

2 TL Mastix / 2 TL Dammar / 2 TL Weihrauch / 1 ½ TL Myrrhe / 1 ½ TL Lemongrass / 1 ½ TL Muskatblüte / 1 ½ TL Eisenkraut / 1 TL Beifuß / ¾ TL Rosmarin / ½ TL Kardamompulver / ½ TL Angelikawurzel

Tipp: Fächeln Sie sich reichlich von dem Rauch zu. Das gibt Energie!

Diese Räuchermischung fördert: Konzentration • Durchsetzungsvermögen • Energie • Tatkraft • das Erwecken der Lebensgeister • eine humorvolle Sicht auf das Leben

Ähnliche Räucherungen: Feng Shui • Tatkraft und Selbstvertrauen

Entspannung und Balance

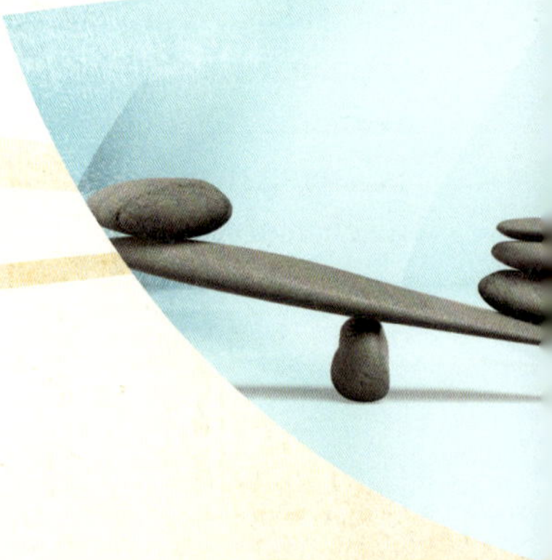

Der Mensch ist es wert, dass er sich um sich selbst bekümmere, und er hat in der eigenen Seele, woraus etwas werden kann.

C.G. Jung

Manchmal versuchen wir, uns zu zerreißen, es jedem recht zu machen, uns um dieses und jenes gleichzeitig zu kümmern, Termine wahrzunehmen, den Haushalt auf die Reihe zu bekommen, dem Kollegen beim Umzug zu helfen und die Schwiegereltern noch eben zwischendurch aufs Wochenende einzuladen … Ehe wir uns versehen, befinden wir uns in einem Strudel von Verpflichtungen, und wir geraten aus dem Gleichgewicht. Auch seelischer Schmerz, Enttäuschung oder Verlust können uns aus der Bahn werfen. Oft erwarten wir es gar nicht, aber gerade auch die intensiven Gefühle einer neuen Liebe, eines Erfolgs oder unerwarteten Glücks überwältigen uns manchmal im wahrsten Sinne des Wortes. Alle Extreme bergen die Gefahr, uns aus unserer Mitte zu drängen. Doch was immer uns aus dem Tritt gebracht hat – wenn wir uns dessen bewusst werden, sollten wir uns zuerst einmal eine Pause gönnen. Entspannung lautet das Zauberwort, Rückkehr zu uns selbst. Noch besser allerdings ist es vorzusorgen. Wir erreichen dies, indem wir regelmäßige Entspannungspausen in den Alltag integrieren. Wenn wir am Schreibtisch oder Computer arbeiten, können wir kleine Pausen einlegen und ein paar Lockerungsübungen machen. Wenn wir viel Stress und wenig Zeit haben, hilft manchmal schon eine kurze Kaffeepause, in der wir uns mit unserer Lieblingsmusik verwöhnen. Denken Sie sich einfache und vielleicht verrückte Sachen aus, die Sie wenigstens vorübergehend zur Ruhe kommen lassen.

Besonders hilfreich ist es, wenn Sie regelmäßig zu einer bestimmten Zeit des Tages ein Räucherritual zelebrieren, in dem Sie Kraft und Ruhe tanken – um immer wieder zum inneren Gleichgewicht zurückzufinden: Entspannen Sie sich. Sitzen Sie bequem, und atmen Sie tief bis in den Bauch. Führen Sie alle Schritte des Rituals ganz ruhig und bewusst aus – vom Anzünden der Kohle bis zum Auflegen des Räucherwerks –, und genießen Sie diese Zeit, die ganz allein Ihrer Entspannung und inneren Sammlung gehört. Stellen Sie sich vor, wie der Rauch allen Stress des Tages und alle Gedanken hinforträgt und Sie in einen Zustand tiefen Friedens versetzt. Wenn Sie sich durch regelmäßige Räucherrituale stärken, entsteht in Ihnen mit der Zeit eine Art Insel der Ruhe, auf die Sie jederzeit zurückkehren können, um Kraft zu schöpfen, auch wenn es in Ihrem Leben turbulent zugeht.

»Während ich den Rauch der Entspannung entzünde, gelange ich an den Ort in mir, der entspannt und in Harmonie ist. Ich stelle ihn mir als eine kleine Insel vor, die ich begrüne und pflege, damit ich mich jederzeit zur Erholung auf sie zurückziehen kann.«

2 TL Benzoe / 2 TL Copal oro / 2 TL Styrax / 1 TL Moschuskörner oder 1 ½ TL Moschuskraut mit Blüten / 2 TL Sandelholz, weiß / 1 TL Sandelholz, rot / 1 ½ TL Rosenblüte / 1 TL Lavendelblüten / 1 TL Zimtrinde / ½ TL Myrteblätter

Geben Sie noch eine gute Prise Adlerholz hinzu.

Tipp: Um sich zwischendurch kurz zu entspannen, eignen sich Räucherstäbchen besonders gut.

Diese Räuchermischung fördert: Ruhe • Entspannung • Distanz zu Stress und den Anforderungen des Alltags

Ähnliche Räucherungen: Erdung • Frieden • Harmonie • Meditation • Zufriedenheit

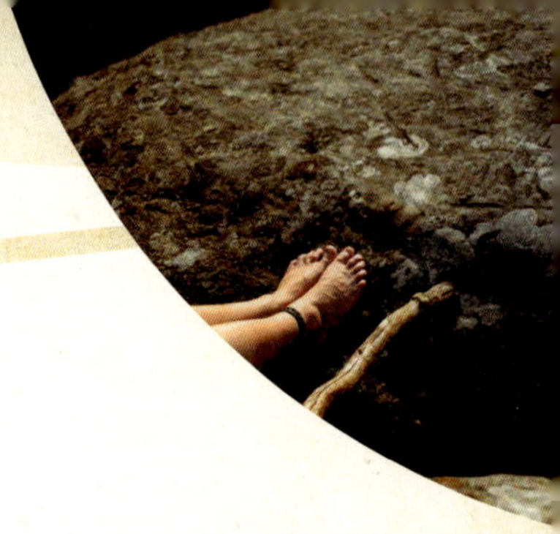

Erdung

Je höher das Gebäude, desto tiefer muss das Fundament reichen.

Thomas von Kempen

Manchmal hat man das Gefühl, den Boden unter den Füßen zu verlieren. Ein Windhauch, und man könnte davonfliegen wie der fliegende Robert aus dem »Struwwelpeter« von Heinrich Hoffmann. Doch jedem Menschen geht es wohl ab und an so, dass er das Gefühl hat, nicht mehr so recht auf dem Boden der Tatsachen zu stehen. Im Allgemeinen sind weniger Verträumtheit, Naivität oder Kopflosigkeit der Grund dafür, dass wir neben uns stehen, sondern wir geraten durch emotionalen Stress oder die alltägliche Hektik in diesen Zustand. Wir haben unsere Mitte verloren.

Versuchen Sie zur Erdung einmal diese klassische Übung für guten Bodenkontakt: Stellen Sie sich aufrecht auf eine feste Unterlage, die Füße stehen schulterbreit auseinander. Am besten machen Sie diese Übung barfuß, vielleicht sogar im Freien auf einer Wiese oder auf einem Felsen, wo Sie die Erde unter sich besonders intensiv spüren können. Wenn Sie zu Hause üben, bringt die hier beschriebene Räuchermischung die Qualität der Erde zu Ihnen ins Haus. Beugen Sie die Knie ein wenig, und kippen Sie das Becken leicht nach hinten unten, um die Wirbelsäule zu dehnen. Entspannen Sie Ihren gesamten Körper, lassen Sie die Arme hängen, und spüren Sie die ganze Schwere Ihrer Glieder. Atmen Sie nun tief bis in den Bauch. Fühlen Sie, wie sich die Bauchdecke hebt und senkt, wie der Atem tiefer und kraftvoller in Sie hinein- und aus Ihnen herausströmt. Nun spüren Sie der Schwerkraft nach, wie sie Sie angenehm mit der Erde verbindet und ein Gefühl der Sicherheit, Kraft und Verbundenheit fördert. Stellen Sie sich vor Ihrem geistigen Auge vor, wie aus Ihren Füßen Wurzeln in den Boden wachsen, die Sie wie einen Baum tief mit der Erde verbinden.

> »Während ich den erdenden Rauch entzünde, der mich an meine Wurzeln erinnert, trete ich innerlich zurück von meinen Verpflichtungen, vom Stress des Tages – von meinem Wollen und Sollen. Ich erlaube mir, einfach nur zu sein, in mich hineinzulauschen und meine Mitte zu spüren. Ich lasse meine Wurzeln tief in die Erde wachsen.«

2 TL Myrrhe / 2 TL Opoponax / 1 ½ TL Guggul / 2 TL Benzoe Sumatra /
1 TL Labdanum / 1 TL Angelikawurzel / 2 TL Sandelholz, weiß /
1 ½ TL Sandelholz, rot / 2 ½ TL Patchouli / 1 ½ TL Zedernholz

Wenn Sie möchten, geben Sie noch 1 – 1 ½ TL Vetiver dazu.

Tipp: Um sich zu erden, können Sie sich auch für einen Moment an einen Baum lehnen und dessen erdende Kraft aufnehmen.

Diese Räuchermischung fördert: das Bewusstsein der eigenen Mitte • Ruhe • Stärke • die Rückverbindung zu den eigenen Wurzeln

Ähnliche Räucherungen: Elemente: Erde • Entspannung und Balance

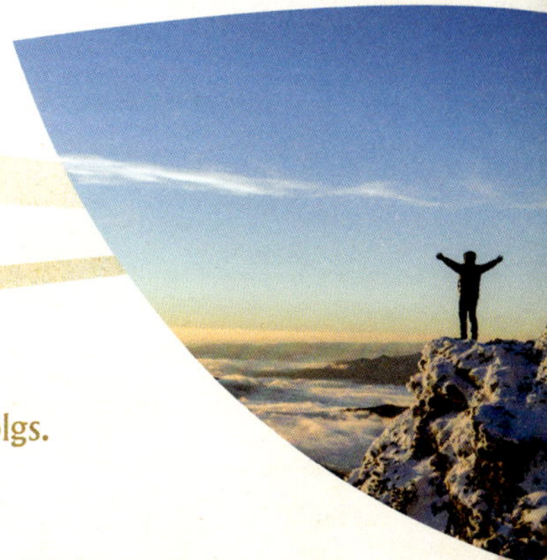

Erfolg

Lege dein Herz, deinen Geist und deine Seele
in die geringste Handlung. Das ist das Geheimnis des Erfolgs.

Swami Sivananda

Bei Erfolg denken wir meist sofort an Beruf, Karriere und Geldverdienen. Erfolg ist, wenn man befördert wird, eine Gehaltserhöhung oder vielleicht sogar eine Auszeichnung bekommt. Man hat als Bester im Examen abgeschnitten, die Ausbildung mit sehr guten Noten abgeschlossen. Das nennen wir Erfolg. Ein zweiter Bereich, in dem eindeutige Erfolge verzeichnet werden, ist der Sport. Doch was bedeutet hier Erfolg? Sieger zu sein! Da es in jedem Wettkampf, außer in Mannschaftssportarten, nur einen Ersten geben kann, sind alle Übrigen die Verlierer. Demnach müsste die Welt zum überwiegenden Teil aus Verlierern bestehen. Ist das nicht grausam? Wir reduzieren die Idee von Erfolg auf einen minimalen Ausschnitt des Lebens, indem wir ihn nur als Konkurrenz zu anderen definieren oder in Abhängigkeit von Bewertungen sowie in messbaren Leistungen. Warum bloß berauben wir uns des unglaublich befriedigenden Gefühls, erfolgreich zu sein – täglich, auf den verschiedensten Ebenen unseres Daseins, in den großen, mittleren und kleinen Dingen des Lebens? Sind nicht besonders die kleinen Schritte, die wir tun, oft unsere größten Erfolge? Vielleicht sind Sie jahrelang förmlich explodiert, wenn Sie jemand kritisiert hat, heute freuen Sie sich über Kritik, da Sie sie als Möglichkeit erkennen, sich weiterzuentwickeln. Noch gestern haben Sie sich womöglich nicht getraut, einen Schritt auf einen Menschen zuzugehen, der Ihnen wichtig ist, heute geben Sie sich einen Schubs und laden ihn auf einen Tee zu sich nach Hause ein. Sind das nicht die Erfolge, die uns nähren und befriedigen? Erfolg ist letztlich ein Konzept, das wir selbst mit Leben erfüllen können und müssen – individuell, jeder für sich selbst, nur gemessen am eigenen Maßstab, jenseits von Konkurrenz und Leistungen. Erkennen wir doch den Erfolg an, der direkt vor unserer Nase liegt!

»Während ich den heiligen Rauch entzünde, werde ich mir all der Erfolge in meinem Leben bewusst, der großen und ganz besonders der kleinen, die ich sonst oft übersehe. Ich lasse sie an meinem inneren Auge vorüberziehen und würdige sie dafür, dass sie mein Leben bereichern und lebenswert machen. Ich bitte darum, dass mir in meinem Leben weiterhin Erfolg beschieden ist. Ganz besonders wünsche ich mir Erfolg für … (ergänzen Sie das, wofür Sie sich Erfolg wünschen).«

1 ½ TL Weihrauch / 1 TL Myrrhe / 1 TL Benzoe Sumatra / 2 TL Zedernholz / 2 TL Eichenrinde / 1 ½ TL Zimtrinde / 1 TL Eisenkraut / 1 ½ TL Iriswurzelpulver

Tipp: Vergessen Sie nicht, nach der Erfolgsräucherung ab und an auch zum Dank zu räuchern.

Übrigens: Eichenrinde und Zedernholz ziehen Wohlstand und Erfolg an.

Diese Räuchermischung fördert: Erfolg • Aufmerksamkeit • Dankbarkeit • den Blick für die kleinen, aber durchaus nicht nebensächlichen Dinge

Ähnliche Räucherungen: Geld • Glück • Zufriedenheit

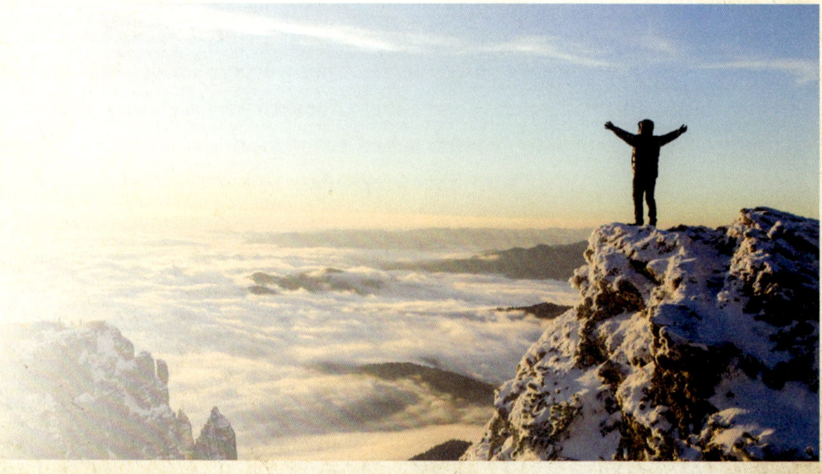

Feng Shui

Feng Shui ist die vierte Fähigkeit, die jeder Mensch beherrschen sollte, um ein glückliches Leben zu führen: 1. Atmung, 2. Essen, 3. Ausscheidung, 4. Feng Shui!

Dr. Jes Lim

Feng Shui wird häufig als »Die Lehre vom gesunden Wohnen« bezeichnet, doch dahinter verbirgt sich tatsächlich eine ganze Lebensphilosophie. Die weisen alten Feng-Shui-Meister nannten es »den Klang eines Hauses verbessern«, also das Zusammenspiel aller Einzelteile. Ein wichtiger Aspekt des Feng Shui ist das Chi der häuslichen Umgebung, also die Kraft oder Energie, die ungehindert fließen sollte. Natürlich reicht hier der Platz nicht aus, um auch nur annähernd die komplexen Zusammenhänge zu erörtern, die die Lehre vom Feng Shui ausmachen. Doch um die Feng-Shui-Räucherung anzuwenden, ist das auch nicht nötig. Dr. Lim, einer der weltweit anerkannten Experten, gab bei der Entwicklung des Rezeptes wertvolle Tipps und hat es für wirksam befunden, die Atmosphäre in Wohnräumen zu reinigen sowie das Chi zu erhöhen. Die Feng-Shui-Räucherung können Sie anwenden, wenn Sie das Gefühl haben, dass Sie ein wenig frischen Wind in Ihrer Wohnung brauchen. Feng Shui sorgt für unverbrauchte Frische und bietet die etwas sanftere Alternative zur Reinigungsräucherung. Gehen Sie mit Ihrem Räuchergefäß die ganze Wohnung ab. Erspüren Sie die Bereiche, die sich unangenehm, unklar oder muffig anfühlen. Räuchern Sie dort ausführlich, und nutzen Sie auch Klänge, um diese Energien zu vertreiben. Falls Sie keine Zimbeln, Klangschalen oder Ähnliches besitzen, klatschen Sie einfach kräftig in die Hände, oder setzen Sie die Stimme ein!

Wenn Sie noch mehr tun möchten, um Ihr Haus gründlich von störenden Geistern, Energien der Vergangenheit oder schlechten Erinnerungen zu reinigen, oder einfach Lust auf einen Frühjahrsputz haben, machen Sie das Meersalzritual des Feng-Shui-Experten Wasili Pantazoglou: Besorgen Sie sich grobes Meersalz – kein Tafelsalz –, und streuen Sie es entlang den Wänden und Treppenaufgängen durch das ganze Haus. Lassen Sie es 6–8 Stunden liegen. Meersalz hat eine stark reinigende Wirkung und wird in dieser Zeit eine Menge »energetischen Abfall« an sich binden. Saugen Sie das Ganze anschließend gründlich auf. Den Staubsaugerbeutel sollten Sie am besten gleich in die Mülltonne entsorgen. Wenn Sie die Salzreinigung anwenden, ist es sinnvoll, zum Abschluss mit der Feng-Shui-Mischung zu räuchern.

»Während ich den reinigenden Rauch entzünde, bitte ich alle Geister, Energien und Wesenheiten, die ich nicht hierhergebeten habe, mein Haus/meine Wohnung zu verlassen. Möge der Rauch des Feng Shui alte, stagnierende und zerstörerische Energien vertreiben und gleichzeitig die Atmosphäre klären sowie das Chi harmonisieren und stärken.«

1 TL Farbweihrauch, rot / 1 TL Farbweihrauch, gelb / 1 TL Farbweihrauch, gold / 1 TL Farbweihrauch, blau / 1 TL Farbweihrauch, grün / 2 TL Sandelholz, weiß / 2 TL Sandelholz, rot / 3 TL Lavendelblüten / 1 TL White Sage (Weißer Salbei) / 1 TL Salbei

Tipp: Fordern Sie, bevor Sie räuchern oder das Salz ausstreuen, die Geister dazu auf, Ihr Haus zu verlassen!

Übrigens: Diese Mischung enthält die Farben der fünf (chinesischen) Elemente, die zusammen ein harmonisches Ganzes bilden. Rot steht hierbei für Feuer, Gelb für Erde, Gold für Metall, Blau für Wasser, Grün für Holz.

Diese Räuchermischung fördert: den Fluss des Chi • Gesundheit • Erfolg • Reichtum

Ähnliche Räucherung: Reinigung

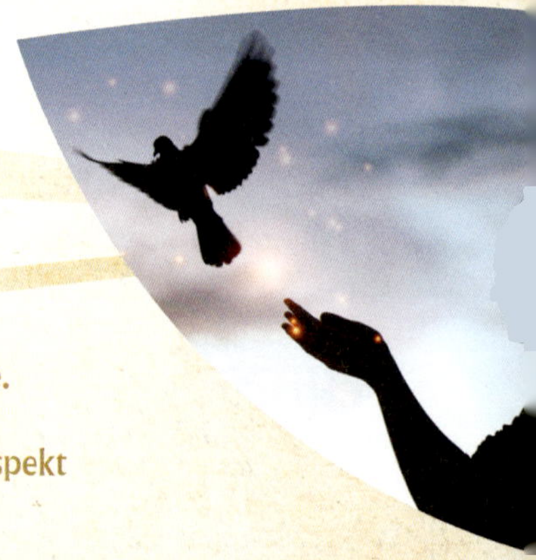

Frieden

Ich musste loslassen, woran ich mich geklammert hatte. Solange ich diese Tatsache als Verlust für mich ansah, war ich unglücklich. Aber sobald ich sie unter dem Aspekt betrachtete, dass das Leben im Loslassen und im Tod befreit wird, kam ein tiefer Friede über meinen Geist.

Rabindranath Tagore

Eines Tages, als wir in den Bergen unterwegs waren, begann der Himmel, sich zusehends zu verfinstern. Ein frischer Wind kam auf und kündigte den bevorstehenden Wetterwechsel an. Rasch machten wir uns an den Abstieg von der Bergkuppe, denn so schnell hatten wir das Unwetter nicht erwartet. Gerade noch rechtzeitig kamen wir bei der Hütte auf halbem Weg ins Tal an, um uns unter das schützende Dach zu retten. Es fing heftig an, zu regnen. Das Wasser rann in Sturzbächen die Schieferschindeln hinunter, mit denen die Hütte gedeckt war, und wir waren glücklich, halbwegs im Trockenen zu sein. Wir fühlten uns unter unserem Dach immer leichter und fröhlicher, je länger und stärker das Wasser auf uns herniederprasselte, so, als ob der Regen nicht nur die Hitze der letzten Tage, sondern auch abgestandene, verbrauchte Gedanken sowie die Gefühle vergangener Tage hinwegwaschen würde. Wir schnürten die Regenjacken enger und beschlossen, unseren Weg fortzusetzen, nun, da der Regen etwas weniger dicht fiel. Die Tropfen landeten erfrischend auf unseren Gesichtern, als wollten sie unsere Sinne beruhigen. Das intensive Rauschen und Plätschern des Wassers zwischen Steinen und Bäumen war so gleichmäßig und intensiv, als wollte es unseren Geist besänftigen. Wir gingen beschwingten Schrittes talwärts. Langsam tröpfelte es weniger, bis es schließlich ganz aufhörte, zu regnen. Als die ersten Sonnenstrahlen ihren Weg durch die Wolkendecke fanden, glänzten und glitzerten die Bäume, das Gras, die Blumen am Wegrand wie in einem freudigen Tanz. Die Welt um uns und in uns war so lebendig und still, so bewegt und in göttlicher Ruhe, dass da kein Gedanke und kein Gefühl mehr war, das außerhalb dieses schwingenden und klingenden Seins existierte. Der Himmel, die Erde, die Sonne und die Regentropfen, unsere Herzen und unser Geist – alles war durchdrungen von tiefem, zeitlosem Frieden.

»Während ich den Rauch des Friedens entzünde, lasse ich mich in den ewigen, stillen Raum in mir sinken, der niemals berührt wird von den Höhen und Tiefen, den Schmerzen und Vergnügungen des Lebens. Ich werde mir bewusst, wie der ewige Geist des Friedens durch alles und jeden schwingt und mich mit ihm verbindet.«

2 TL Benzoe Sumatra / 1 TL Benzoe Siam / 1 ½ TL Myrrhe / 1 TL Tonkabohne / 1 TL Styrax / 2 TL Sandelholz, weiß / 2 TL Wacholderholz / ½ TL Kamille grus oder ½ TL Kamillenblüten

Vermischen Sie alles mit 1 ½ TL Perubalsam, und geben Sie noch ½ TL Rosenblüte, 1 – 2 TL Lavendelblüten und 3 TL geschnittene Iriswurzel hinzu.

Tipp: Bitten Sie mit dieser Räuchermischung auch um mehr Frieden und Toleranz auf der Welt.

Diese Räuchermischung fördert: Ruhe • Frieden • innere Einkehr • die Verbindung mit allem Seienden

Ähnliche Räucherungen: Glück • Harmonie • Liebe • Zufriedenheit

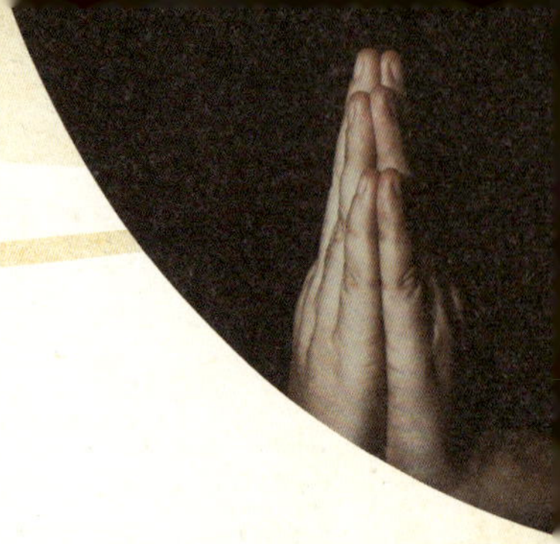

Gebet

Gott beantwortet jedes Gebet auf seine Weise – nicht auf unsere.

Mahatma Gandhi

Das Beten scheint bei vielen Menschen aus der Mode gekommen zu sein. Als Kindern fiel es uns leicht, zu Gott zu beten, ihn um Hilfe, Rat, Beistand oder ein neues Fahrrad zu bitten. Wir waren noch direkt verbunden mit dieser höheren Quelle, scheuten uns nicht, sie ohne Umwege anzusprechen und fanden problemlos die richtigen Worte, eine Sprache, die unmittelbar unserem unschuldigen Herzen entsprang. Lag es daran, dass sich der »liebe Gott« mit der Zeit in den »strafenden Gott« verwandelte, dass die meisten von uns aufhörten, der Stimme ihres Herzens Worte zu verleihen? Oder wuchsen wir einfach zu »vernünftigen« Menschen heran, die »an so etwas« nicht mehr glaubten und sich seltsam oder albern vorkamen, wenn sie weiterhin wie die Kinder zu Gott beteten? Warum auch immer wir uns von diesem machtvollen Instrument der Rückverbindung mit einer höheren Quelle der Kraft getrennt haben – glücklicherweise haben wir jederzeit die Chance, den Kontakt wieder aufzunehmen bzw. zu verstärken. Das Räuchern ist dafür ein wunderbares Instrument, denn es schafft eine Atmosphäre der Andacht, die uns leichter mit uns selbst, unseren Wünschen und Bedürfnissen, Ängsten und Sehnsüchten verbindet. Gleichzeitig stellt es eine Brücke zur Anderswelt, zu höheren Sphären, zum Göttlichen dar. Egal, welche religiösen Überzeugungen man hat, und auch dann, wenn sie sich nicht mit der Idee eines Gottes in Einklang bringen lassen – selbst wenn der keinen weißen Bart und wallende Gewänder trägt –, es gibt viele Möglichkeiten, unsere ganz eigene Art des Gebets zu finden. Vielleicht beten wir lieber zur Großen Mutter, zur Existenz oder ohne uns durch Namen festzulegen. Als Grundlage brauchen wir nur das Vertrauen, dass unsere Gebete von irgendeiner höheren Macht erhört werden – sowie die Gewissheit, dass unser Sehnen nach Liebe, unsere Bitten um Beistand, die Worte, die der Tiefe unseres Herzens entspringen, ein Echo finden werden. Dieses Echo kann sich auf mannigfaltige Weise zeigen: durch ein intensiveres Lebensgefühl, mehr Dankbarkeit den »kleinen« Dingen des Lebens gegenüber, die Erfüllung eines Wunsches oder einfach das Gefühl, von der Quelle des Lebens gespeist zu werden.

»Während ich den Rauch des Gebets entzünde, lasse ich meine innere Stimme sprechen: Ich bitte Dich, Gott, Großer Geist, Große Mutter … Kräfte des Universums, bitte helft mir dabei, … (ergänzen Sie hier das Gewünschte). Bitte unterstützt und leitet mich … Gebt mir die Kraft und den Mut, die ich heute brauche.«

2 TL Weihrauch / 1 ½ TL Myrrhe / 1 ½ TL Copal oro oder Manila / 1 TL Opoponax / 2 TL Zedernholz / 1 TL Zedernspitzen / 1 TL Johanniskraut / ¾ TL Angelikawurzel

Übrigens: Weihrauch ist der klassische Stoff zum Übermitteln von Gebeten an die Welt der Götter.

Diese Räuchermischung fördert: die innere Stimme • die Kraft, um Hilfe und Beistand zu bitten • die Verbindung zu Gott

Ähnliche Räucherungen: Anrufung • Schwitzhüttenräucherung

Geistige Klarheit

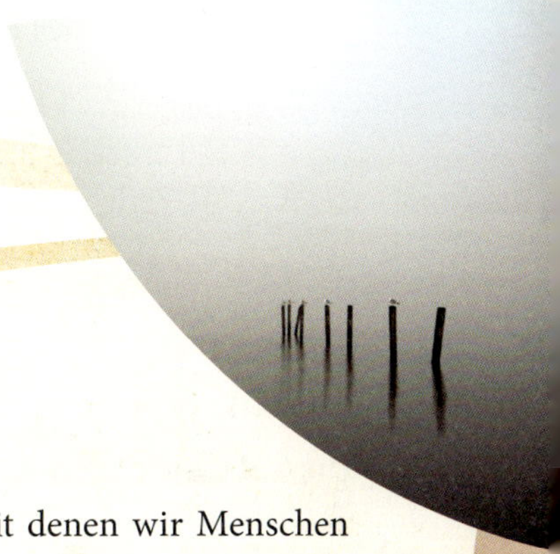

Der beste Beweis für Geist und Wissen ist Klarheit.

Francesco Petrarca

Um verschiedene Geisteshaltungen zu verdeutlichen, mit denen wir Menschen durchs Leben gehen, mag die folgende Begebenheit dienen: Vier Männern wurde die Aufgabe gestellt, einen runden und einen eckigen Pflock jeweils in ein Loch zu treiben. Zur Auswahl standen jeweils ein rundes und ein eckiges Loch. Der Selbstsüchtige war der Erste, der an die Reihe kam. Er versuchte, den runden Pflock in das viereckige und den viereckigen Pflock in das runde Loch zu schlagen. Wie man sich vorstellen kann, mühte er sich ziemlich, um die Aufgabe zu erfüllen. Doch unter Gewaltanwendung gelangte er schließlich ans Ziel. Nun versuchte es der Schlaue. Er hatte eine Menge Tricks parat und bearbeitete flugs den runden Pflock so, dass er in das eckige Loch passte, und ebenso ging er mit dem eckigen vor. Es dauerte zwar eine ganze Weile, aber auch der Schlaue löste die Aufgabe am Ende. Der Gelehrte ging natürlich ganz anders an die Sache heran. Er verfasste zunächst eine Abhandlung darüber, weshalb wohl ein runder Pflock perfekt in ein rundes, aber nur schlecht in ein eckiges Loch passte. Auch über die

Natur eines eckigen Pflocks und dessen Unfähigkeit, in ein rundes Loch zu passen, machte er sich seine Gedanken. Er hielt es unterdessen nicht für nötig, dazu praktische Versuche anzustellen. Als Letzter machte sich der Weise an die Arbeit, der nach einem langen Leben in Einfachheit geistige Klarheit erlangt hatte. Ohne Mühe trieb er den runden Pflock in das runde, den eckigen in das eckige Loch. Das ist es wohl, was geistige Klarheit auszeichnet: Mühelosigkeit und ein Sinn für das Wesentliche. Weder Denken noch Forschen, weder Gelehrsamkeit noch Intelligenz sind es letztlich, die uns weiterbringen. »Es einfach tun« könnte man diese geistige Haltung, aus der die Klarheit erwächst, auch nennen – schlicht sein, ohne Umschweife handeln. »Es« tut einfach durch uns hindurch, denn wir sind ein offener Kanal, durch den die Dinge einfach geschehen können, (fast) wie von selbst.

»Während ich den Rauch der geistigen Klarheit entzünde, leere ich meinen Geist von Gedanken, Grübeleien, jeglichem Wenn und Aber, Zweifeln und erlerntem Wissen. Ich wandere nach innen zu der namenlosen, wortlosen Quelle in mir, die einfach ist und aus der die Klarheit entspringt.«

2 TL Dammar / 1 ½ TL Weihrauch / 1 ½ TL Mastix / 1 TL Copal oro oder Manila / 1 ½ TL Lorbeer / 1 TL Eisenkraut / ½ TL Lavendelblüten / 1 Prise Muskatnuss / 1 – 2 TL Zedernspitzen

Vermischen Sie alles mit 2 TL Elemi.

Tipp: Benutzen Sie Zimbeln oder Klangschalen, um während des Rituals Ihre Aufmerksamkeit und Achtsamkeit zu erhöhen.

Diese Räuchermischung fördert: innere Ruhe • Stille • geistige Klarheit jenseits des verstandesmäßigen Denkens

Ähnliche Räucherungen: Konzentration • Meditation

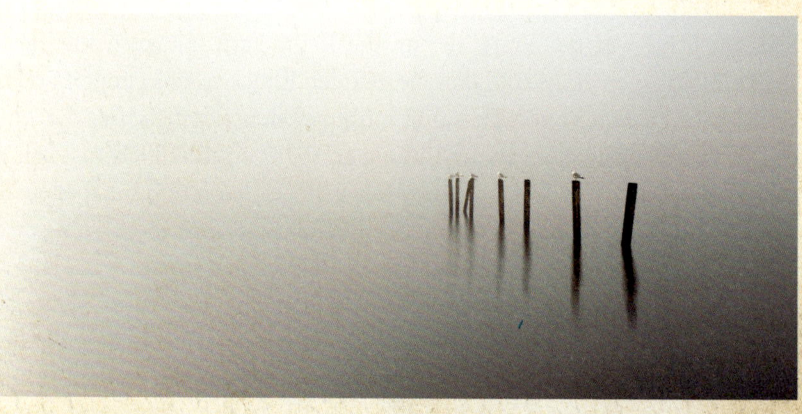

Geld

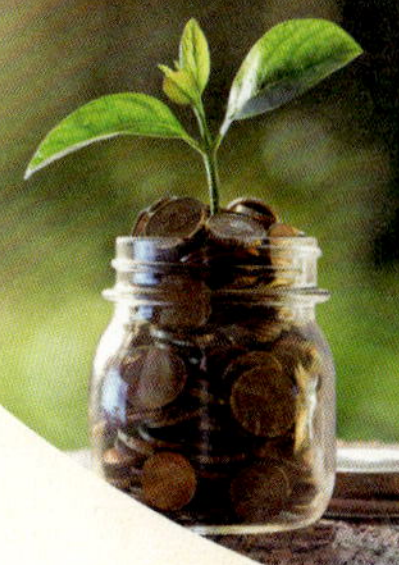

Überflüssiger Reichtum kann nur Überflüssiges kaufen. Es bedarf des Geldes nicht, um das zu erwerben, was der Seele nottut.

Henry David Thoreau

Das liebe Geld – wie viel brauchen wir davon? Wie viel wollen wir davon haben? Und: Wie viel haben wir tatsächlich? Haben wir genug zum Leben? So viel, wie wir uns wert sind? Oder vielleicht sogar zu viel? In jedem Fall ist Geld ein Thema, das die meisten von uns immer wieder beschäftigt, auch wenn wir wissen, dass Geld allein nicht glücklich macht – doch immer sparen zu müssen ebenso wenig. Wie so oft im Leben, gilt es, den goldenen Mittelweg zu finden: Es müssen ja nicht gleich ein paar Millionen im Lotto sein, aber die Erfüllung einiger Träume und ein Leben ohne Geldsorgen gehören zum Glück einfach dazu.

Versuchen Sie doch einmal die folgende Geldräucherung: Sie garantiert leider nicht, dass Ihnen das Geld plötzlich bündelweise ins Haus flattert, doch Sie können mithilfe der wohlriechenden Substanzen, die eine materialisierende Qualität auszeichnet, ein kleines Ritual für sich abhalten, das tatsächlich den Geldfluss in Ihrem Leben anzuregen vermag. Nehmen Sie sich Zeit, um erst einmal Ihr Verhältnis zu Geld ein wenig zu beleuchten. Hatten und haben Sie in Ihrem Leben eher zu viel oder zu wenig Geld? Wie steht es mit dem Verhältnis zwischen Geben und Nehmen – ist es ausgewogen? Hätten Sie gern mehr Geld zur Verfügung? Empfinden Sie Ihre Leistungen in ausreichender Höhe durch Ihr Einkommen gewürdigt? Wie gehen Sie mit Geld allgemein um – eher sparsam, oder werfen Sie es leicht zum Fenster hinaus? Würdigen Sie das Geld, das Sie besitzen, oder die Dinge, die Sie sich davon bisher leisten konnten? Lassen Sie in einem dritten Schritt Ihre Fantasie spielen: Wie viel Geld würden Sie in Zukunft gern verdienen? Wie könnten Sie dies erreichen? Wen würden Sie gern an Ihrem Reichtum teilhaben lassen? Gehen Sie spielerisch mit Ihren Vorstellungen über das Geld um!

»Während ich den Rauch des Geldes entzünde, stelle ich mir vor, wie das Geld in mein Leben fließt. Ich male mir in allen Einzelheiten aus, wie es sich anfühlt, was ich damit tue, mit wem ich es teile … Ich lasse den Reichtum bereits jetzt in mir Wirklichkeit werden, während ich darauf vertraue, dass meine innere Wirklichkeit die äußere anzieht und Form gewinnen lässt.«

2 TL Farbweihrauch, gold / 2 TL Farbweihrauch, grün / 1 TL Myrrhe / 3 TL Zedernholz / 2 TL Zimtrinde / 1 ½ TL Sandelholz, weiß / ½ TL Melisse / 1 TL Pottasche / 2 TL Iriswurzelpulver

Tipp: Beziehen Sie einige Geldscheine oder Münzen symbolisch in Ihr Ritual mit ein.

Übrigens: Goldener Farbweihrauch ist ein klassisches Symbol für Geld, und auch die Farbe Grün wird in vielen Kulturen mit Geld in Verbindung gebracht.

Diese Räuchermischung fördert: materiellen Reichtum • Gewinnchancen

Ähnliche Räucherungen: Erfolg • Glück

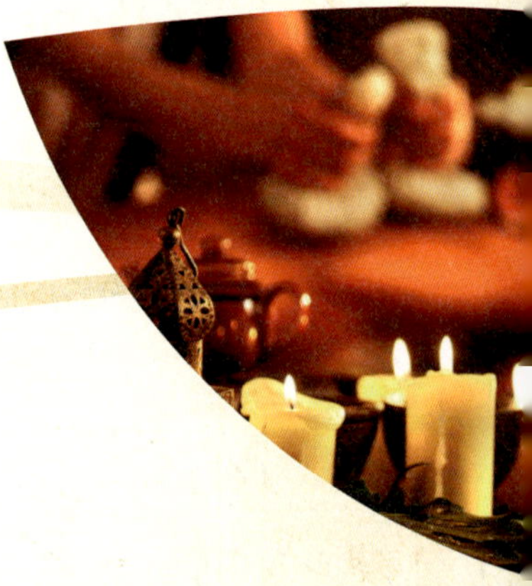

Genuss und Sinnlichkeit

Man soll dem Leib etwas Gutes bieten, damit die Seele Lust hat, darin zu wohnen.

Winston Churchill

Wie oft kommen die Sinne, unsere Sinnlichkeit zu kurz! Dabei sind sie es doch, die uns große Freude, Genuss sowie körperliche und emotionale Erfüllung ermöglichen. Wir hasten im Alltag umher, sitzen stundenlang auf Bürostühlen, abends vor dem Fernseher und merken gar nicht, wie unsere Sinne langsam verkümmern.

Gönnen Sie sich einmal ein sinnliches Räucherritual. Egal, ob allein oder zu zweit, machen Sie es sich bequem, und entzünden Sie das Räucherwerk für Genuss und Sinnlichkeit. Nehmen Sie sich zunächst ein wenig Zeit, um von den Problemen und Geschäften des Tages Abstand zu gewinnen. Umfächeln Sie sich (gegenseitig) mit dem duftenden Rauch, und lassen Sie es zu, dass das Bewusstsein Ihres Körpers langsam das Denken in den Hintergrund entlässt. Lassen Sie den Rauch auf sich wirken, und entspannen Sie sich. Spüren Sie Ihrem Atem nach, wie er den sinnlichen Rauch in Ihren Körper aufnimmt und erst Ihren Bauch, Ihre Brust, Ihren Unterleib und schließlich jeden Winkel Ihres Körpers belebt und bewusster werden lässt. Wenn Sie dieses Ritual mit einem Partner zelebrieren, dann können Sie sich nun mit einer ausgiebigen Massage gegenseitig auf eine sinnliche Reise durch den Körper begleiten. Sind Sie allein, können Sie sich selbst massieren, streicheln oder entspannt auf dem Rücken liegend Ihren Körper mit dem Atem »von innen« erkunden. Lassen Sie sich so viel Zeit, wie Sie möchten, und legen Sie von Zeit zu Zeit frisches Räucherwerk nach. Beenden Sie das Ritual, indem Sie sich beieinander – oder bei sich selbst – für den geschenkten Genuss bedanken.

»Während ich den Rauch des Genusses entzünde, lasse ich mein Bewusstsein gänzlich in meinen Körper fließen. Ich genieße den Wohlgeruch des Räucherwerks. Ich lasse ihn mit dem Atem in mich strömen und spüre ihm vom kleinen Zeh bis zum Scheitel nach. Ich genieße.«

2 TL Sandarak / 2 TL Copal oro / 1 TL Guggul / 1 TL Styrax / ½ TL Tonkabohne / 2 TL Iriswurzel, geschnitten / 1 TL Patchouli

Geben Sie außerdem Adlerholz hinzu – soviel Sie möchten.

Übrigens: Adlerholz ist der Inbegriff von Genuss und Sinnlichkeit.

Diese Räuchermischung fördert: Entspannung • körperliches Wohlbefinden • Sinnlichkeit

Ähnliche Räucherungen: Entspannung und Balance • Liebeszauber für die Frau • Liebeszauber für den Mann • Tausendundeine Nacht

Gerechtigkeit

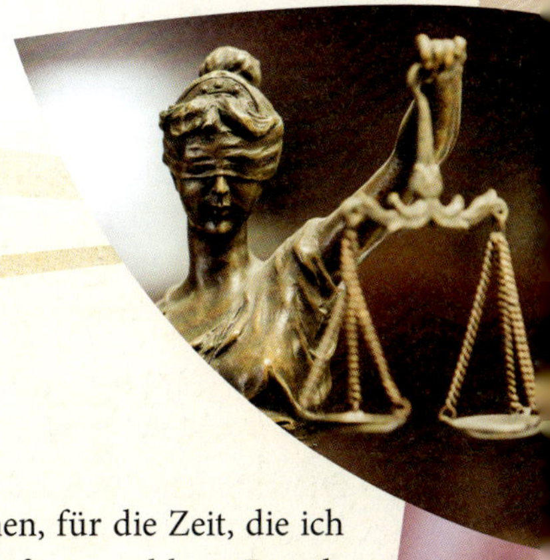

Wer mit Gerechtigkeit lebt, ist allüberall sicher.

Epiktet

»Du kannst für zwei Monate in meiner Wohnung wohnen, für die Zeit, die ich in Urlaub bin,« sagte Mario, »brauchst natürlich nichts dafür zu zahlen.« Er teilte mir dies mit, nachdem er mich fürstlich bekocht und umsorgt und mir seine Aufmerksamkeit geschenkt hatte. Er hatte mir lang zugehört, denn es ging mir gerade nicht besonders gut. Und er verlangte absolut nichts dafür. Er erwartete kein Geld, keine besondere Aufmerksamkeit oder Anerkennung für sich selbst, keine Gegendienste in der Zukunft nach dem Motto: »Du schuldest mir aber noch etwas.« Wir kannten uns kaum. Ich war berührt und irritiert. »Das ist ganz einfach«, meinte Mario, »ich habe in der Vergangenheit sehr viel von anderen Menschen bekommen. Ich bin geliebt und reich beschenkt worden. Jetzt bin ich an der Reihe, zu geben. So einfach ist das.« Vielleicht funktioniert Gerechtigkeit so. Nicht Auge um Auge. Nicht Zahn um Zahn. Jedenfalls nicht so plump. Vielleicht geht es vielmehr um eine Art kosmischen Ausgleich, darum, dass sich in einer imaginären Gesamtsumme Geben und Nehmen am Ende aufwiegen – auf dem eigenen Konto, ebenso wie in den Beziehungen mit anderen. Dieser Ansicht scheint auch Aristoteles zu sein, wenn er in seiner »Nikomachischen Ethik« sagt: »Diese Gerechtigkeit ist die vollkommene Tugend, aber nicht schlechthin, sondern im Hinblick auf den anderen Menschen […] Vollkommen ist sie, weil der, der sie besitzt, die Tugend auch dem andern gegenüber anwenden kann und nicht nur für sich […]« Aristoteles nennt zudem ein wichtiges Stichwort: die Mitte. »Da nun der Ungerechte und das Ungerechte ungleich sind, so gibt es offenbar ein Mittleres zwischen dem Ungleichen. Dies ist das Gleiche. […] Wenn außerdem das Gleiche eine Mitte ist, so wird wohl auch das Gerechte eine Mitte sein.« Die goldene Mitte, könnte man also sagen, bezeichnet die Gerechtigkeit: die Mitte zwischen den eigenen Bedürfnissen und denen des anderen, die Mitte zwischen Geben und Nehmen. Und diese Mitte gilt es, zu finden.

»Während ich den Rauch der Gerechtigkeit entzünde, werde ich mir bewusst, wo es in meinen Beziehungen Ungerechtigkeit, also Ungleichheit, gibt. Geschieht mir unrecht? Tue ich unrecht? Was hat die Waage aus dem Gleichgewicht gebracht? Was kann ich tun, damit die Waagschalen wieder ins Lot kommen?«

2 TL Copal Manila / 1 TL Copal oro / 1 TL Mastix / 2 ½ TL Myrrhe / ¾ TL Benzoe Siam / ¾ TL Bernstein / 2 TL Zedernholz / 1 ½ TL Sweetgrass oder Mariengras / 1 TL Eichenrinde / 1 ½ TL Sandelholz, weiß / ¾ TL Lavendelblüten / ½ TL Eukalyptusblätter / ½ TL Myrteblätter

Übrigens: Die Eichenrinde ist hier Symbol der Gerichtsbarkeit. Prozesse wurden in alter Zeit unter der (Feme-)Eiche geführt.

Diese Räuchermischung fördert: Gerechtigkeitsempfinden • Gerechtigkeit in Konfliktsituationen und gerichtlichen Auseinandersetzungen • hält Ungerechtigkeit fern

Ähnliche Räucherungen: Frieden • Heilung • Harmonie

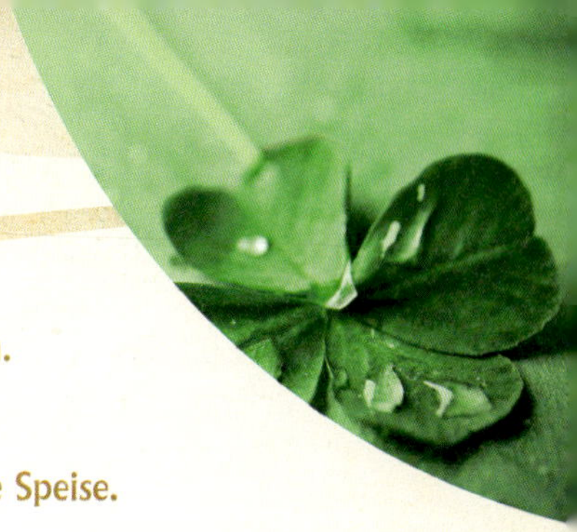

Glück

Glücklich ist, wer ohne Hass lebt unter feindlich Gesinnten.
Glücklich ist, wer frei von Gier lebt unter Gierigen.
Glücklich ist, wer nichts sein Eigen nennt.
Den lichten Göttern ist er gleich, und die Seligkeit ist seine Speise.

Östliche Weisheit

Was ist Glück? Das Gegenteil von Pech? Wenn einem die Dinge einfach in den Schoß fallen, ohne dass man etwas dafür getan hat? Sechs Richtige im Lotto? Diese Auffassung von Glück macht sich an der im Grunde unfairen, weil zufälligen und nicht beeinflussbaren Verteilung von Geld, Liebe oder einfach »glücklichen Wendungen des Schicksals« fest. Sie verdammt uns dazu, untätig und in banger Hoffnung auf Gottes Gunst oder den Zufall zu warten. Doch was tun, wenn wir nicht zu den Auserwählten gehören? Sollen wir auf ein besseres Jenseits hoffen und öfter eine Kerze in der Kirche anzünden? Oder im Glücksspiel einen noch höheren Einsatz wagen? Die Weisen dieser Welt meinen wohl, dass Glück etwas anderes ist und mit anderen Methoden erlangt werden kann: eine innere Haltung, die man sich erarbeiten und Schritt für Schritt aneignen muss. Ein altes Sprichwort sagt auch: »Glücklich ist der, der nicht nach dem Glück trachtet.« Damit ist nicht Resignation gemeint, sondern eine Änderung des Blickwinkels. Denn solange wir das Glück in der Zukunft und in dem suchen, das wir nicht besitzen – sondern immer nur die anderen –, müssen wir zwangsläufig unglücklich sein, da unser Glück an Bedingungen geknüpft ist, die wir nicht beeinflussen können. In dem Moment jedoch, in dem wir erkennen, dass das Glück darin liegt, unsere gegenwärtigen Umstände und Bedingungen zu akzeptieren, ohne uns von ihnen abhängig zu machen, ändern sich die Dinge. Denn Glück liegt jenseits von materiellem Reichtum, Gefühlszuständen oder sozialen Gegebenheiten. Glück ist ein innerer Ort, den jeder für sich entwickeln und rein halten muss – es ist ein Raum ohne Inventar, ein Seinszustand ohne Bedingungen. Ein Räucherritual schafft den idealen Rahmen, um sich regelmäßig – vielleicht einmal in der Woche – dem Zustand des Glücks anzunähern. Sie können dabei Ihre Idee von Glück untersuchen und sich über die Bedingungen klar werden, an die Sie es normalerweise binden, um sich schließlich dem Ort in sich zu widmen, wo das Glück immer zu Hause ist.

»Während ich den heiligen Rauch des Glücks entzünde, löse ich mich von meinen Erwartungen, die ich dem Glück gegenüber hege, und erkenne es als einen Zustand an, den ich jederzeit in meinem Inneren erlangen kann.«

2 TL Dammar / 1 TL Farbweihrauch, gold / 1 TL Farbweihrauch, blau / 1 TL Farbweihrauch, grün / 2 TL Kalmus / 2 TL Sandelholz, weiß / 1 ½ TL Sweetgrass oder Mariengras / ½ TL Muskatnuss / 1 – 2 TL Iriswurzel, geschnitten / ½ TL Melisse

Vermischen Sie alles mit 1 TL Perubalsam.

Übrigens: Sweetgrass dient in der Tradition der Indianer seit jeher zum Herbeirufen positiver Kräfte.

Diese Räuchermischung fördert: Glücklichsein • Ruhe • Zufriedenheit • die Reise in die eigenen Innenwelten der Glückseligkeit

Ähnliche Räucherungen: Dank • Zufriedenheit

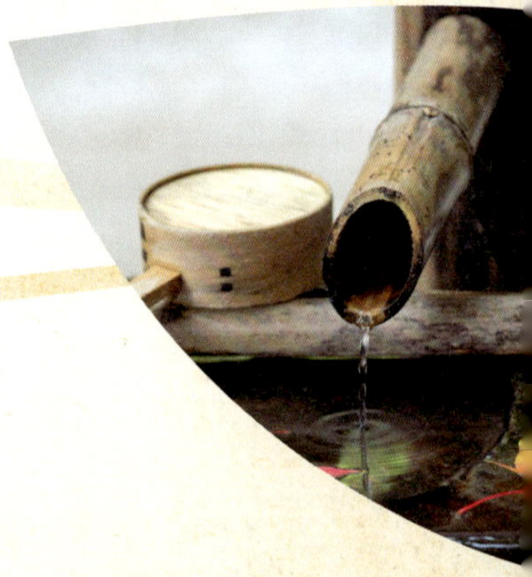

Harmonie

Wir sind in diese Welt gekommen, nicht nur, dass wir sie kennen, sondern dass wir sie bejahen.

Rabindranath Tagore

Nur noch wenige Tage waren es bis zur totalen Sonnenfinsternis, die wir gespannt erwarteten. Der große Schatten, der für einige Minuten auf dieses hawaiianische Fleckchen Erde fallen sollte, warf seinen sprichwörtlichen Schatten schon einige Zeit voraus. Jedenfalls fühlte ich mich so – innerlich zerrissen, im Streit mit meiner Freundin, mit der ich hierhergekommen war, uneins mit mir selbst. Eines Morgens ging ich allein hinaus in die wundervolle, intensive Natur dieser fruchtbaren Insel und ließ mich gedankenversunken auf einem großen, schwarzen Lavastein nieder. Vielleicht konnte ich mich in diesem satten Grün, aus dem üppige rote Blüten sprangen, im saftigen Gras und den sich im Wind hin- und herwiegenden Baumwipfeln verlieren, um mich selbst wiederzufinden. Mein Blick schweifte nach oben: Kleine, weiße Wolken zogen seelenruhig vor der endlosen Weite eines tiefblauen Himmels vorüber. Plötzlich geschah etwas. Entweder kam der Himmel zu mir herunter, oder ich wuchs zu ihm hinauf. Jedenfalls gab es keine Distanz mehr zwischen uns. Der Himmel war auf die Erde gekommen. Ich war in den Himmel hineingewachsen. Ich war Teil dieser immens kraftvollen blauen Weite. Sie war in mir, ich war in ihr. Nie zuvor war ich auf die Idee gekommen, die Kraft könne in der Weite, im Blau liegen. Immer hatte ich sie im Rot, im Feuer gesucht. Doch dies war die gänzlich neue Erfahrung einer Kraft, die nicht toben und wüten, nicht hervorbrechen und explodieren muss wie ein Vulkan. Nein, hier war ich plötzlich von einer stillen, nichts wollenden Energie erfüllt, die mich in vollkommene Harmonie versetzte mit mir selbst, meiner Umgebung, mit Himmel und Erde.

»Während ich den Rauch der Harmonie entzünde, werde ich mir bewusst, dass ich Teil eines großen Ganzen bin, das immer in Harmonie schwingt. Es liegt an mir, wieder in diese große Einheit einzutreten. Ich brauche nur die Tür zu öffnen, und ich bin in vollkommener Harmonie.«

1 TL Myrrhe / 1 TL Dammar / 1 TL Iriswurzel, geschnitten / 1 TL Alant / 2 TL Apfelstücke / 1 TL Lavendelblüten / 1 TL Orangenschale / ½ TL Orangenblüte / 1 TL Patchouli / ¾ TL Zimtrinde

Geben Sie noch etwas Adlerholz dazu.

Tipp: Verwenden Sie diese Räucherung auch zu zweit oder in der Gruppe.

Übrigens: Lavendelduft schafft Harmonie und Frieden.

Diese Räuchermischung fördert: Harmonie • Ruhe • innere Weite • Zusammengehörigkeit

Ähnliche Räucherungen: Frieden • Glück • Zufriedenheit

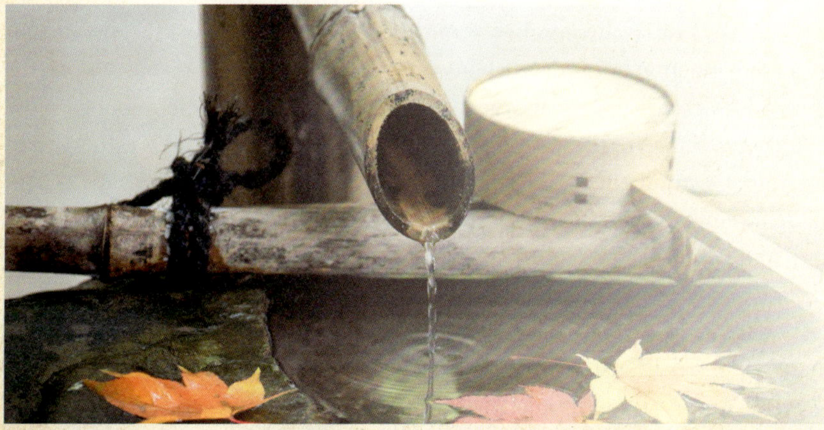

Heilung

Krankheit ist weder Grausamkeit noch Strafe, sondern einzig und allein ein Korrektiv; ein Werkzeug, dessen sich unsere eigene Seele bedient, um uns auf unsere Fehler hinzuweisen, um uns von größeren Irrtümern fernzuhalten […] und uns auf den Weg der Wahrheit und des Lichts zurückzubringen, von dem wir nie hätten abkommen sollen.

Dr. Edward Bach

Spätestens seit Dr. Ruediger Dahlkes und Thorwald Dethlefsens Klassiker »Krankheit als Weg« wissen wir, dass Krankheiten nicht einfach Krankheiten sind, sondern uns über das Medium Körper etwas mitteilen möchten. Jede Krankheit sagt uns zuerst einmal: »Tritt kürzer, halte einen Moment inne, und höre, was dein Körper dir zu sagen hat!« Meist haben wir ohnehin schon eine Ahnung, warum wir nun gerade krank werden. Vielleicht war es der unerträgliche Arbeitsstress, von dem wir nun eine mehr oder weniger unfreiwillige Pause bekommen, oder eine Beziehung, die uns belastet und in der wir nicht weiterkommen. Auch hier zeigt unser Körper an, dass wir überlastet sind und die emotionalen Schwierigkeiten unsere (Schmerz-)Grenzen gesprengt haben. Nutzen Sie die Gelegenheit, ein wenig den Ursachen nachzuspüren, ohne in Begriffen wie »Schuld« oder »Fehler« zu denken, nach dem Motto: »Das hab ich mir nun selbst zuzuschreiben, wäre ich nicht so blöd gewesen …« Gehen Sie liebevoll mit sich um, noch mehr Stress brauchen Sie im Moment wirklich nicht. Die Gründe für eine Krankheit aufzuspüren, ist wichtig, und es kann äußerst erhellend und letztlich heilsam wirken, dies zu tun. Doch nachdem wir ausreichend in der Vergangenheit gewühlt haben, gilt es, den Blick nach vorn zu richten: Wieder gesund werden! Dies ist besonders wichtig, wenn Sie an einer schweren oder chronischen Krankheit leiden. Prentice Mulford drückte es in seinem Buch »Unfug des Lebens und des Sterbens« so aus: »Erwarte nie Krankheit oder Schmerzen für morgen, mögen Krankheit oder Schmerzen heute noch so arg gewesen sein, für morgen erwarte nur Gesundheit und Kraft. Mit anderen Worten: Gesundheit, Schönheit und Kraft müssen zum wahren Tagestraum werden, denn ein Traum drückt weit besser den richtigen Gemütszustand aus als Hoffnung und Erwartung.« Träumen Sie diesen Tagtraum, indem Sie für Ihre Gesundheit räuchern. Die Substanzen in der Heilungsräucherung regen Ihre Selbstheilungskräfte an, ebenso wie es Ihre Gedanken tun können. Bitten Sie die Götter, Ihr höheres Selbst, die Existenz um Heilung, und stärken Sie Ihr geistiges Bild von sich selbst, das Ihren Körper mit jedem einzelnen Organ in Gesundheit zeigt.

»Während ich den Rauch der Heilung entzünde, ›träume‹ ich mich gesund. Ich bitte die Götter um Kraft und Heilung. Dabei stelle ich mir vor, wie die gesunden Zellen in meinem Körper die kranken ›besiegen‹.«

3 TL Myrrhe / 2 TL Dammar / 1 TL Farbweihrauch, blau / 1 TL Farbweihrauch, grün / ½ TL Benzoe Siam / 1 TL Kamille grus / 1 TL Salbei / 1 TL White Sage (Weißer Salbei) / 1 TL Yerba Santa / 1 TL Johanniskraut / 1 TL Lavendelblüten / 1 ½ TL Zimtrinde / 2 TL Iriswurzel, geschnitten / ½ TL Blütenblätter der Ringelblume

Vermischen Sie alles mit 1 – 1 ½ TL Perubalsam.

Tipp: Hüllen Sie Ihre Aura mit dem heilsamen Rauch ein.

Übrigens: Perubalsam ist in Südamerika eine heilige Medizin. Johanniskraut und Kamille sind alte europäische Heilkräuter.

Diese Räuchermischung fördert: Heilung • Selbstheilungskräfte

Ähnliche Räucherung: Energie und Lebenskraft

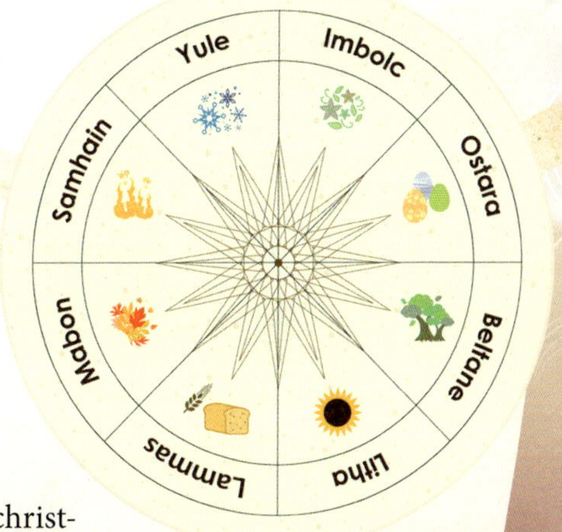

Jahreskreisfeste

Das Talent des Menschen hat seine Jahreszeiten wie Blumen und Früchte.

François VI. Duc de La Rochefoucauld

Die Menschen Nordeuropas haben sich in vorchristlicher Zeit für ihre Feste und Rituale stark am Rhythmus der Natur und den damit einhergehenden kosmischen Ereignissen orientiert. Die acht Jahreskreisfeste bestehen aus vier Sonnen- und vier Mondfesten. Sie symbolisieren das ewige Werden und Vergehen der Natur vom kalten, kargen Winter zum lebenserweckenden, die ersten Sonnenstrahlen bringenden Frühling, dem fruchtbaren, warmen Sommer bis hin zum farbigen und ertragreichen Herbst. Die Menschen gingen davon aus, dass an diesen besonderen Tagen des Jahres das Tor zur Anderswelt offen steht und sich der Schleier zum Drüben lüftet. Kontakt zu den Ahnen und zu den Gottheiten, die die Geschicke auf der Erde lenken, ließ sich an diesen Tagen leichter herstellen, und auch die Kommunikation mit ihnen gelang besser. Heute sind wieder mehr Menschen daran interessiert, sich mit der Natur zu verbinden und mit ihr im Einklang zu leben. Die Jahreskreisfeste eignen sich besonders, um an diesen Tagen zu räuchern, sich der Existenz der Naturkräfte bewusst zu werden und den Kreislauf des ewigen Kommens und Gehens besser zu verstehen.

Imbolc – Brigid
(1. Februar)

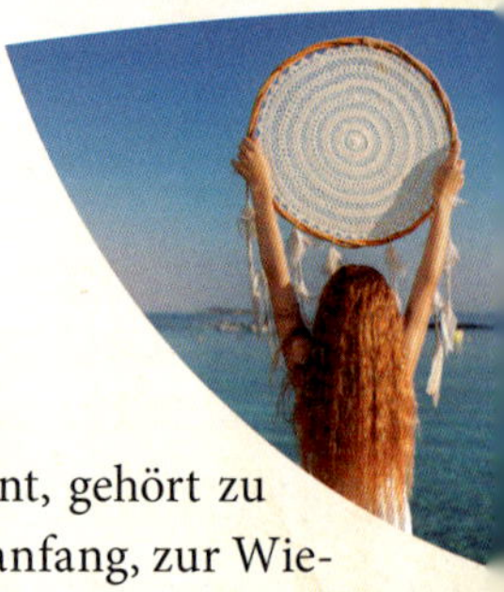

Auch der dunkelste Brunnen spiegelt das Licht der Sterne.

Bulgarisches Sprichwort

Imbolc oder Brigid, auch »Lichtmess« oder »Kerzenfest« genannt, gehört zu den Mondfesten und wird um den 1.–2. Februar, dem Frühlingsanfang, zur Wiederkehr des Lichts gefeiert. Dieser Tag ist der Göttin Brigid geweiht, die, weiß gewandet und von einem Lichterkranz umgeben, das neue Licht bringt. Sie löst die dunkle Winterzeit ab, und die Fruchtbarkeitsgeister lassen die Natur langsam wieder auferstehen. Kerzen, die die Wiedergeburt der Sonne symbolisieren, werden geweiht, und Orakel werden befragt. Haus und Hof reinigt man mit rituellem Räuchern, Fegen und dem Ausstreuen von Salz. Auch der inneren Reinigung wird mit Fasten Rechnung getragen.

3 TL Weihrauch / 1 ½ TL Farbweihrauch, gelb / 1 ½ TL Dammar /
1 TL Lavendelblüten / 1 TL Beifuß / 1 TL Wacholderbeeren /
1 TL Rosmarin / 1 ½ TL Angelikawurzel

Diese Räuchermischung fördert: Reinigung • Neubeginn • Wachstum • Schutz • Inspiration • Weiblichkeit

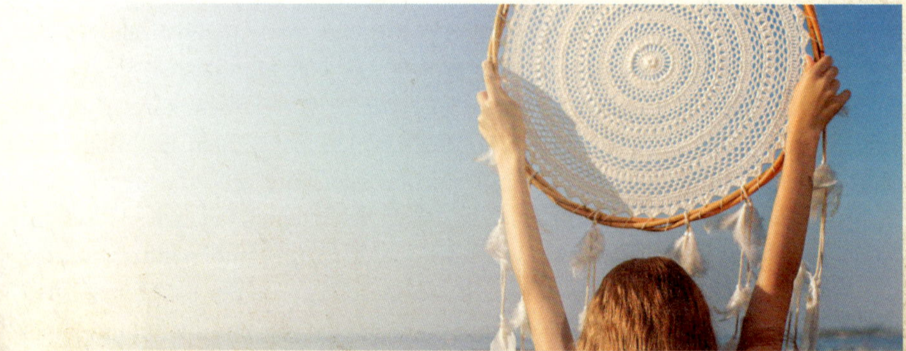

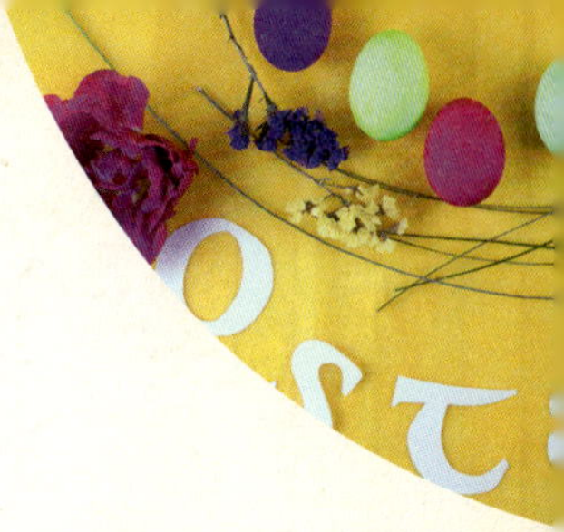

Ostara – Frühlingsanfang
(21. März)

Der Frühling ist die Zeit der Pläne, der Vorsätze.

Leo Tolstoi

Ostara ist ein Sonnenfest und wird um den 21. März, dem Tag der Frühlingstagundnachtgleiche, gefeiert. Es ist ein Fest der Fruchtbarkeit, und die Menschen erfreuen sich an der Wiederkehr der Natur. Man feiert den Sieg des Lichts über die Dunkelheit. Die Felder werden geweiht, es ist die Zeit der Aussaat, des neu beginnenden Wachstums und der Erneuerung. Rot gefärbte Eier werden als Symbol der Wiedergeburt und des Lebens verschenkt, die oft mit magischen Fruchtbarkeitssymbolen verziert sind. Bei uns setzt sich die Tradition im Osterfest fort. Große Osterfeuer werden entfacht, die den Winter vertreiben – und mit ihm das vergangene Jahr.

3 TL Weihrauch / 1 TL Farbweihrauch, grün / 1 TL Farbweihrauch, rot /
1 TL Myrrhe / 1 TL Dammar / ½ TL Basilikum / 1 Prise Muskatnuss /
1 TL Salbei / 1 TL Wermut / 1 TL Lemongrass

Diese Räuchermischung fördert: Wachstum • Aufbruch • Fruchtbarkeit • Lebenskraft / Energie

Beltane
(1. Mai)

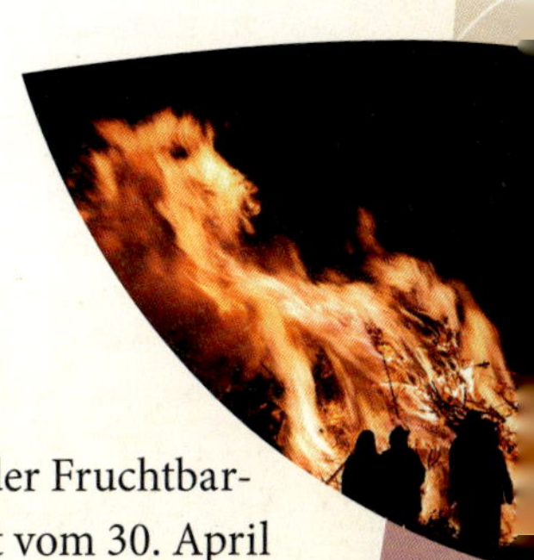

Eine kleine Trommel lässt tausend Füße tanzen.

Afrikanisches Sprichwort

Beltane, auch »Walpurgis«, »Hexennacht«, »keltischer Sommer« oder Fruchtbarkeitsfest genannt, gehört zu den Feuerfesten und wird in der Nacht vom 30. April auf den 1. Mai gefeiert. Beltane ist ein berauschendes Fest voller Magie, Wildheit, Tanz und Ekstase. Große Freudenfeuer werden entfacht, die die Rückkehr der Natur und des Lebens nach dem Winter symbolisieren.

4 TL Benzoe Sumatra / 1 ½ TL Farbweihrauch, rot / 1 TL Styrax /
2 TL Iriswurzel, geschnitten / 1 ½ TL Sandelholz, rot / 1 TL Sandelholz, weiß /
1 TL Rosenblüte / 1 TL Myrteblätter / 1 TL Zimtrinde / 1 TL Patchouli

Diese Räuchermischung fördert: Fruchtbarkeit • Fülle • Sinnlichkeit • Sexualität

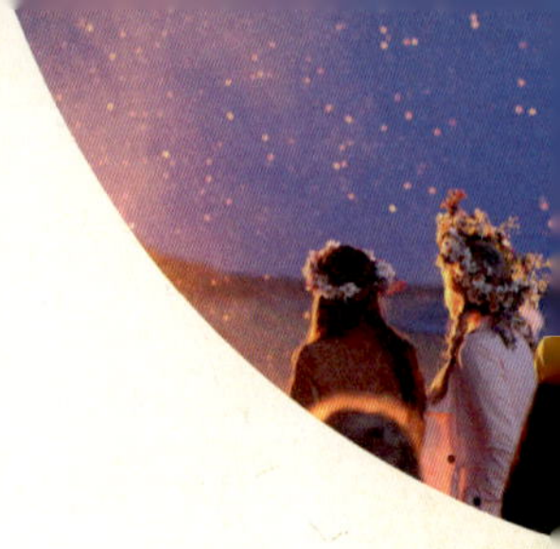

Litha – Sommersonnenwende
(21. Juni)

**Wir öffnen die Herzen, wir heben die Hände,
wir grüßen des Jahres fruchtbringende Wende,
wir grüßen des Lichtes gesegneten Lauf:
Sonnwendfeuer, flamm auf nun, flamm auf!**

Johann Wolfgang von Goethe

Litha, auch »Mittsommer«, »Alban-Heruin«, »Eichenfest« oder »Johanni« genannt, ist ein Sonnenfest und wird in der Nacht auf den 21. Juni, dem längsten Tag des Jahres, gefeiert. Es ist eine Nacht voller Magie, da an diesem Tag die Nähe zur Anderswelt besonders groß ist. Es ist die Stunde der Trolle, Zwerge, Elfen und anderer Naturgeister, die aufmerksame Beobachter bei ihrem bunten Treiben verfolgen können. Orakel werden befragt und Feuer entzündet, die Geister vertreiben sollen. Oft wird, um das Böse aus der Welt zu schaffen, eine Hexenpuppe aus Stroh an der Spitze des Sonnwend- bzw. Johannifeuers angebracht. Einem alten Brauch nach springt man über das Feuer, um sich rituell zu reinigen und gesund zu bleiben, und frisch verliebte Pärchen springen Hand in Hand über das Feuer: Hält der Händedruck, hält auch die Beziehung. Sonnenkräuter wie Johanniskraut, Alant und andere werden dem Feuer übergeben, um Krankheit und Unglück zu vertreiben.

4 TL Weihrauch / 1 ½ TL Benzoe Siam / 1 TL Farbweihrauch, gelb /
1 ½ TL Alantwurzel / 1 ½ TL Zitronenschale / 1 TL Johanniskraut /
1 TL Lavendelblüten / 1 TL Blütenblätter der Sonnenblume

Diese Räuchermischung fördert: Kraft des Feuers • Magie • Abwehrzauber • Ekstase • Verantwortung

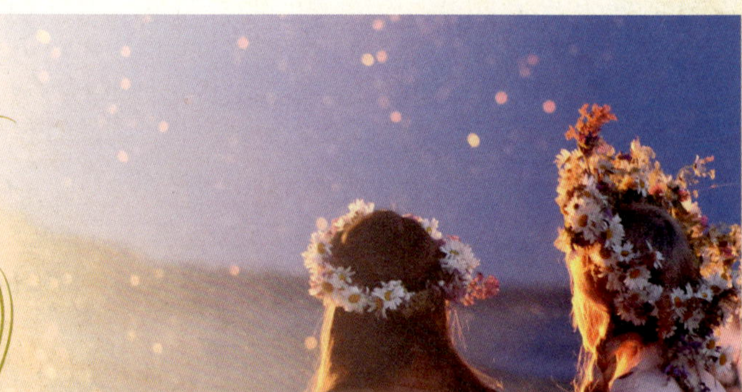

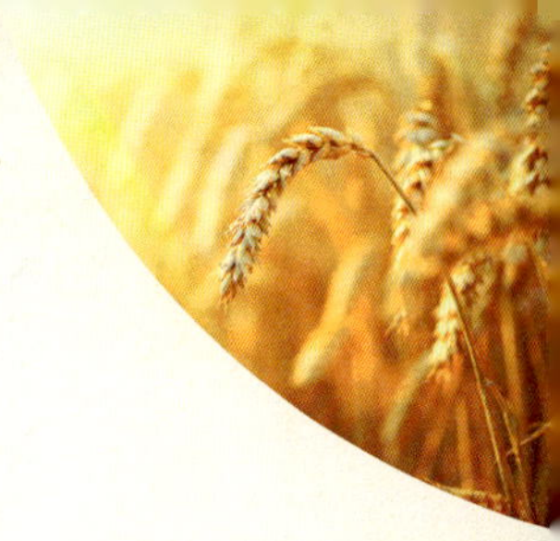

Lammas
(1. August)

Ernte das Leben wie eine fruchtreife Ähre.

Euripides

Lammas, auch »Lughnasadh«, »Korn-« oder »Schnitterfest« genannt, ist ein Mondfest und wird am 1. August gefeiert. Es ist dem Sonnengott Lugh gewidmet und ein Fest der Fruchtbarkeit und des frühen Erntedanks. Der Hochsommer geht zu Ende, die Tage werden kürzer, und die Erntezeit beginnt. In dieser energiegeladenen Zeit gibt es große Hitze und starke, von Furcht einflößenden Blitzen begleitete Gewitter, die existenzielle Angst vor dem Verlust der Ernte verursachen. Erntefeste, Tanz, Spiel und sportliche Wettkämpfe finden jetzt statt. Kräuter werden geweiht, und als Dank an die Natur werden Ähren auf dem Acker stehen gelassen. Der Kreislauf der Natur, das Entstehen des Neuen aus dem Alten, wird auf diese Weise aufrechterhalten.

2 TL Weihrauch / 2 TL Farbweihrauch, gold / 1 ½ TL Myrrhe / 1 ½ TL Copal Manila / 1 ½ TL Sandelholz, rot / 1 TL Rosmarin / ½ TL Wermut / ½ TL Wacholderspitzen / 1 TL Johanniskraut / 2 TL Blütenblätter der Ringelblume

Diese Räuchermischung fördert: Licht • Wärme • Übergang • Erkenntnis • Entscheidung • Autorität

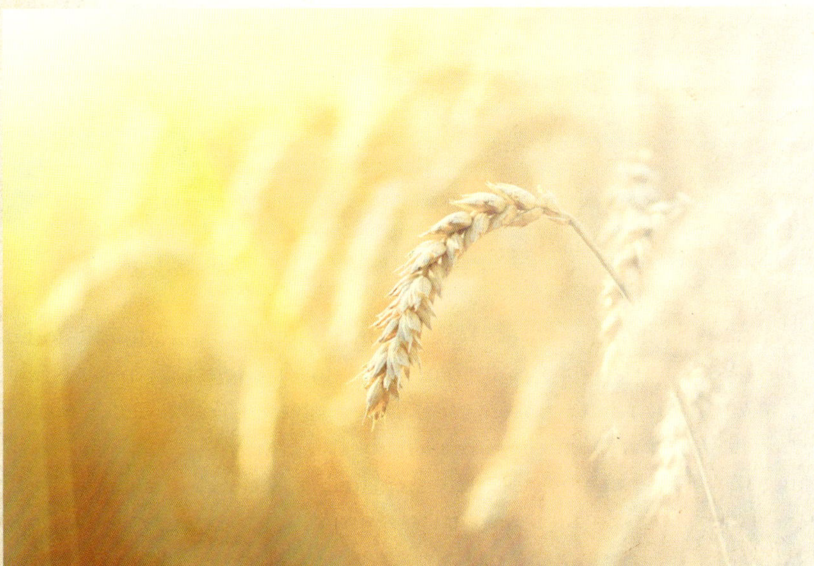

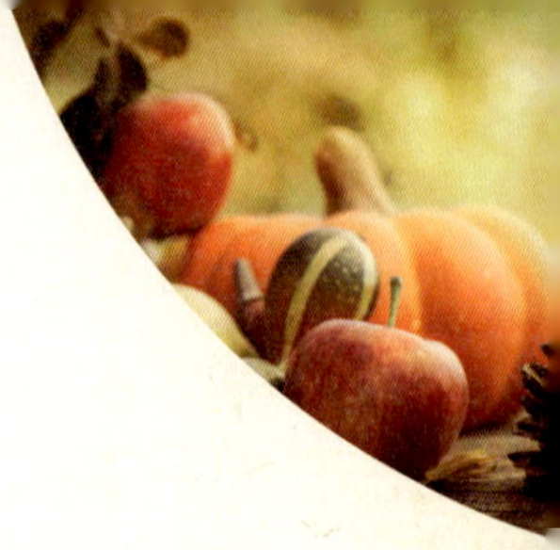

Mabon – Herbsttagundnachtgleiche
(21. September)

Der Sommer räumt dem Herbst das Feld und der Herbst dem Sommer die Felder.

Deutsches Sprichwort

Mabon ist ein Sonnenfest und wird um den 21. September gefeiert. Der Sommer ist nun endgültig vorbei, der Herbst hält Einzug. Mit ihm werden die Tage wieder kürzer. Die Erntearbeiten sind nun abgeschlossen, und die Zeit der Herbstfeste beginnt. Mabon ist ein Fest, an dem für die eingefahrene Ernte und das zurückliegende Jahr Dank an die Erd- oder Muttergöttin ausgesprochen wird und an dem Opfergaben dargebracht werden. Es ist aber nicht nur ein Fest des Dankens, sondern auch des Abschieds und der Trauer im ewigen Kreislauf der Natur.

2 ½ TL Benzoe Sumatra / 1 TL Dammar / 2 TL Copal Manila / 1 TL Myrrhe / 2 TL Iriswurzel, geschnitten / 1 ½ TL Rosenblüten / 1 TL Sandelholz, rot / 1 ½ TL Alantwurzel / 1 TL Patchouli

Diese Räuchermischung fördert: Freude • Dank • Harmonie • Gleichgewicht • Abschied • Neuordnung

Samhain
(1. November)

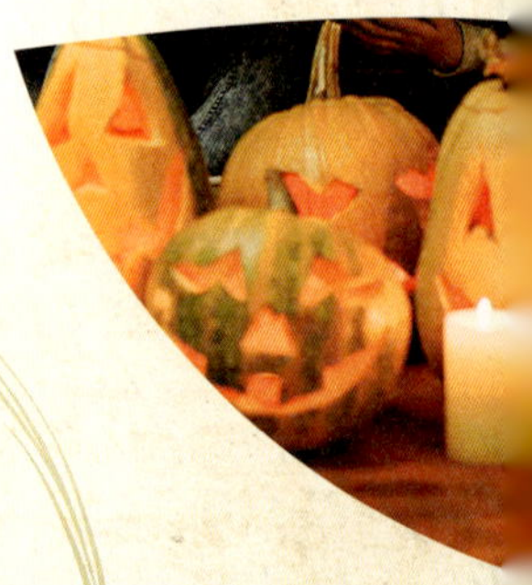

Von fremden Dolden,
niemand hat je sie belauscht,
blüht jeder Morgen
im Grase eisiger Samen.

Max Dauthendey

Samhain, auch »Allerheiligen« oder »Halloween« genannt, ist ein Mondfest und wird in der Nacht vom 31. Oktober auf den 1. November gefeiert. In dieser Nacht steht die Tür zur Anderswelt sehr weit offen. Die Geister der Verstorbenen statten ihren Familien und Freunden einen Besuch ab. Die Hinterbliebenen gedenken ihrer Ahnen. Die Erntearbeit ist abgeschlossen, und es ist die Zeit, in der sich die Natur zurückzieht, um sich auf ihre Wiedergeburt im Frühjahr vorzubereiten.

2 ½ TL Weihrauch / 1 ½ TL Farbweihrauch, schwarz / 1 ½ TL Copal negro / 1 TL Myrrhe / 1 TL Pfefferminze / 1 ½ TL Muskatblüte / 1 TL Salbei / 1 TL Wermut / 1 ½ TL Zedernholz / 1 TL Rosmarin

Diese Räuchermischung fördert: Divination • Kreislauf • Verwandlung • Loslassen • Trauer • Gedenken

Yule – Wintersonnenwende
(21. Dezember)

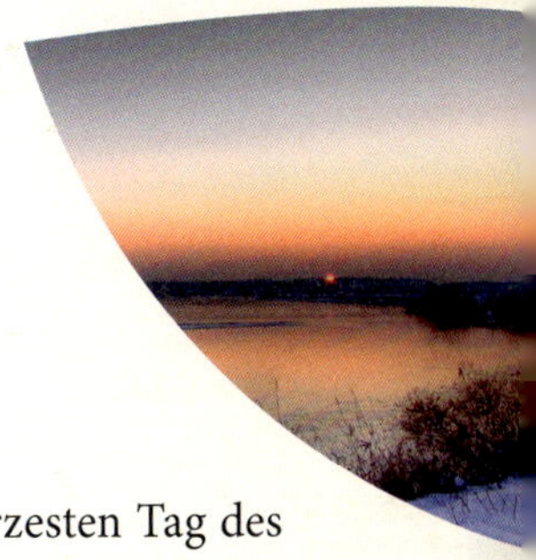

Zugefroren ist der Teich im kalten Winter, doch ich weiß einen Wasserstreifen darin; nimmer wird ein Quell zu Eis.

Meiji-ishin Tenno

Yule ist ein Sonnenfest und wird um den 21. Dezember, dem kürzesten Tag des Jahres, gefeiert. Man feiert die Wiedergeburt des Lichts, da die Sonne die Dunkelheit besiegt hat und die Tage nun wieder länger werden. Ein Mistelstrauch, der an diesem Tag gesammelt wird, verheißt Glück für das kommende Jahr. Zur Unterstützung der Kraft der Sonne werden die Yulfeuer entzündet, in denen symbolisch die Altlasten des vergangenen Jahres verbrennen. Haus und Hof werden ausgeräuchert, was an den folgenden 12 Rauhnächten fortgesetzt wird.

3 TL Benzoe Sumatra / 1 TL Farbweihrauch, silber / 1 TL Farbweihrauch, gold / 1 TL Farbweihrauch, grün / 1 TL Myrrhe / 1 TL Styrax / 1 TL Sandelholz, weiß / 2 TL Mistelkraut / 1 TL Zimtrinde / 1 ½ TL Zedernholz / ¾ TL Myrteblätter / ¾ TL Lorbeer

Diese Räuchermischung fördert: Optimismus • Vertrauen • Glaube • Weisheit • Entspannung • Gefühl • Disziplin

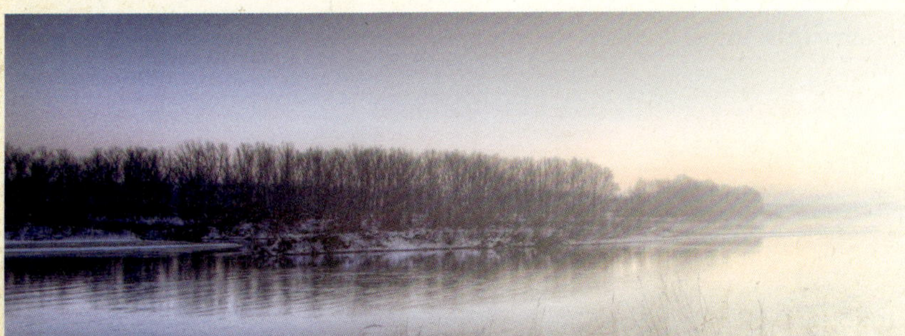

Rauhnächte

Als wie ein Ruhetag, so ist des Jahres Ende
wie einer Frage Ton, das dieser sich vollende,
alsdann erscheint des Frühlings neues Werden,
so glänzet die Natur mit ihrer Pracht auf Erden.

Friedrich Hölderlin

Die 12 Rauhnächte, oder auch »Rauchnächte« genannt, sind mit viel Magie und Zauber verbunden. Im süddeutschen Raum sowie in Österreich und in der Schweiz ist das Räuchern in den Tagen vom 21. Dezember bis 6. Januar auch heute noch Tradition. Die ganze Familie geht singend und betend durch das Haus, räuchert und segnet mit den Worten »Christus mansionem benedicat« (Christus segne dieses Haus) jeden Raum. Meist wird Weihrauch verbrannt, aber in vielen Gegenden werden auch die getrockneten Kräuter des an Mariä Himmelfahrt gesegneten Kräuterbuschen mit dazugegeben. Was in den Kräuterbuschen gehört, ist regional unterschiedlich, auch die Anzahl der Kräuter variiert. Sehr beliebt sind 7er-, 9er- oder 15er-Gebinde, die in der Mitte meist eine Königskerze beherbergen. Oft wird als Erweiterung des Räucherrituals jeder Raum zusätzlich mit Weihwasser besprengt, und auf jede Türschwelle (oder auch nur über der Eingangstür) werden mit Kreide die Buchstaben C+M+B und die Jahreszahl geschrieben. Die Buchstaben stehen für die Heiligen Drei Könige und auch für »Christus mansionem benedicat«. Zur Anzahl, dem Beginn und dem Ende der Rauhnächte gibt es unzählige Überlieferungen. Für die einen beginnt diese besondere Zeit am Abend des 24. Dezember und dauert bis zum 5. Januar, für andere beginnt sie am 25. Dezember und hält bis zum 6. Januar an. Auch ein Beginn in der Thomasnacht, am 21. Dezember, ist bekannt, dann werden die Festtage nicht gezählt.

6 – 8 TL Weihrauch / 1 ½ TL Johanniskraut / 1 TL Schafgarbenkraut /
1 ½ TL Beifuß / 1 TL Kamillenblüten / 1 ½ TL Wermut / 1 TL Pfefferminze /
1 ½ TL Tausendgüldenkraut / 1 TL Arnikablüten / 2 TL Königskerzenblüten

Diese Räuchermischung fördert: Reinigung • Neubeginn • Segnung • Schutz

Konzentration

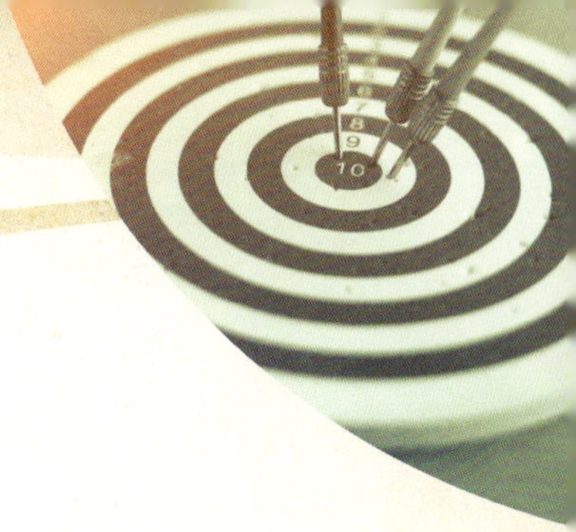

Schulen wir unseren Geist, sich zu wünschen, was die Situation erfordert.

Seneca

In der östlichen Philosophie vergleicht man einen unruhigen Geist häufig mit einem Affenkäfig. Man kennt es aus dem Zoo: Die Affen scheinen nicht so recht zu wissen, wohin mit sich. Sie springen von einem Baum zum anderen, baumeln hier mit einer Hand an einem Ast und ärgern dort einen Affenkollegen. Sie springen hektisch auf und ab und kommen für keinen einzigen Moment zur Ruhe. Wenn wir unserem Verstand freien Lauf lassen, dann verhält er sich so ähnlich wie diese Affen. Er wandert ziellos mal hierhin, mal dorthin, nimmt alle möglichen gedanklichen Fäden auf, um sie kurz darauf wieder fallen zu lassen. Diese Ruhelosigkeit verhindert häufig, dass wir das tun, was wir eigentlich tun wollen, oder sie bewirkt, dass wir viel länger für etwas brauchen als nötig. Das Gegenmittel lautet Konzentration, und die ist den wenigsten Menschen einfach so angeboren. Wir müssen es also üben, unseren Geist zu bündeln wie einen Laserstrahl. Denn mit einem derart gestärkten und trainierten Geist vervielfältigen wir unsere Möglichkeiten.

Hier ein paar Übungen, um Ruhe in den »Affenkäfig« zu bringen:
Machen Sie regelmäßig die folgende Konzentrationsübung: Atmen Sie tief und entspannt in den Bauch, und richten Sie Ihre Aufmerksamkeit auf Ihre Atmung. Wenn Sie abgelenkt werden, lenken Sie Ihr Bewusstsein sanft wieder zu Ihrer Atmung zurück.
Nehmen Sie sich 1 bis 2 Mal am Tag einige Minuten Zeit, um einen Gegenstand Ihrer Wahl ausführlich zu betrachten. Das kann eine Blume oder ein Foto sein, das Sie in allen Einzelheiten in sich aufnehmen. Dehnen Sie diese Übung allmählich auf kompliziertere Gegenstände und eine immer längere Zeitspanne aus.
Wenn Sie sich auf eine bestimmte Tätigkeit konzentrieren wollen, und es kommen Ihnen störende Gedanken dazwischen, stellen Sie sich vor Ihrem geistigen Auge vor, wie Sie die Gedanken mit einem großen Schwamm einfach wegwischen wie die Buchstaben von einer Schiefertafel. Auf diese Weise kommen Sie wieder im gegenwärtigen Augenblick an.

»Während ich den Rauch der Konzentration entzünde, sammle ich meine Aufmerksamkeit in meinem Zentrum und spüre eine tiefe Ruhe und Klarheit in mir. Mein Geist richtet sich mit ruhiger, entspannter Kraft auf das Ziel, das Projekt, die Aufgabe, die ich jetzt angehen möchte.«

3 TL Weihrauch / 1 ½ TL Dammar / 1 – 1 ½ TL Copal blanco / ¾ TL Burgunderharz / 2 TL Myrteblätter / 1 TL Lorbeer / 1 TL Rosmarin / ½ TL Eukalyptusblätter / ½ TL Pfefferminze / ¼ – ½ TL Angelikawurzel

Tipp: Betrachten Sie während der Räucherung einen Bergkristall.

Diese Räuchermischung fördert: Ruhe • Wachheit • Klarheit • Konzentration • den Blick für das Wesentliche

Ähnliche Räucherung: Geistige Klarheit

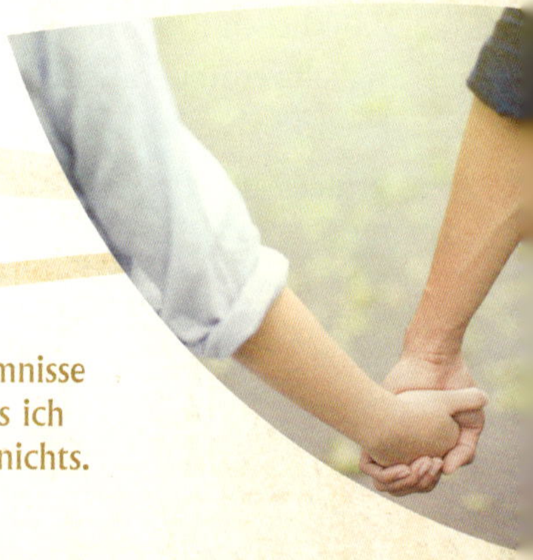

Liebe

Und wenn ich weissagen könnte und wüsste alle Geheimnisse und alle Erkenntnisse und hätte allen Glauben, also dass ich Berge versetzte, und hätte der Liebe nicht, so wäre ich nichts.

Paulus, 1. Korintherbrief

Wer könnte leben ohne die Liebe? Wir brauchen die Liebe wie die Luft zum Atmen. Sie wärmt uns, sie erfreut und berauscht uns. Die Liebe ist es, die unser Herz und unsere Seele nährt, sie ist es, die unseren Körper und unsere Sinne lebendig werden lässt, sie beflügelt unseren Geist und erhebt unsere Seele. Liebe heilt unsere emotionalen Wunden, und Liebe macht sehend. Mit ihren Augen erkennen wir die Schönheit eines anderen, selbst wenn er sie hinter einer Maske zu verstecken sucht. Gleichzeitig fordert die Liebe auch viel von uns. Sie lehrt uns die härtesten Lektionen über uns selbst: Darüber, wie wir versuchen, einen anderen Menschen zu vereinnahmen, zu verändern und zu verbessern. Darüber, wie wir aus Angst vor Verlust und Verletzung versuchen, ihn in unsere Schablonen und Vorstellungen zu pressen – genauso, wie er es mit uns versucht. So reißt die Liebe auch die größten Wunden. Sie raubt uns, was uns am teuersten war, und sie zerstört, was uns heilig ist: romantische Idealvorstellungen, die Idee, jemand anderes könnte unsere tiefsten Bedürfnisse, Wünsche und Sehnsüchte erfüllen. Ein Mittel, den Weg der Täuschungen und Enttäuschungen zu verlassen, ist es, uns im Hier und Jetzt aufzuhalten. Aufmerksam schauen, was ist, uns lösen von unserer Idee, wie wir die Dinge gern hätten … um eine Liebe zu pflegen, die frei ist von Dogmen und überhöhten Erwartungen und die alle Spielarten mit einzuschließen vermag: Freundlichkeit, Herzlichkeit, Zuneigung, Fürsorge, Zärtlichkeit, erotische Liebe, ein Handeln, das unserem Herzen entspringt, und letztlich eine liebevolle Haltung allem Lebenden und Seienden gegenüber.

»Während ich den Rauch der Liebe entzünde, gestatte ich es dem warmen Gefühl der Liebe, sich in mir auszubreiten, bis es mich ganz erfüllt. Ich lasse meine Konzepte von der Liebe, meine Erwartungen und Idealbilder los, damit meine Liebe sich immer mehr ausdehnen kann, bis sie alle Menschen und Tiere, Pflanzen und Dinge dieser Erde mit einschließt.«

2 TL Styrax / 2 TL Tonkabohne / 1 TL Benzoe Sumatra / 1 TL Dammar / 1 TL Myrrhe / 3 TL Iriswurzel, geschnitten / 2 TL Sandelholz, weiß / 1 TL Jasminblüten / 1 TL Patchouli / 2 TL Rosenblüte / 1 Prise Nelken

Vermischen Sie alles mit 1 – 1 ½ TL Drachenblut.

Tipp: Wenn Ihnen der Duft der Jasminblüten zu streng ist, können Sie auch 1 – 2 Tropfen echtes Jasminöl mit Sandelholz- oder Iriswurzelpulver vermischen und das statt der Jasminblüten in die Mischung geben.

Diese Räuchermischung fördert: freie Liebe / die Liebe in all ihren Schattierungen

Ähnliche Räucherungen: Liebe bewahren und schützen • Liebeszauber für die Frau • Liebeszauber für den Mann

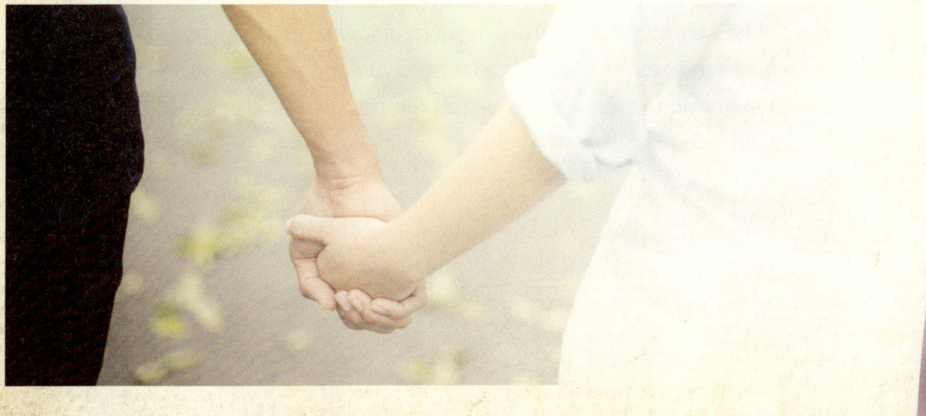

Liebe bewahren und schützen

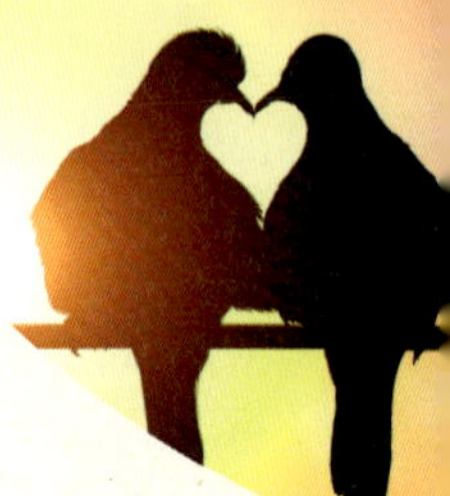

Die Liebe ist ein Brunnen, aus dem wir nur so viel trinken, als wir hineingeschöpft haben, und die Sterne, die aus ihm blinken, sind nur unsere Augen, die hineinsehen.

Stendhal

Die Liebe, diese zarte und stachelige Rose, der letzte Sinn in unserem Leben, das höchste Ziel – tausend Namen trägt sie, und wie glücklich sind wir, wenn sie plötzlich in unser Leben tritt. Wir verlieben uns, schweben im siebten Himmel und wollen diesen Zustand der Glückseligkeit nie mehr missen. Doch meist verschwindet die Liebe früher oder später wieder, und wir wissen dann oft nicht so genau, wie das geschehen konnte. Vielleicht haben wir nicht genug dafür getan, sie zu bewahren und zu schützen? Vielleicht wussten wir auch gar nicht genau, wie das geht. Philosophen und Gelehrte, Psychologen und Wissenschaftler versuchen seit jeher, dem Geheimnis der Liebe und ihrer Flüchtigkeit auf die Spur zu kommen – doch mit mageren Ergebnissen. Erich Fromm drängte darauf, dass wir unser Verständnis von Liebe ändern müssen – er erklärte sie zur Kunst, die wir erlernen und aktiv ausüben müssen. »Liebe ist die tätige Sorge für das Leben und das Wachstum dessen, was wir lieben.« Wer behauptet, er sei ein Blumenliebhaber, und gießt seine Pflanzen nicht, dem wird man seine Liebe wohl nicht glauben. Verantwortungsgefühl ist für Fromm die zweite Fähigkeit, die die Liebe nährt. Das Verantwortungsgefühl könnte einen jedoch leicht dazu verleiten, den anderen beherrschen zu wollen, deshalb ist eine weitere Komponente nötig, um die Liebe zu pflegen: die Achtung vor dem geliebten Menschen. Der vierte Eckpfeiler, der die Liebe vor der schnellen Flucht bewahren soll, ist nach Fromm die Erkenntnis, denn sie »[…] bleibt nicht an der Oberfläche, sondern dringt zum Kern vor. Sie ist nur möglich, wenn ich mein eigenes Interesse transzendiere und den anderen so sehe, wie er wirklich ist.« Natürlich ist all das »nur« trockene Theorie, die jeder für sich in die Praxis umsetzen muss. Das Üben dauert – hoffentlich – ein Leben lang.

»Während ich den Rauch der Liebe entzünde, denke ich an die Person(en) in meinem Leben, die ich von Herzen liebe. Ich spüre meinen liebevollen Gefühlen nach und betrachte meine Beziehung zu dem geliebten Menschen. Ich nehme ihn mit innerem Abstand wahr und achte und respektiere ihn so, wie er ist.«

2 ½ TL Benzoe Sumatra / 1 ½ TL Weihrauch / ½ TL Farbweihrauch, rot / 2 TL Myrrhe / 1 ½ TL Mistel / 2 TL Iriswurzel, geschnitten / ½ TL Basilikum / 2 TL Sandelholz, rot / 2 TL Sandelholz, weiß / 1 TL Eisenkraut

Vermischen Sie alles mit 2 TL Drachenblut. Heben Sie erst danach vorsichtig ½ TL Lavendelblüten und ¾ TL Rosenblüte unter.

Tipp: Beziehen Sie ein Foto der geliebten Person(en) in Ihr Ritual mit ein.

Übrigens: In alter Zeit steckte die Liebste ihrem Ritter Eisenkraut in die Rüstung, damit er heil aus der Schlacht zurückkehre.

Diese Räuchermischung fördert: Verantwortung • »aktive« Liebe

Ähnliche Räucherungen: Liebe • Liebeszauber für die Frau • Liebeszauber für den Mann

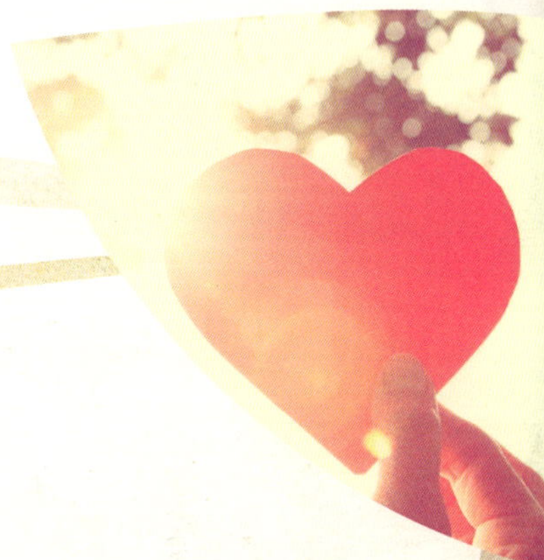

Liebeszauber für die Frau

Der Mann hat eine Liebe: die Welt.
Die Frau hat eine Welt: die Liebe.

Peter Altenberg

Jetzt wird's richtig magisch: Mit dieser Räuchermischung können Sie Ihren Mann, Freund oder Geliebten bezaubern oder sogar einen »neuen« Mann in Ihrem Leben betören, den Sie in sich verliebt machen möchten – ganz nach dem Vorbild der guten alten Kräuterhexen. Wo die Liebe frischen Wind braucht oder erst so richtig zum Lodern gebracht werden soll, da ist diese Räucherung goldrichtig.

Am besten ist es, Sie nehmen sich ausgiebig Zeit für ein Räucherritual, bevor Ihr Liebster zu Ihnen kommt. Stimmen Sie sich mithilfe des magischen Räucherwerks auf den Abend ein, stellen Sie sich vor, wie Sie die Zeit mit dem Geliebten gern verbringen möchten. Lassen Sie Ihre Fantasie spielen, und malen Sie sich aus, was Sie gemeinsam tun könnten: sich gegenseitig mit Zärtlichkeiten verwöhnen, einander eine Geschichte vorlesen, ein Beziehungstarot legen, sich etwas übereinander erzählen, die eigenen Wünsche, Träume, Ziele miteinander teilen … Es gibt unzählige Möglichkeiten, einen wunderbaren, einzigartigen Abend zu verleben.

Stimmen Sie sich nun auf Ihre Gefühle ein, die Sie dem geliebten Mann gegenüber empfinden, und lassen Sie sie in sich ganz klar und stark werden. Weihen Sie den Liebeszauber: Übergeben Sie Ihre Gefühle dem magischen Rauch, und stellen Sie sich vor, wie er Ihre Emotionen zu Ihrem Liebsten trägt, ihn ganz darin einhüllt, ihn durchdringt und in ihm dieselben Gefühle zum Schwingen bringt, die Sie für ihn empfinden. Beenden Sie Ihr magisches Ritual, indem Sie Ihre Ideen und Wünsche bezüglich dieses Abends in Ihr Herz sinken lassen. Lassen Sie alle Vorstellungen und Erwartungen an die Begegnung mit dem Geliebten los, und verweilen Sie nur mit dem Gefühl der Liebe im Herzen. Bestreichen Sie nun noch Ihre Aura mit dem Rauch – das verleiht Ihnen »magische« Anziehungskräfte. Und Sie werden sehen: Der Zauber wirkt.

»Während ich den Liebeszauber zelebriere, verbinde ich mich in der Tiefe meines Herzens mit meinem Gefühl der Liebe für … (Ergänzen Sie den Namen). Wie der Bogen die Saite einer Geige in Schwingung versetzt, so wird der magische Rauch, getränkt mit meiner Liebe, auch das Herz von … (Ergänzen Sie den Namen) in Liebe schwingen lassen.«

1 ½ TL Styrax / 1 ½ TL Farbweihrauch, rot / ½ TL Myrrhe / 1 TL Benzoe Sumatra / 2 – 2 ½ TL Apfelstücke / 2 TL Iriswurzel, geschnitten / 1 ½ TL Zimtrinde / 1 ½ TL Patchouli / 1 TL Rosenblüte / 2 TL Sandelholz, rot / ½ TL Sandelholz, weiß / 1 Prise Nelkenpulver

Vermischen Sie 1 ½ TL Gummi arabicum mit 5 Tropfen Geraniumöl sowie 3 Tropfen Palmarosaöl, und geben Sie dies zu den restlichen Zutaten. Sie können auch noch 2 – 3 Tropfen echtes Rosenöl hinzufügen.

Tipp: Beziehen Sie einen Gegenstand, der Ihrem Liebsten gehört, oder ein Foto von ihm in Ihren Liebeszauber mit ein.

Übrigens: Der Apfel dient in dieser Mischung als Sinnbild der Verführung.

Diese Räuchermischung fördert: die Liebe im Herzen des Geliebten

Ähnliche Räucherungen: Genuss und Sinnlichkeit • Liebe • Liebe bewahren und schützen • Tausendundeine Nacht

Liebeszauber für den Mann

Darin besteht die Liebe: Dass sich zwei Einsame beschützen und berühren und miteinander reden.

Rainer Maria Rilke

Bezaubern Sie die Frau Ihres Herzens! Diese Räuchermischung macht's möglich. Alles, was Sie brauchen, sind die unten aufgeführten Zutaten, ein wenig Fantasie und die Kraft Ihres Herzens.

Nehmen Sie sich ausreichend Zeit, bevor Ihre Liebste zu Ihnen kommt, und vollziehen Sie Ihren magischen Liebeszauber. Entzünden Sie die Räucherkohle, legen Sie die Substanzen darauf, und beobachten Sie, wie der Rauch aufsteigt. Stimmen Sie sich innerlich auf die Auserwählte ein, auf ihren Duft, ihr Äußeres, darauf, wie sie sich bewegt, wie sie spricht – einfach auf alles, was Sie an ihr lieben. Lassen Sie Ihre liebevollen Gefühle sich mit dem Rauch vermischen und so intensiv werden, dass Sie ganz davon ausgefüllt sind. Erforschen Sie in diesem Zustand nun ein wenig Ihre Wünsche und Bedürfnisse, die Sie der Frau Ihres Herzens gegenüber hegen. Vielleicht ist heute der richtige Moment, ihr einige davon mitzuteilen? Oder umgekehrt: Hat sie einen Herzenswunsch, den Sie kennen und den Sie ihr heute erfüllen möchten? Das könnte ein Abendessen bei Kerzenschein sein oder viel Zeit für Berührungen, Massagen, Zärtlichkeit, Erotik ... Ihnen fällt bestimmt etwas ein, das Ihre Geliebte dahinschmelzen lassen wird! Spüren Sie noch einmal Ihren Liebesgefühlen nach, und lassen Sie sie ganz klar und stark werden. Weihen Sie den Liebeszauber: Übergeben Sie Ihre Gefühle dem magischen Rauch, und stellen Sie sich vor, wie er Ihre Emotionen zu Ihrer Liebsten trägt, sie ganz darin einhüllt, sie durchdringt und in ihr dieselben Gefühle zum Schwingen bringt, die Sie für sie empfinden. Bestreichen Sie schließlich Ihre Aura mit dem Rauch – das verleiht Ihnen »magische« Anziehungskraft!

»Während ich den Liebeszauber zelebriere, verbinde ich mich in der Tiefe meines Herzens mit meinem Gefühl der Liebe für ... (Ergänzen Sie den Namen). Wie der Bogen die Saite einer Geige in Schwingung versetzt, so wird der magische Rauch, getränkt mit meiner Liebe, auch das Herz von ... (Ergänzen Sie den Namen) in Liebe schwingen lassen.«

1 TL Opoponax / 1 TL Myrrhe / 1 TL Dammar / 1 TL Benzoe Siam / 2 TL Tonkabohne / 1 TL Zimtblüte (Cassia) / 2 TL Moschuskraut mit Blüten / 2 TL Sandelholz, weiß / 1 TL Sandelholz, rot / ½ TL Kardamom / 1 TL Iris- oder Veilchenwurzel, geschnitten / ½ TL Beifuß / ½ TL Lavendelblüten / ½ TL Eisenkraut

Tipp: Beziehen Sie einen Gegenstand, der Ihrer Liebsten gehört, oder ein Foto von ihr in Ihren Liebeszauber mit ein.

Übrigens: Moschuskraut dient hier als Ersatz für den Sexuallockstoff Moschus.

Diese Räuchermischung fördert: die Liebe im Herzen der Geliebten

Ähnliche Räucherungen: Liebe • Liebe bewahren und schützen • Genuss und Sinnlichkeit • Tausendundeine Nacht

Loslassen

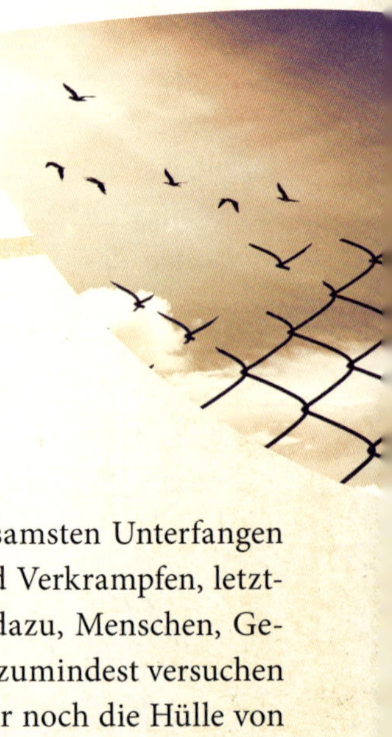

Wer besitzt, der lerne verlieren.
Wer im Glück ist, der lerne den Schmerz.

Friedrich Schiller

Loslassen ist eines der schwierigsten und gleichzeitig heilsamsten Unterfangen des Lebens. Loslassen ist das Gegenteil von Festhalten und Verkrampfen, letztlich von Angst und mangelndem Vertrauen. Wir neigen dazu, Menschen, Gefühle und Dinge, die uns viel bedeuten, festzuhalten, oder zumindest versuchen wir es. Doch oft merken wir nach einer Weile, dass wir nur noch die Hülle von etwas in Händen halten, das in dieser Form gar nicht mehr existiert – denn festhalten bedeutet immer, sich an Vergangenes zu klammern. Die lebendige und sich ständig wandelnde Gegenwart lässt sich ebenso wenig einfangen wie fließendes Wasser. Seltsamerweise halten wir häufig auch an negativen Meinungen über uns selbst, an schädlichen Gewohnheiten oder an Beziehungen fest, die uns nicht guttun. Das mag daher kommen, dass wir uns mehr oder weniger gemütlich in diesem Zustand eingerichtet haben, oder daher, dass wir einfach nichts Besseres gewohnt sind. Oft wertschätzen wir uns selbst nicht genug und fordern deshalb auch nicht vom Leben, was uns zusteht. Doch so viel Angst wir auch haben mögen, wie viel Trägheit wir auch überwinden müssen – loszulassen und den damit verbundenen Schmerz zu durchleben ist der einzige Weg, heil und ganz zu werden.

Um Altes, Einengendes und letztlich Behinderndes loszulassen, können Sie ein kleines Ritual ausführen, in dem Sie aktiv den Schmerz durchleben, der entsteht, wenn Sie Ihr inneres Bild von sich selbst, das Sie daran hindert Freude oder gesunde Beziehungen zu leben, ganz bewusst betrachten. Erkunden Sie Ihr inneres Bild einmal genau, lassen Sie die Gefühle zu, die in Ihnen aufsteigen wollen, um sich dann von diesem alten, heute nicht mehr gültigen Bild zu verabschieden. Lassen Sie das Bild vor Ihrem inneren Auge immer kleiner werden, bis es nicht mehr vorhanden ist. Atmen Sie dabei lange und ruhig aus.

»Während ich den heiligen Rauch entzünde, durchforste ich im Geiste mein Leben nach Gefühlen, Beziehungen und Bildern, die mit der Zeit ihre Kraft und Lebendigkeit verloren haben und nur noch wie ein Stützkorsett wirken, das mir zwar ein Gefühl der Sicherheit gibt, mich aber in Wirklichkeit einengt und behindert. Ich lasse das Alte los in dem tiefen Vertrauen, dass so Raum für das Neue, Lebendige entsteht, das ich in meinem Leben brauche.«

2 TL Benzoe Siam / 1 ½ TL Benzoe Sumatra / 1 ½ TL Myrrhe / 1 ½ TL Gummi arabicum / 2 TL Opoponax / 2 ½ TL Iriswurzel, geschnitten / 1 ½ TL Zimtrinde / 1 ½ TL Zedernholz / 1 ½ TL Patchouli / 2 TL Sweetgrass oder Mariengras / 1 TL Rosenblüte

Tipp: Stellen Sie sich vor, wie das, was Sie innerlich loslassen, vom Rauch davongetragen wird.

Übrigens: Iriswurzel unterstützt den Prozess des Loslassens. Echtes ätherisches Irisöl wird beispielsweise in der Hospizbewegung verwendet, um das Loslassen vom Körper zu erleichtern.

Diese Räuchermischung fördert: Loslassen • Mut • Kraft • Klarheit • ebnet neue Wege

Ähnliche Räucherungen: Abschied und Gedenken • Frieden

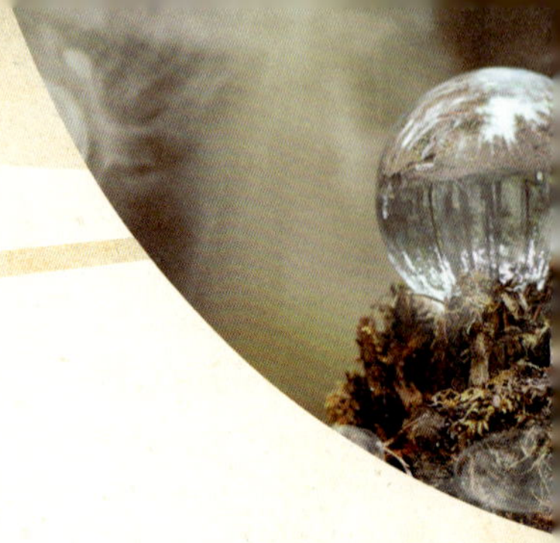

Magie

**Die Magie bringt die innersten Kräfte ans Tageslicht
und zieht sie zum Nutzen der Menschen
aus dem verborgenen Schoß der Natur hervor.**

Sir Walter Raleigh

Im Englischen sagt man »It's magic!«, auf französisch »C'est magique!«, wenn etwas ganz Außergewöhnliches, Faszinierendes, einfach Wunderbares gemeint ist. Wer dies ausruft, dessen Augen werden wahrscheinlich vor Begeisterung funkeln. Vielleicht spricht so ein Kind vom letzten Zirkusbesuch oder ein Erwachsener über eine unbeschreibliche Nacht mit der/dem Geliebten: So schön, als wär's Magie. Dem deutschen Wort »magisch« haftet dagegen eher das mittelalterlich Verruchte an, man denkt womöglich an obskure Zauberpraktiken, an Hexen und Dämonen, Flüche und Bannsprüche. Doch borgen wir uns von den europäischen Nachbarn einfach ein wenig Leichtigkeit und Begeisterung im Umgang mit der Magie aus – und legen wir los! Die magische Räuchermischung ist für unsere geheimsten, innigsten Herzenswünsche reserviert, mögen sie materieller oder emotionaler Natur sein. Vielleicht bezieht sich unser Wunsch auch auf unsere Gesundheit oder die eines nahestehenden Menschen. Dazu rufen wir die Engel, Geister, Feen – oder welche hilfreichen Wesen auch immer uns sympathisch sind – an und bitten sie, uns mit ihren Kräften zur Seite zu stehen, wenn wir unseren Wunsch dem magischen Rauch übergeben. Grundvoraussetzung für die Erfüllung des Wunsches ist, dass er einem reinen Herzen entspringt, das nicht auf den persönlichen Vorteil oder Machtgewinn aus ist, sondern etwas anstrebt, das für uns selbst ebenso wie für andere eine Bereicherung darstellt. In alter Zeit sprach man zur Einleitung von magischen Ritualen immer auch Beschwörungs- bzw. Zauberformeln, denn dem gesprochenen Wort wurde schon immer große Macht beigemessen. Lassen Sie also Ihre Fantasie spielen, und setzen Sie kraftvolle Worte und Formeln ein, die Sie auch mehrmals wiederholen können. Versetzen Sie sich in einen ruhigen, meditativen Zustand, und nehmen Sie Verbindung zu Ihrer Mitte auf. Lassen Sie Ihren Wunsch Gestalt annehmen, bis Sie ein klares, lebendiges Bild oder Gefühl in sich entwickeln. Wenn Sie das Gefühl haben, das Wunschbild sei komplett, dann übergeben Sie es dem magischen Rauch.

»Während ich den magischen Rauch entzünde, rufe ich die Engel, hilfreichen Geister, Feen an, mir mit ihren Kräften zur Seite zu stehen. Ich übergebe meinen Herzenswunsch, den ich mit größter Klarheit in mir Gestalt annehmen lasse, dem Äther und vertraue darauf, dass er in Erfüllung gehen möge.«

3 TL Weihrauch / 3 – 4 TL Sweetgrass oder Mariengras / 1 TL Muskatblüte / 1 ½ TL Lorbeer / 1 TL Johanniskraut / 1 TL Ingwer, geschnitten / ½ TL Ingwerpulver / 1 TL Gänseblümchen, getrocknet / 2 ½ TL Sandelholz, weiß / 1 TL Patchouli / ½ TL Ysop / 1 ½ TL Iriswurzel, geschnitten

Tipp: Verwenden Sie zur Vorbereitung die Reinigungsräucherung, um Geist und Herzen Reinheit zu verleihen.

Diese Räuchermischung fördert: magische Rituale und Handlungen • die Erfüllung eines Wunsches oder einer Bitte

Ähnliche Räucherungen: Anrufung • Orakel

Meditation

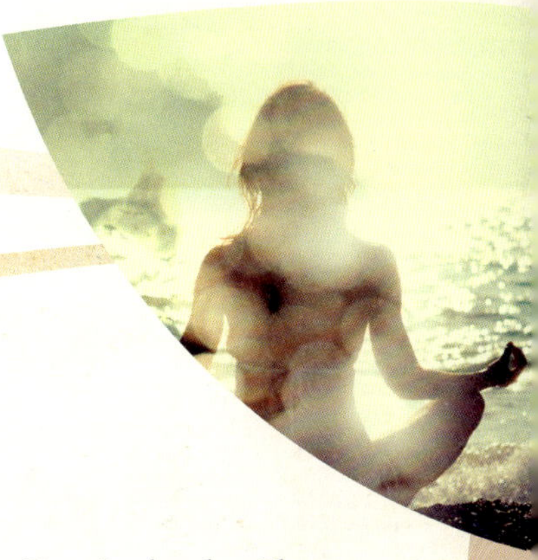

Suche die Wahrheit in der Meditation
und nicht in vergilbten Büchern.

Persisches Sprichwort

Eine alte Geschichte erzählt die folgende Begebenheit vom Begründer des Chassidismus, einer religiösen Bewegung des osteuropäischen Judentums: Jede Nacht kam Baal Shem vom Fluss zurück. Er liebte diesen Ort, denn dort war es nachts vollkommen still und ruhig. Er machte es sich zur Gewohnheit, sich abends dort hinzusetzen, einfach um sich selbst zu beobachten – um den Beobachter zu beobachten. Als er eines Nachts auf seinem Weg zum Fluss wieder an dem großen, prachtvollen Haus vorbeikam, stand ein Wachmann am Tor. Der Wachmann zerbrach sich seit geraumer Zeit den Kopf darüber, warum dieser Mann jede Nacht um die gleiche Zeit vom Fluss heraufkam. Dieses Mal gab er sich einen Ruck und sprach ihn an: »Bitte entschuldigen Sie, dass ich Sie einfach anspreche, aber ich kann meine Neugierde nicht mehr im Zaum halten. Welcher Arbeit gehen Sie nach? Warum gehen Sie so oft zum Fluss? Viele Male bin ich Ihnen gefolgt, aber Sie taten gar nichts. Sie saßen einfach nur da.« Baal antwortete: »Ich weiß, dass Sie mir gefolgt sind, in der Stille der Nacht konnte ich Ihre Fußtritte deutlich hören.

Aber ich bin genauso neugierig: Was ist Ihr Job?« – »Ich bin ein einfacher Wachmann.« – »Das ist es!«, rief Baal erfreut aus, »das bin ich auch.« Es ist nur eine Frage der Sichtweise. Statt nach draußen in die Welt müssen wir den Blick nach innen richten und zum Beobachter der eigenen Innenwelten werden. Techniken sind dabei nicht das Wichtige, nur der Blickwinkel. So gesehen, kann Meditation immer und überall stattfinden: In Stille wie in Bewegung, im Tun genauso wie im Nicht-Tun. Meditation ist eine innere Haltung, die nicht an eine bestimmte Körperhaltung oder Meditationstechnik gebunden ist, obwohl diese natürlich hilfreich sein können. Meditation jenseits der Methoden entsteht, wenn wir drei Dinge beachten: Erst einmal müssen wir uns entspannen. Und dann sollten wir nicht versuchen, mit den Gedanken, Gefühlen oder Bildern, die während unserer Beobachtung auftauchen, zu kämpfen. In dem Moment, da wir sie ablehnen oder bewerten, verlieren wir das Beobachten sofort aus den Augen. Urteilen ist also ein weiteres Hindernis auf dem Weg des Stillwerdens.

»Während ich den Rauch der Meditation entzünde, werde ich innerlich still und lasse alle Gedanken, Gefühle und Bilder an mir vorüberziehen wie weiße Wolken am blauen Himmel. Ich greife nicht ein, ich tue nichts, ich bewerte nichts. Ich beobachte nur. Ich bin.«

2 TL Weihrauch / 2 TL Benzoe Sumatra / 1 TL Sandarak / 1 TL Gummi arabicum / 2 TL Sandelholz, weiß / 1 TL Sandelholz, rot / 1 TL Myrteblätter / ½ TL Kamille grus oder 1 ½ TL Kamillenblüten

Vermischen Sie alles mit 2 TL Elemi. Sie können noch 1 – 1 ½ TL Vetiver oder Adlerholz dazugegeben.

Tipp: Beziehen Sie Meditationsmusik, Zimbeln oder Klangschalen in Ihr Ritual mit ein.

Diese Räuchermischung fördert: Stille • Ruhe • Klarheit des Geistes • eine innere Haltung, die man »nichttuend« nennen könnte

Ähnliche Räucherungen: Entspannung und Balance • Gebet • Geistige Klarheit

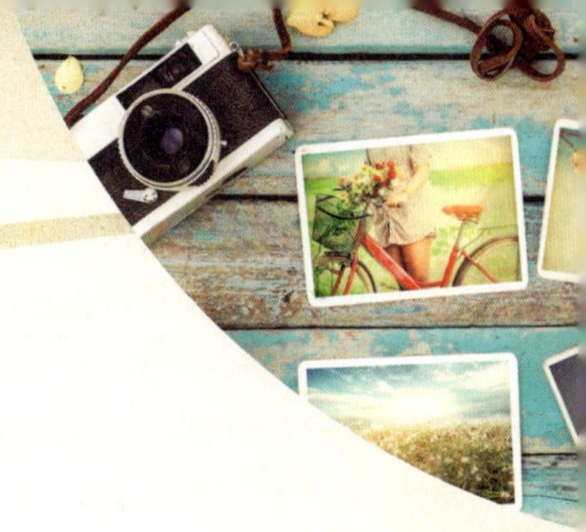

Nostalgie

Die Erinnerung ist das einzige Paradies, woraus wir nicht vertrieben werden können.

Jean Paul

Manchmal ist es einfach schön, in Erinnerungen zu schwelgen und die Gegenwart für eine Weile gegen die Vergangenheit einzutauschen. Schließlich sind wir, so, wie wir heute sind, größtenteils ein Produkt unserer vergangenen Erfahrungen. Unser Denken und Fühlen, unsere Ansichten und Weltanschauungen, sogar wie wir uns selbst und unsere Umwelt wahrnehmen und auf sie reagieren – ein Großteil davon resultiert aus der Summe aller unserer Erlebnisse und sämtlicher Einflüsse, denen wir in unserem Leben ausgesetzt waren. Nostalgie geht meist mit einer guten Portion Melancholie einher. Das ist nicht immer leicht zu ertragen. Jedoch, was wären Erinnerungen ohne den süßen Schmerz, der nun einmal allem Vergangenen anhaftet, das wir geliebt und genossen haben? Unsere Erinnerungen formen uns, und sie erfüllen uns mit der Lebendigkeit und dem inneren Reichtum, der unsere Persönlichkeit in der Gegenwart ausmacht. Selbst die schmerzlichen Erinnerungen, die wir oftmals lieber in der Versenkung unseres Unterbewusstseins verschwinden lassen würden – und manchmal sind es gerade diese –, tragen zu unserem emotionalen Wachstum bei und wollen angenommen und integriert werden. Denn auf dem Weg der Ganzwerdung und Heilung müssen wir allen Gefühlen, Bildern und Erinnerungen ihren Platz in unserem Inneren zugestehen. Es bringt uns nicht weiter, nur das Gute behalten zu wollen, während wir versuchen, das Schlechte, Unangenehme in uns auszulöschen. Die wahre Kunst der Nostalgie ist es vielleicht, alle Erinnerungen in das große Mosaik mit Namen »Ich selbst« einzufügen und den Wert jeder einzelnen für unser Leben anzuerkennen. Denn was wäre ein Mosaik, das nur aus hellen, glänzenden Steinen besteht? Richtig schön wird es nur, wenn Hell und Dunkel sich abwechseln: So entsteht ein lebendiges, buntes Gesamtkunstwerk der Erinnerungen.

»Während ich den Rauch der Nostalgie entzünde, lasse ich mich für eine Weile von den Bildern und Gefühlen meiner Vergangenheit hinforttragen. Ich genieße die Begegnung mit Personen und Gegebenheiten, die Teil meines Lebens waren und für immer sein werden. Ich schätze und achte sie.«

2 ½ TL Copal oro / 1 ½ TL Dammar / 1 ½ TL Benzoe Sumatra / 1 TL Mastix / 1 ½ TL Styrax / 2 TL Alant / 1 ½ TL Sandelholz, weiß / 2 TL Iriswurzel,

geschnitten / 1 TL Zimtblüte (Cassia) / 1 TL Patchouli / ½ TL Lavendelblüten / ½ TL Rosenblüte

Tipp: Bereichern Sie die Nostalgieräucherung mit alten Fotos, Souvenirs und der Musik von »damals«.

Diese Räuchermischung fördert: Entspannung • Erinnerung • Tagträumen

Ähnliche Räucherungen: Abschied und Gedenken • Loslassen

Opferräucherung

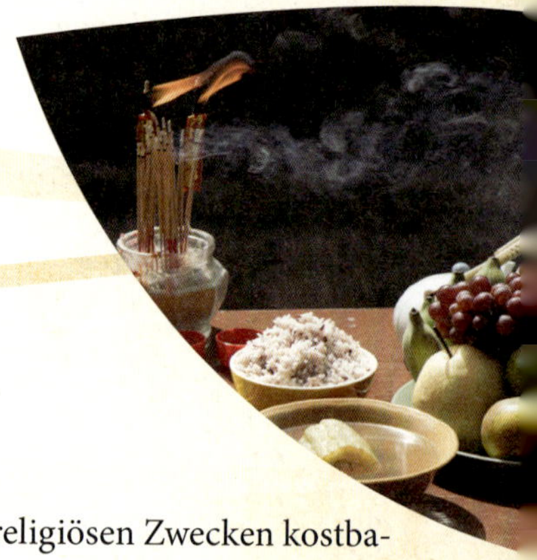

Wer das Leben nicht schätzt, der verdient es nicht.

Leonardo da Vinci

Zu allen Zeiten und in allen Kulturen opferte man zu religiösen Zwecken kostbares Räucherwerk, Tiere und manchmal sogar Menschen, und zwar um die Götter friedlich und wohlgesonnen zu stimmen, ihnen zu danken und sie zu ehren. Besonders in der indianischen Tradition sah man den Großen Geist schon immer auch in Tieren und Pflanzen verkörpert. Man achtete sie als gleichwertige Wesen und räucherte einem getöteten Tier oder einem gefällten Baum zu Ehren, um seiner Achtung und Dankbarkeit vor ihm und somit vor der gesamten Schöpfung Ausdruck zu verleihen. Eines der Gedichte, das zu einem solchen Zweck verfasst wurde, stammt von dem Cherokee-Indianer Jimalee Burton. Es ist an einen getöteten Hirsch gerichtet: »Es tut mir leid, dass ich dich töten musste, kleiner Bruder. Aber ich brauche dein Fleisch, denn meine Kinder hungern. Vergib mir, kleiner Bruder. Ich will deinen Mut, deine Kraft und deine Schönheit ehren – sieh her! Ich hänge dein Geweih an diesen Baum. Jedes Mal, wenn ich vorüberkomme, werde ich an dich denken und deinem Geist Ehre erweisen. Es tut mir leid, dass ich dich töten musste. Vergib mir, kleiner Bruder. Sieh her, dir zum Gedenken rauche ich die Pfeife, verbrenne ich diesen Tabak.« Wir »zivilisierten« Menschen leben fern der Natur und kommen wohl selten in die Situation, selbst ein Tier zu töten. Doch wir können uns von der inneren Haltung der Indianer inspirieren lassen und so unseren Bewusstseinskreis erweitern, indem wir uns den Geschenken der Natur und des Lebens gegenüber mittels eines Rauchopfers dankbar erweisen.

Wir können in einer kleinen Zeremonie Danke sagen – sei es für ein neues Auto oder Fahrrad, dafür, dass wir genug zu essen im Kühlschrank haben, für die Erfüllung eines Wunsches, für Freundschaft und Liebe. Durch unsere Opferräucherung schaffen wir einen Ausgleich, indem wir für eine empfangene Gabe etwas zurückgeben.

»Während ich den Opferrauch entzünde, danke ich dir, Tier, und dir, Pflanze, dafür, dass ihr euer Leben für mich lasst, um mich zu ernähren. Ich danke dir, dem großen Geist, Gott, der Existenz für … (ergänzen Sie, wofür Sie danken möchten), während ich aller Menschen, Tiere und Pflanzen gedenke, die zur Herstellung von … (ergänzen Sie das, was hergestellt wurde) beigetragen haben. Möge der Rauch, den ich euch zu Ehren opfere, meinen Dank zu euch tragen.«

1 TL Weihrauch / ½ TL Farbweihrauch, gold / 2 TL Myrrhe / 1 ½ TL Benzoe Siam / 1 TL Sandarak / ½ TL Styrax / 2 TL Sandelholz, weiß / 1 TL Alant / 1 TL Zedernholz / 1 Prise Zimtpulver / ½ TL Meersalz

Tipp: Bringen Sie auch ein Speiseopfer dar, oder vergraben Sie indianischen Ritualtabak.

Übrigens: Weihrauch, Myrrhe und Gold waren auch die Opfergaben der drei Weisen aus dem Morgenland.

Diese Räuchermischung fördert: Dankbarkeit • Ausgleich

Ähnliche Räucherung: Dank

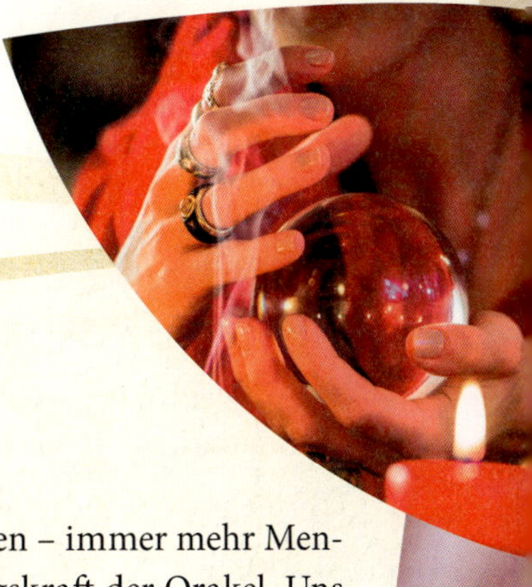

Orakel

Das Schicksal mischt die Karten, und wir spielen.

Arthur Schopenhauer

Tarot, I Ging, Runen, Pendeln oder klassisches Kartenlegen – immer mehr Menschen besinnen sich zurück auf die magische Weissagungskraft der Orakel. Uns moderne Menschen beschäftigen dabei immer noch dieselben Fragen, über die sich Menschen schon vor Jahrtausenden Gewissheit verschaffen wollten: Was bringt die Zukunft? Welche Chancen habe ich in der Liebe? Wie steht es um meine Gesundheit? Orakelbefragungen waren schon in der Antike untrennbar mit dem Räuchern von bewusstseinserweiternden Substanzen verbunden. Ob bei der Befragung des Orakels von Delphi oder im römischen Tempel der Juno, eine Orakelbefragung war immer in den »Rauch des Geheimnisvollen« gehüllt – erstens, um die Priesterin in einen intuitiven, übersinnlichen Bewusstseinszustand zu versetzen, und zweitens als Opfergabe, um den Geist des Orakels milde zu stimmen, auf dass er seine Weisheit an die Fragenden weitergeben möge.

Auch Sie können einer Orakelbefragung mehr Intensität, Klarheit und Tiefe verleihen, indem Sie geeignete Räuchersubstanzen verbrennen. Besonders wenn Sie die Karten, das Pendel oder die Münzen in einer Gruppe befragen, können Sie mithilfe des Rauchs ein würdiges Ritual gestalten, das alle Teilnehmer gleichsam verbindet und dazu verpflichtet, achtsam mit dem umzugehen, was in der gemeinsamen Sitzung zutage treten mag. Sie können das Ritual mit einem Gong, mit Zimbeln oder einer Klangschale einleiten und dann das Räuchergefäß einmal durch die Runde der Anwesenden wandern lassen. Jeder befächelt sich mit dem Rauch, verweilt einen Moment in Stille und gibt dann das Gefäß weiter. Bevor eine neue Frage gestellt wird, können Sie durch Klang und Rauch den vorherigen Prozess zum Abschluss bringen. Das ist hilfreich, um sich von dem gerade Geschehenen und den vielleicht noch nachklingenden Gedanken zu verabschieden und sich auf die neue Frage sowie die Person, die jetzt das Orakel befragt, einzustimmen. Zum Abschluss des gesamten Rituals schlagen Sie wieder den Gong oder die Zimbeln.

»Während ich den heiligen Rauch entzünde, bitte ich das Orakel, mir/uns seine hilfreichen Antworten preiszugeben. Ich/wir werde/n meine/unsere Fragen mit reinem Herzen stellen und deine Antwort mit Respekt und Demut empfangen.«

3 TL Mastix / 2 TL Weihrauch / 1 TL Myrrhe / 2 TL Lorbeer / 1 TL Wermut / 1 TL Wegwarte / 2 TL Zedernholz / 2 TL Sandelholz, weiß / 1 TL Nelken / ½ – 1 TL Muskatnuss / ½ TL Iriswurzel, geschnitten / 1 ½ TL Patchouli

Tipp: »Neutralisieren« Sie den Raum vor einer Gruppenbefragung mit einer Reinigungsräucherung.

Übrigens: Lorbeer wurde schon dem Orakel von Delphi geopfert, um es wohlgesonnen zu stimmen.

Diese Räuchermischung fördert: Intuition • Offenheit • Klarheit • Einsicht

Ähnliche Räucherungen: Anrufung • Magie

Planeten

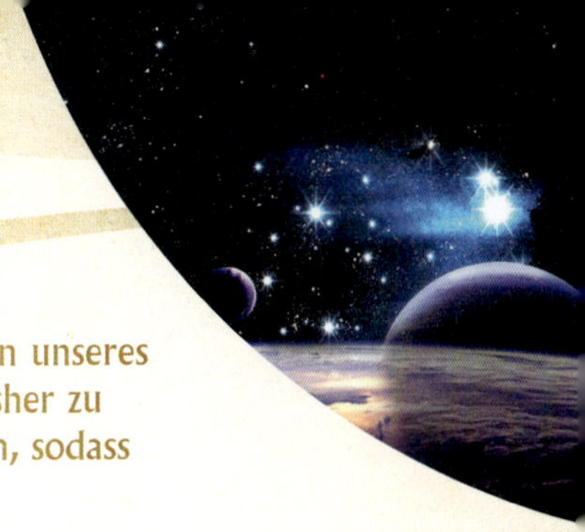

Wir dürfen das Weltall nicht einengen, um es den Grenzen unseres Vorstellungsvermögens anzupassen, wie der Mensch es bisher zu tun pflegte. Wir müssen vielmehr unser Wissen ausdehnen, sodass es das Bild des Weltalls zu fassen vermag.

Francis Bacon

Wer hat noch nicht in einer klaren Nacht gedankenverloren in den Sternenhimmel geschaut, fasziniert von der unbeschreiblichen Schönheit und unvorstellbaren Weite des Alls? Ähnlich wie der Anblick eines Sonnenuntergangs, der Blick über ferne Reihen von Bergwipfeln oder die endlos scheinende Weite der Wüste, so erfüllt uns auch der allnächtliche Zauber Tausender und Abertausender von Sternen und Planeten, die wir am Himmel erblicken, mit Ehrfurcht und Andacht – und mit einer unergründlichen Sehnsucht. Wer sich schon ein wenig mit den Sternbildern, Sternen und Planeten befasst hat, der kennt das irgendwie beruhigende und herrliche Gefühl, sich »da oben« ein wenig auszukennen. Ein Spaziergang am Abend, bei dem man beispielsweise am Horizont den Abend-(und Morgen-)stern Venus, eines der Sternbilder oder die Krater auf dem Mond erkennt, vermittelt einem ein tiefes Gefühl der Rückverbindung und Heimkehr – das Bewusstsein, Teil des Großen Ganzen zu sein, aufgehoben im Universum. Wen wundert es da, dass die Menschen schon lange vor Beginn unserer Zeitrechnung den Himmel erkundeten, den Lauf der Sterne erforschten und den Sternen und Planeten die Namen von Göttern gaben? Die Planeten haben im Weltbild der Analogien ihren Platz und sind in diesem Sinne verkörperte Aspekte des Lebens, die sich auf andere Bereiche des Daseins übertragen lassen – so auch auf menschliche Charaktereigenschaften.

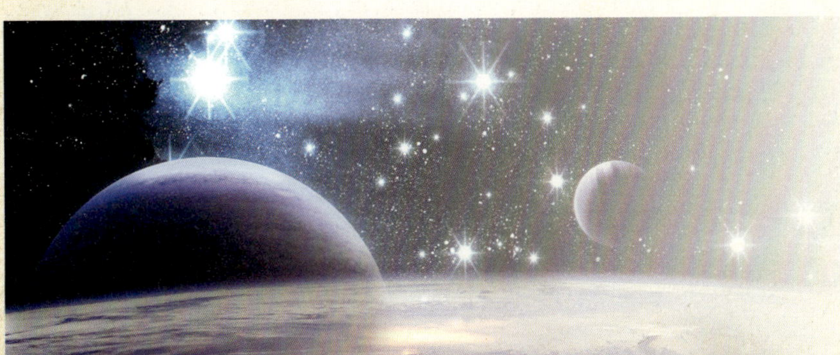

Sonne

Gott verbirgt sich dem Geist des Menschen, aber er offenbart sich seinem Herzen.

aus dem Talmud

Die symbolische Qualität der Sonne zu beschreiben, ist eigentlich unmöglich, denn sie steht für Vollkommenheit – so, wie das Licht, das sie entsendet: Es ist weiß, enthält aber alle Farben des Regenbogens. Die Sonne nimmt in jeder Hinsicht eine Sonderstellung ein. In vielen Kulturen war sie die höchste der Leben spendenden Mächte der Natur. Sie ist das erste Urprinzip. Sie steht für die Einheit allen Seins und ist der Mittelpunkt, um den sich alles dreht. Trotz ihrer Unbeschreiblichkeit werden der Sonne in Bezug auf menschliche Qualitäten bestimmte Attribute zugeordnet. So steht sie für echte, höchste Autorität, den goldenen Mittelweg, Energie und Vitalität. Wie sich auch am Sternbild des Löwen ablesen lässt, das sie beherrscht, versinnbildlicht sie zudem Selbstbewusstsein in seiner ursprünglichen Bedeutung von Selbstfindung, Großzügigkeit, Verantwortlichkeit und gleichzeitig, in der negativen Ausprägung, Arroganz, Selbstüberschätzung und Egozentrik.

»Während ich den Rauch der Sonne entzünde, verbinde ich mich mit meinem Zentrum, dem Solarplexus (Sonnengeflecht), der sich unterhalb des Brustbeins befindet. Ich spüre seine Wärme und Kraft, die mich von innen wärmt und durch die Grenzen meines Körpers hindurch strahlenförmig nach außen strömt.«

2 TL Copal oro / 2 TL Weihrauch oder 2 TL Dammar / 1 ½ TL Hagebuttenschale / 1 TL Blütenblätter der Sonnenblume / 1 TL Blütenblätter der Ringelblume / 1 TL Orangenschale / 1 TL Orangenblüte / ½ TL Lorbeer

Diese Räuchermischung fördert: Stärke • innere Kraft • Selbstbewusstsein • Individualität

Weitere Räucherstoffe der Sonne: Alant • Eisenkraut • Gummi arabicum • Iriswurzel • Johanniskraut • Kamille • Lavendel • Mastix • Melisse • Mistel • Myrrhe • Rosmarin • Safran • Thymian • Wacholder • Wegwarte • Zimtblüte (Cassia) • Zimtrinde • Zitronenschale

Ähnliche Räucherung: Sternzeichen: Löwe

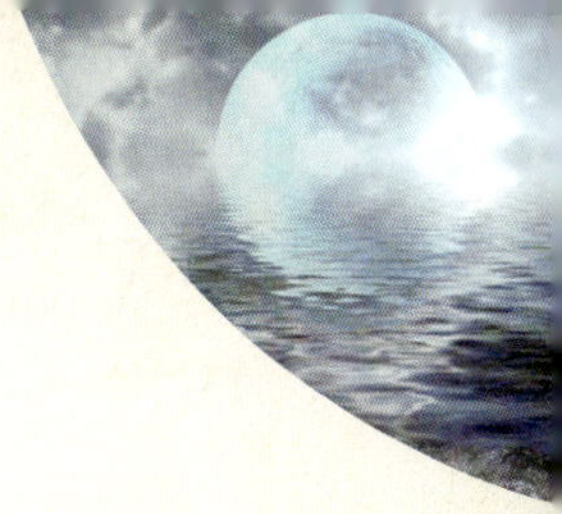

Mond

Mach, dass er seine Kindheit wieder weiß, das Unbewusste und das Wunderbare, und seiner ahnungsvollen Kinderjahre unendlich dunkelreichen Sagenkreis.

Rainer Maria Rilke

Der Mond, der in fast allen Sprachen, außer der deutschen, weiblich ist, bildet den empfangend, widerspiegelnden Gegenpol zur Sonne. Er symbolisiert seit jeher den Instinkt, die Intuition, die magische und geheimnisvolle Qualität unseres Daseins. So, wie die Sonne für das übergeordnete Prinzip des Lebens steht, das sich kaum in Worte fassen lässt, so steht der Mond stellvertretend für unzählige Eigenschaften und Manifestationen. Der Mond zeigt sich ganz besonders in den Kräften der Natur, in Ebbe und Flut, in den Jahreszeiten, im Zyklus der Frauen. Ohne die lunaren Rhythmen – die Frucht empfangen (Neumond), wachsen lassen (zunehmender Mond), gebären (Vollmond) und schließlich sterben und vergehen (abnehmender Mond) – wäre kein Leben auf dieser Erde denkbar. Der Mond ist Symbol der Großen Mutter, des Weiblichen schlechthin. Die Mondin gibt und nimmt. Sie lässt sterben und wiederauferstehen. Sie beherrscht das Unbewusste, Mystische, die dunkle Seite unserer Seele.

»Während ich den Rauch des Mondes entzünde, verbinde ich mich mit meiner weiblichen Seite, jenem Teil von mir, der empfangend, intuitiv und unbewusst ist. Statt zu machen und zu wollen lasse ich es zu, dass die Dinge einfach geschehen, so, wie das Leben es für mich vorsieht.«

2 ½ TL Myrrhe / 1 ½ TL Sandelholz, weiß / 1 TL Lavendelblüten / 1 ½ TL Zedernholz / 2 TL Guajakholz / 2 TL Iriswurzel, geschnitten / 1 TL Ingwer / 1 TL Jasminblüten

Diese Räuchermischung fördert: Intuition • Vertrauen • Loslassen • Fantasie • Lernfähigkeit

Weitere Räucherstoffe des Mondes: Alant • Adlerholz • Guajakharz • Kalmus • Kamille • Kampfer • Melisse • Mohnblüte • Muskatnuss • Nachtschatten • Tonkabohne • weiße Rosenblüte • Ysop • Zimtblüte (Cassia)

Ähnliche Räucherung: Sternzeichen: Krebs

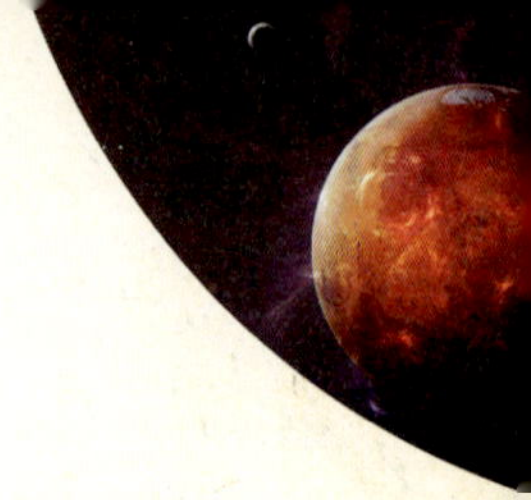

Mars

Was Venus band, die Bringerin des Glücks, kann Mars, der Stern des Unglücks, schnell zerreißen.

Friedrich von Schiller

Mars, der in der griechischen Mythologie durch Ares verkörpert wird, steht für die reine Kampfeslust, die sich auch auf den Bereich der Liebe erstreckt. In diesem Fall nennt man sie auch den Geschlechterkampf. In seiner negativen Ausprägung, die Ares unter den Göttern nicht eben beliebt machte, steht ihm der Sinn kompromisslos nach Mord und Krieg. Die positiven Seiten seines Charakters sind ein unbändiger Wille, große Tatkraft und Tapferkeit. Mars geht geradewegs, ohne Umschweife oder große taktische Überlegungen, auf sein Ziel los. Das Symbol des Männlichen, der Kreis, der von einem Pfeil durchbrochen wird, versinnbildlicht in einprägsamer Weise seine Qualitäten: Ungeheure Dynamik und überschäumende Vitalität, gekoppelt mit der Geradlinigkeit des Pfeils, stehen für das ungebändigte männliche Urprinzip. Den Blick immer nach vorn gerichtet, keinen Gedanken an Rückzug oder Stillstand verschwendend – das ist Mars, der Gegenpol zur Venus.

»Während ich den Rauch des Mars entzünde, verbinde ich mich mit der Tatkraft in mir, die mich ohne Zaudern und Kompromisse auf mein Ziel zusteuern lässt. Mars bekräftigt den Impuls in mir, der vonnöten ist, um aus meiner Trägheit aufzuwachen und zur Tat zu schreiten.«

2 TL Opoponax / 1 ½ TL Galgant / 1 TL Wermut / 1 TL Zedernholz / 1 ½ TL Eichenrinde / 1 TL Pfefferkörner, schwarz

Vermischen Sie alles mit 2 TL Drachenblut.

Diese Räuchermischung fördert: Energie • Tatkraft • Mut • männliche Sexualität • Leidenschaft • die Qualität des Kriegers

Weitere Räucherstoffe des Mars: Aloe • Angelikawurzel • Basilikum • Brennnessel • Eisenhut • Eisenkraut • Fichte • alle Giftpflanzen • Hopfen • Ingwer • Kalmus • Kampfer • Koriander • Labdanum • Patchouli • Pinie • Rosmarin • rotes Sandelholz • Tabak • Ysop

Ähnliche Räucherungen: Sternzeichen: Widder • Skorpion

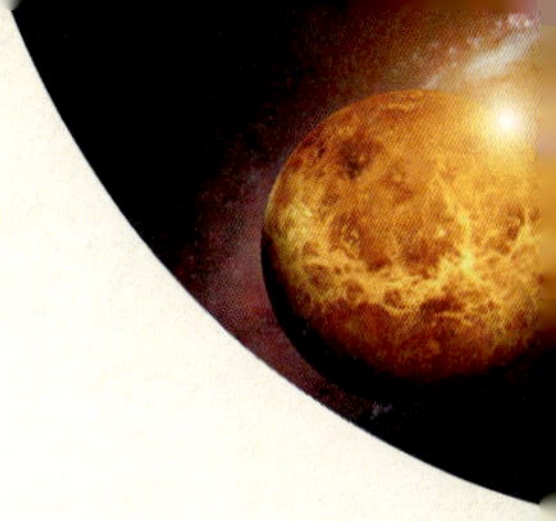

Venus

**Schönheit passt zu den Frauen –
Kraft zu den Männern.**

Bias von Priene

Venus, in der griechischen Mythologie von der schönen Aphrodite verkörpert, ist ganz und gar von Gefühlen geprägt. Ihr Leben gilt der Liebe und der Harmonie, der Sehnsucht und dem Ausgleich. Im Mythos wird Venus aus einer Muschel geboren, also aus dem Wasser, dem Symbol der Gefühle, und wird zudem mit der Perle assoziiert, die auch ein Sinnbild für Tränen ist. Die Liebesgöttin ist also auch mit der schmerzhaften Seite der Liebe vertraut, wenngleich sie in ihrem Harmoniestreben und ihrem Sinn für Ästhetik und Schönheit meist auf der freudvollen, lebensbejahenden Seite steht. Der Frieden ist ein weiteres großes Anliegen der Aphrodite, und um seinetwillen ist sie zu jedem Kompromiss bereit, was bis zur Unehrlichkeit gehen kann. Doch auch in der Liebe, aus der großen Sehnsucht nach Verschmelzung heraus, ist sie zu großer Anpassung und Kompromissen bereit – zuweilen bis zur Selbstaufgabe. Liebe, Gefühl und auch Gerechtigkeit gehen Aphrodite über alles. Sie verkörpert das Urweibliche, Opferbereitschaft, Hingabe und Sensibilität.

»Während ich den Rauch der Venus entzünde, lasse ich mein Bewusstsein vom Kopf ins Herz wandern. Ich verbinde mich mit meiner Weiblichkeit, der Liebe in meinem Herzen, meiner Sehnsucht nach Harmonie und meinem Sinn für ausgleichende Gerechtigkeit.«

2 TL Benzoe Sumatra / 1 TL Styrax / 1 TL Tonkabohne / ½ TL Tolubalsam / 1 ½ TL Sandelholz, rot / 2 TL Iriswurzel, geschnitten / 1 ½ TL Patchouli / 1 Prise Muskat- oder Nelkenpulver

Diese Räuchermischung fördert: Liebe • Harmonie • Weiblichkeit • Großzügigkeit • Kompromissfähigkeit • Hingabe • weibliche Erotik • Sinnesfreuden • Muße

Weitere Räucherstoffe der Venus: Angelikawurzel • Augentrost • Eisenkraut • Kardamom • Koriander • Labdanum • Malve • Mandelbaumgummi • Myrte • Perubalsam • Pfefferminze • Rose • Rosmarin • Schafgarbe • Spitzwegerich • Thymian • Veilchenwurzel

Ähnliche Räucherungen: Sternzeichen: Stier • Waage

Merkur

Denn eben wo Begriffe fehlen,
da stellt ein Wort zur rechten Zeit sich ein.

Johann Wolfgang von Goethe

Merkur findet bei den alten Griechen seine mythologische Entsprechung in Hermes, dem Götterboten. Geschickt, behende, trickreich, redegewandt sowie mit der Fähigkeit beschlagen, die Wahrheit nach Bedarf ein wenig zu drehen und zu wenden, dabei unterhaltsam und liebenswert, erschien Hermes als der perfekte Gott der Kommunikation. Nebenbei übernahm er noch zahlreiche andere Aufgaben, die jedoch immer unter der großen Überschrift des Vermittelns und Herstellens von Verbindungen standen. So wurde Hermes auch der Gott der Händler und Kaufleute, der Bettler und Diebe sowie der Reisenden. Da er immer unterwegs war, wobei ihm sein geflügelter Helm und die ebenso ausgestatteten Schuhe äußerst hilfreich waren, wusste Hermes stets über die neuesten Entwicklungen im Lande Bescheid. In zwischenmenschlichen Beziehungen hatte er meist seine geschickten, vermittelnden Finger im Spiel. Hermes war nahezu überall dort zuständig, wo oberflächliche Verbindungen geschaffen werden sollten, denn Leichtigkeit ist sein Motto, nicht Tiefe.

»Während ich den Rauch des Merkurs entzünde, verbinde ich mich mit meinen kommunikativen und vermittelnden Fähigkeiten, meiner Kontaktfreudigkeit und allem, was mich mit anderen Menschen, Ideen und Dingen in Verbindung bringt. Merkur unterstützt meine Geschicklichkeit mit Leichtigkeit.«

2 TL Dammar / 1 TL Mastix / 1 ½ TL Mandelbaumgummi / 1 TL Lavendelblüten / 1 TL Zitronenschale / 1 ½ TL Muskatblüte / 1 TL Eisenkraut / 1 TL Myrte / 1 Prise Nelkenpulver

Diese Räuchermischung fördert: Kommunikation • Leichtigkeit • Händlergeist • geistige Beweglichkeit • berufliche wie private Kontakte

Weitere Räucherstoffe des Merkur: Aloe • Alraune • Anis • Baldrian • Ehrenpreis • Fenchel • Fichte • Granatapfel • Haselnuss • Kamille • Majoran • Muskatnuss • Myrrhe • Pfefferminze • Salbei • Styrax • Tolubalsam • Wegwarte • Ysop • Zeder

Ähnliche Räucherungen: Sternzeichen: Zwilling • Jungfrau

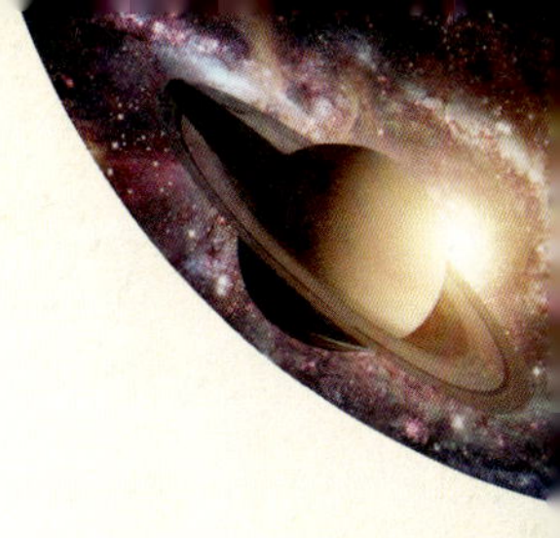

Saturn

Die Klarheit seines Innern ist für den Menschen das höchste Gut.

Adalbert Stifter

Im griechischen Mythos wird Saturn durch Kronos verkörpert, der besonders durch seine Grausamkeit beeindruckt. Da ihm prophezeit wurde, dass er dereinst von einem seiner Söhne entthront werde, verschlingt er aus Angst alle seine neugeborenen Kinder. Nur durch eine List seiner Frau Rhea überlebt der gemeinsame Sohn Jupiter bzw. Zeus. Erst nachdem dieser den Vater tatsächlich entmachtet, entwickelt Saturn seine nützlichen Qualitäten: Er wandelt nun sein zerstörerisches Potenzial in die Fähigkeit, alles Unwichtige abzutöten. So fördert er durch Einschränkung letztlich das Wesentliche. Unter Kronos' ursprünglich hemmender und begrenzender Qualität entstehen die scharfe Form und die Einfachheit. Saturn erfreut sich keiner besonders großen Beliebtheit, denn er steht ganz allgemein für das Nein – und das schmerzt, wenngleich es oft nötig ist, um das Wesentliche zu ermöglichen und alles Neue einzuleiten. Denn jedes Nein trägt den Samen für das Ja in sich.

»Während ich den Rauch des Saturns entzünde, werde ich mir bewusst, dass, um das Neue, Positive zu erlangen, das Alte, Negative erbarmungslos aussortiert und verabschiedet werden muss. Dazu gehören Mut und Klarheit und die Kraft, dem Unangenehmen ins Auge zu sehen – zugunsten einer neuen Klarheit, die von der Last des Überkommenen befreit ist.«

3 TL Myrrhe / 1 ½ TL Sandelholz, weiß / 1 TL Sandelholz, rot / 1 TL Moschuskraut mit Blüten / 1 TL Patchouli / 1 TL Mohnblüte / ½ TL Eisenkraut / 1 ½ TL Drachenblut

Diese Räuchermischung fördert: Moral • Gesetz • Pflichtgefühl • die Fähigkeit, Wesentliches von Unwesentlichem zu trennen • Mut zur Vereinfachung

Weitere Räucherstoffe des Saturn: Aloe • Alraune • Baldrian • Bilsenkraut • Bockshornklee • Eiche • Fichte • Hanf • Kümmel • Mistel • Moschuskörner • Opoponax • Salbei • Spitzwegerich • Teufelsdreck • Tollkirsche • Wacholder • Weihrauch • Weißdorn • Zypresse

Ähnliche Räucherung: Sternzeichen: Steinbock

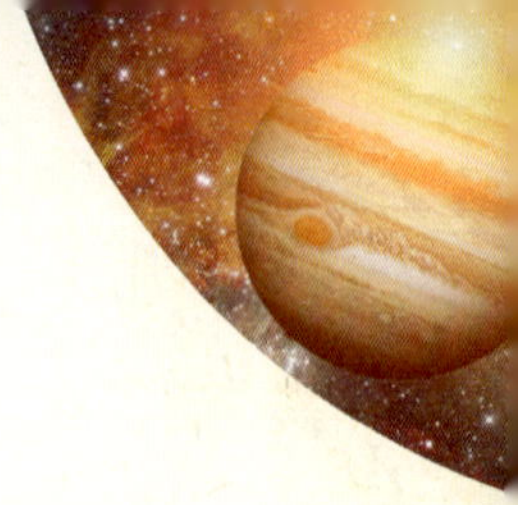

Jupiter

Glaube mir, man gewinnt durch Geschenke sich Menschen und Götter; Jupiter selber wird gnädig, wenn man Geschenke ihm bietet.

Ovid

Jupiter oder Zeus, der Göttervater, ist vor allem für seine unbändige Wollust bekannt. Nicht nur zahlreiche Göttinnen nimmt er, wenn es denn sein muss mit Gewalt oder durch irgendeine List, zur Geliebten, auch Sterbliche bleiben von seinem Zeugungsdrang nicht verschont. So zeugt Zeus/Jupiter den halben Olymp und auch viele sterbliche Helden. Die Treue gehört also nicht so sehr zu seinen Tugenden. Großzügigkeit dagegen schon, ebenso die Lust am Spiel und der Sinn für Gerechtigkeit, die er, wenn nötig, mit Macht durchsetzt. Zeus ist in jedem Fall ein gütiger Gott, der zwar zu Großspurigkeit und übertriebenem Pathos neigt, jedoch Großmut beweist und seinen Kindern zur Seite steht, falls er nicht gerade anderweitigen Verpflichtungen (oder Vergnügungen) nachgeht. Zeus steht für viele Qualitäten: für Reife und dafür, aus jeder Situation das Beste zu machen, für das Ja, die Liebe zum Leben, für Optimismus, Heiterkeit und Gerechtigkeit, Offenheit und Freiheit, auch für Heilung und dafür, dass wir im Leben einen Sinn finden können.

»Während ich den Rauch des Jupiter entzünde, verbinde ich mich mit seinen Qualitäten: mit Liebe und Lust, mit Großzügigkeit und Fülle, mit Gerechtigkeit und der Fähigkeit, zu gesunden. In meinem Streben nach Reife und dem Sinn in meinem Leben lasse ich mich von Jupiter bestärken.«

2 TL Copal Manila / 2 TL Weihrauch / 1 ½ TL Iriswurzel, geschnitten / 2 TL Zedernholz / 1 TL Salbei / 1 ½ TL Lindenblüte / 1 TL Mädesüßkraut / ½ TL Ysop

Diese Räuchermischung fördert: Liebe • Reife • Optimismus • Heilkraft • Glück • Erfolg

Weitere Räucherstoffe des Jupiter: Adlerholz • Anis • Apfel • Basilikum • Eiche • Galbanum • Jasminblüten • Lorbeer • Mandelbaumgummi • Mastix • Muskatnuss • Nelke • Olivenblätter • Perubalsam • Rosenblüte • rotes Sandelholz • Styrax • Tausendgüldenkraut • Wacholder • Zinnkraut (Schachtelhalm)

Ähnliche Räucherung: Sternzeichen: Schütze

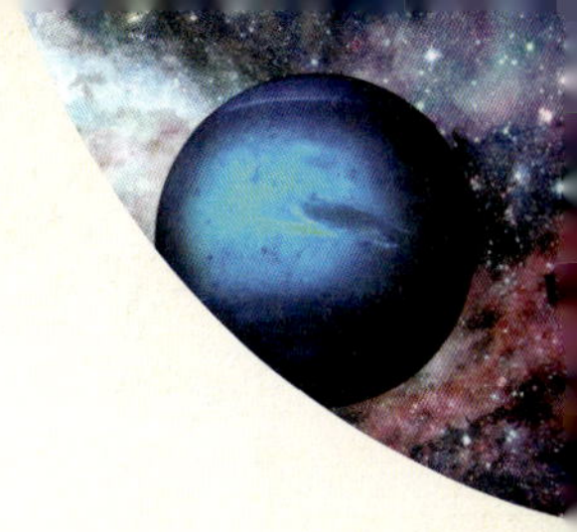

Neptun

**Ich komme nicht dahinter, wo ich aufhöre
und die anderen anfangen.**

William Blake

Neptun findet bei den alten Griechen sein mythologisches Pendant in Poseidon, dem Gott des Meeres. Poseidon ist ein undurchsichtiger Geselle, der seine wahren Absichten nicht gern zu erkennen gibt. Wo immer er kann, sorgt er für Durcheinander und Verwirrung. Unklar und verschwommen wie der Blick auf den Meeresgrund, so zeigt sich dieser Gott. Er legt sich mit jedem an und ist ein Meister der Verwandlung. Mal zeigt er sich als Pferd oder Widder, ein weiteres Mal in Gestalt eines anderen Mannes – meist mit dem Ziel, Frauen zu verführen, mit denen er unzählige Nachkommen zeugt. Neptun steht für Wunder und Illusionen, für Träume und Täuschungen, außerdem für Fantasie und Einfallsreichtum. Wer sich seiner wilden Kraft und Triebhaftigkeit widersetzt, der mag in die Tiefen des Meeres entführt werden und sich dort für immer verlieren. Wer jedoch freiwillig in die Fluten eintaucht und sich davontragen lässt, der kann so in sanfter Transformation zur Einheit und Ganzheit finden.

»Während ich den Rauch des Neptun entzünde, verbinde ich mich mit der weiblichen, unbewussten, gefühlsbetonten Seite in mir. Ich öffne mich dem Geheimnisvollen, dem Mysterium des Lebens und gebe mich der großen Einheit hin.«

1 ½ TL Mastix / 2 ½ TL Weihrauch / 2 ½ TL Kalmus / 1 TL Beifuß / 1 TL Angelikawurzel / ½ TL Muskatnuss / 1 TL Ysop / ½ TL Jasminblüten / 1 ½ TL Zedernholz / 2 EL Copaivabalsam

Diese Räuchermischung fördert: Hingabe • Einheit • mystische Einsicht • Spiritualität

Weitere Räucherstoffe des Neptun: Bilsenkraut • Hanf • Iriswurzel • Meersalz • Mohnblüte • Safran • Schierling • Tollkirsche • Zedernspitzen

Ähnliche Räucherung: Sternzeichen: Fische

Uranus

Tausend und Abertausend Ströme fließen ins Meer, aber das Meer ist nie voll. Und könnte der Mensch Stein zu Gold verwandeln, sein Herz ist nie zufrieden.

Chinesisches Sprichwort

Uranos ist der Urvater der Schöpfung. Ohne Vater aus Gaia, der Mutter Erde, geboren, lässt er endlosen, fruchtbaren Regen auf sie herabfallen, bis sie aus ihrem Leib alle Pflanzen und Tiere geboren hat. Doch Uranus lässt es weiter regnen, bis alle Öffnungen Gaias sich mit Wasser gefüllt und so die Ozeane, Seen und Flüsse der Erde entstanden sind. Endlich lässt er den Regen versiegen, damit sich ein Gleichgewicht zwischen Himmel (denn das ist die Bedeutung von »Uranus«) und Erde einstellen kann. Doch das ist noch lange nicht das Ende von Uranos' Schöpferkraft. Von nun an zeugt er voller Begeisterung allerlei seltsame Wesen wie die Zyklopen, Titanen und andere Ungeheuer. Irgendwann hat Gaia genug davon und lässt Uranos von seinem Titanensohn Chronos entmannen. Doch sogar im Sterben verliert Uranos nicht seine Schöpferkraft und befruchtet Gaia durch sein Blut, woraufhin die Giganten und Erinnyen, Furien und Rachegöttinnen geboren werden. Und schließlich entsteht sogar aus dem abgeschlagenen und ins Meer geworfenen Glied die Liebesgöttin Aphrodite.

»Während ich den Rauch des Uranus entzünde, lasse ich mein Verlangen zu, aus alten, erstarrten Strukturen auszubrechen. Ich gestatte es mir, aus der Reihe zu tanzen und meine Gedanken frei fließen zu lassen, um völlig neue, verrückte Ideen entstehen zu lassen.«

2 TL Mastix / 1 TL Weihrauch / 1 TL Myrrhe / 2 TL Eichenrinde / 1 TL Salbei / 1 TL Myrteblätter / 1 TL Rosmarin / 1 TL Mädesüßblüte

Diese Räuchermischung fördert: Intuition • Geistesblitze • Vorstellungskraft • Wahrheit • Freiheit • Selbstverantwortung • Erfindungsgeist

Weitere Räucherstoffe des Uranus: Copal negro • Ehrenpreis • Eisenkraut • Elemi • Faulbaumrinde • Moschuskörner und -kraut • Pfefferminze

Ähnliche Räucherung: Sternzeichen: Wassermann

Pluto

Jeder Mensch ist wie ein Mond: Er hat eine dunkle Seite, die er niemandem zeigt.

Mark Twain

Pluto wird in der griechischen Mythologie von Hades verkörpert, dem Gott der Unterwelt. Hades herrscht unbarmherzig über sein Reich, mit hinterlistiger Schläue und unverrückbaren Prinzipien. Er ist bekannt für seine dunkle Lust und seinen ausgeprägten Sadismus. Als Hades sich in die junge Kore verliebt und sie in die Unterwelt entführt, bringt das großes Unglück über die Erde, denn Demeter, Kores Mutter, lässt nichts mehr wachsen und gedeihen, bis Hades Kores zurückbringt. Man schließt einen Kompromiss: Die ersten drei Monate des Jahres herrscht Kore gemeinsam mit Hades über die Unterwelt, die restliche Zeit verbringt sie auf der Erde. So wird der Winter zur Jahreszeit des Stillstands und der Metamorphose. Wer in die Unterwelt – im übertragenen Sinne ins Reich des Unbewussten – hinabsteigt, dem blüht der Tod, sprich eine radikale Transformation des Bewusstseins. Wer dem Hades noch einmal entkommt, der kehrt geläutert heim und hat einen tief greifenden Prozess der Einweihung und Wandlung erfahren. Das dunkle, zerstörerische, unerbittliche Wesen des Hades birgt in sich somit die Vorbedingung für Verwandlung. Der Tod trägt in sich den Keim der Wiedergeburt.

»Während ich den Rauch des Pluto entzünde, verbinde ich mich mit der unbewussten, dunklen Seite meiner Seele. Mir ist bewusst, dass ich Altes in mir sterben lassen muss, damit das Neue geboren werden kann. Ich habe den Mut, eine tief greifende Wandlung in meinem Leben geschehen zu lassen.«

2 TL Weihrauch / 2 TL Myrrhe / 2 TL Copal Manila / 1 TL Copal negro / 1 TL Galgant / 1 TL Angelikawurzel / 1 TL Eisenkraut / 1 TL Mohnblüte / ½ TL Rosenblüte / 1 ½ TL Zedernholz / ½ TL Pottasche

Diese Räuchermischung fördert: Transformation • Loslassen • Mut • Ausdauer • Abstieg ins Unbewusste

Weitere Räucherstoffe des Pluto: Copal blanco • Drachenblut • Galbanum • Iriswurzel • Kampfer • Labdanum • Muskatnuss • schwarzer Pfeffer • Thymian

Ähnliche Räucherung: Sternzeichen: Skorpion

Kosmos

Erstens gibt es eine Einheit der Dinge, durch die jedes Ding eins mit sich selbst ist. Zweitens gibt es eine Einheit, durch die ein Geschöpf mit allen anderen vereint ist, und alle Teile der Welt ergeben eine Welt.

Pico della Mirandola

Die Kosmosräucherung vereint die Kräfte aller Planeten zu einem harmonischen Ganzen. Wenn Sie das Gefühl haben, Sie seien aus dem Gleichgewicht geraten und wissen nicht so genau, warum das so ist, dann ist es sinnvoll, den Kosmos um Ausgleich und Harmonisierung zu bitten. Kosmos ist die Räucherung für Harmonie ebenso wie für Heilung und Ganzwerdung, sie schließt nichts aus, sondern bezieht alle Aspekte des Lebens mit ein. So eignet sie sich auch besonders, wenn Sie eine ausgeglichene, zugleich friedliche und lebendige Atmosphäre zaubern möchten, in der Sie entspannen und Kraft schöpfen können.

»Während ich den Rauch des Kosmos entzünde, hole ich die Kraft aller Planeten in diesen Raum, deren Ganzheit mehr ist als die Summe ihrer Einzelteile. Ich bitte um Harmonisierung meiner körperlichen ebenso wie meiner geistigen und seelischen Aspekte. Ich verbinde mich mit der großen Kraft, die dem Kosmos in seiner Gesamtheit innewohnt.«

1 TL Weihrauch / 1 TL Myrrhe / 1 TL Benzoe Sumatra / ½ TL Tolubalsam / 1 TL Styrax / 1 TL Galgant / ½ TL Alant / 1 TL Zedernholz / 1 TL Moschuskraut mit Blüten / ½ TL Lorbeer / ½ TL Beifuß / ½ TL Lavendelblüten / 1 TL Patchouli / ¼ TL Angelikawurzel

Diese Räuchermischung fördert: Entspannung • Heilung • Ganzheit

Weitere Räucherstoffe des Kosmos: Akazienblüte • Adlerholz • Burgunderharz • Copal Manila • Copal oro • Drachenblut • Eichenrinde • Elemi • Fichtennadeln • Ingwer • Iriswurzel • Kalmus • Mastix • Mohnblüte • Moschuskörner • Muskatnuss • Myrte • Opoponax • Rose • rotes und weißes Sandelholz • Sandarak • Tonkabohne

Ähnliche Räucherung: Elemente: Äther

Reinigung

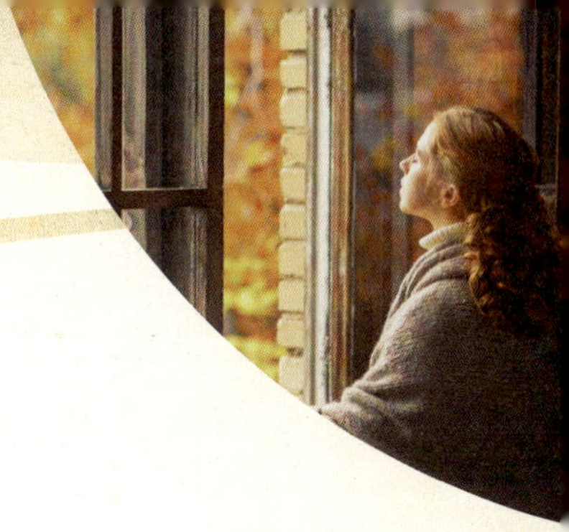

Ebenso vertreibt ein Rauch aus wilder Polei, Gichtrosen, Münze und Palma Christi alle bösen Geister und schädlichen Gespenster.

Agrippa von Nettesheim

Die Reinigung ist eine der ältesten Funktionen des Räucherns. Schon in alter Zeit – wahrscheinlich schon am Höhlenfeuer – warf man Substanzen wie Bernstein oder andere Harze in die Glut, um die Atmosphäre zu reinigen. Später räucherte man die Häuser auch gegen Krankheiten aus und natürlich um Dämonen, Geister und Hexen zu vertreiben. Grundsätzlich hat sich am Zweck der Reinigungsräucherung bis heute nichts geändert. Wir räuchern, um dicke Luft oder die Ausdünstungen von Besuchern aus unserer Wohnung zu vertreiben, um die Raumluft zu erfrischen und zu beleben oder wenn wir das Gefühl haben, die Raumatmosphäre ist irgendwie ungut, bleiern oder abgestanden. Auch eignet sich eine Reinigungsräucherung nach dem Vorbild unserer Vorfahren, um während oder nach einer überstandenen Grippe oder Erkältung den »Mief« zu neutralisieren und zum Fenster hinauszujagen.

Wenn Sie das Gefühl haben, Ihr Haus bzw. Ihre Wohnung braucht eine grundlegende Reinigung, dann können Sie dazu dieses Ritual durchführen. Es eignet sich wunderbar als großer Frühjahrsputz, wenn Sie in ein neues Heim einziehen oder wann immer Sie das Bedürfnis nach einem Großreinemachen haben. Beginnen Sie am besten mit einer Schutzräucherung für sich selbst, denn Sie könnten durch Ihr Ritual eine Menge Geister und andere Wesenheiten aufscheuchen. Richten Sie, bevor Sie mit der Reinigung beginnen, ein paar Worte an diese unerwünschten Mitbewohner, und fordern Sie sie auf, das Haus zu verlassen. Arbeiten Sie mit Zimbeln, einer Glocke, Trommel oder Klangschale, falls Sie möchten. Alternativ können Sie auch kräftig in die Hände klatschen. Beginnen Sie in der östlichsten Ecke des ersten Zimmers, und erzeugen Sie einen deutlichen, entschiedenen Ton. Arbeiten Sie sich dann im Uhrzeigersinn vor, bis Sie die ganze Wohnung durchgegangen sind. Nun entzünden Sie die Räuchermischung für die Reinigung und beräuchern – am besten mithilfe einer Feder oder eines Fächers – auf dieselbe Weise jeden Winkel Ihres Heims. Vergessen Sie am Ende nicht, auch sich selbst mit dem reinigenden Rauch zu befächeln. Besonders nach der Reinigungsräucherung ist es wichtig, gründlich zu lüften!

»Während ich den Rauch der Reinigung entzünde, vertreibe ich alles Unreine, Trübe, Stagnierende und Dumpfe aus diesem Haus, dieser Wohnung. Alle unerwünschten Wesen, Geister, Dämonen und schlechten Energien, die sich hier aufhalten, mögen diese Räume spätestens jetzt umgehend verlassen.«

2 TL Weihrauch / 1 TL Myrrhe / 1 TL Bernstein / / 2 ½ TL Kampfer /
1 – 1 ½ TL Wacholderbeeren / 1 ½ TL Myrteblätter / 1 TL Beifuß /
1 TL Rosmarin / 1 TL Lorbeer / ½ TL Angelikawurzel / ½ TL Nelkenpulver

Wenn Sie bei dieser Mischung nicht alle Zutaten zerkleinern, dann wirkt sie noch stärker.

Tipp: Wenn Sie homöopathische Mittel einnehmen oder Ihnen diese Räucherung zu stark ist, verwenden Sie stattdessen »Feng Shui«.

Tipp: Wenn Sie nach dem Reinigen noch etwas für den Schutz und den Segen Ihres Zuhauses tun möchten, verräuchern Sie nach dem Lüften die **Haussegen-Mischung** aus 4 TL Weihrauch, 1 ½ TL Benzoe Siam, 2 TL Myrrhe, 2 TL Styrax, 1 TL Beifuß, 1 ½ TL Alantwurzel, 1 ½ TL Angelikawurzel, 1 TL Mariengras und 1 TL Orangenblüten.

Übrigens: Kampfer duldet keine negativen Schwingungen.

Diese Räuchermischung fördert: Reinigung • Klärung und Ionisierung der Raumluft

Ähnliche Räucherungen: Feng Shui • Schutzräucherung

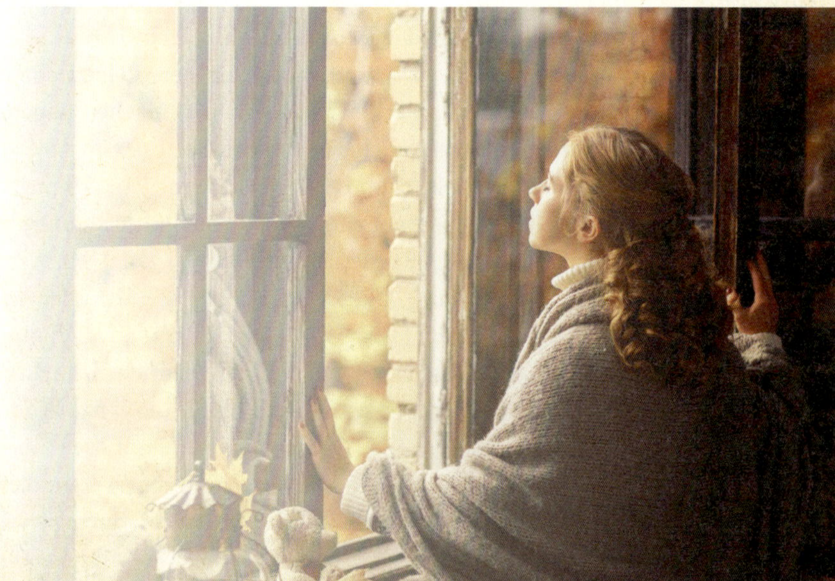

Schutzräucherung

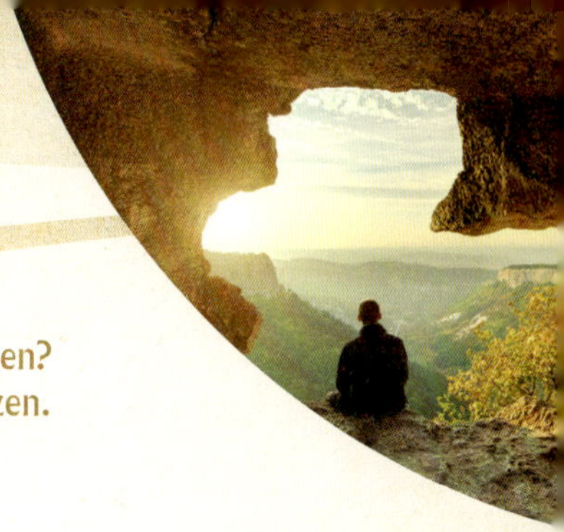

Sei selbst dein eigener Herr! Wer könnte sonst dich schützen?
Nur wer sich selbst beherrscht, wird sicheren Schutz besitzen.

Dhammapada – Pfad der Lehre

Wir sind täglich einer Menge von Reizen, Stress, Anforderungen und Einflüssen unserer Außenwelt ausgesetzt, die nahezu ungefiltert auf uns einströmen. Gesund ist das nicht. Denn um bei geistiger und körperlicher Gesundheit zu bleiben, ist es unbedingt nötig, dass wir auch lernen, uns zu schützen – gegen Reizüberflutung, z.B. die Kollegin, die uns den letzten Nerv raubt, oder den Kunden, der nörgelt oder drängelt. Auch in unseren Liebes- oder Familienbeziehungen gibt es häufig Verstrickungen und Umstände, gegen die wir uns schützen sollten. Eine Schutzräucherung in Verbindung mit einem wirkungsvollen Ritual ist ein gut geeignetes Mittel, sich gegen kraftraubende Situationen, schlecht gelaunte Menschen, schädliche Verstrickungen mit nahestehenden Personen sowie schlechte, gegen uns gerichtete Wünsche abzugrenzen.

Entzünden Sie dazu den schützenden Rauch, und sammeln Sie sich. Lassen Sie vor Ihrem geistigen Auge jene Personen, Umstände und Einflüsse in Ihrem Leben vorüberziehen, gegen die Sie sich schützen möchten. Sie müssen dazu gar nicht so genau wissen, weshalb Sie in Bezug auf sie ein schlechtes Gefühl haben. Es ist ein gesundes und wichtiges Bedürfnis, Grenzen zu ziehen und zu erkennen, wo die eigene (Schmerz-)Grenze liegt. Nehmen Sie das Räuchergefäß in die Hand, und ziehen Sie damit einen Schutzkreis aus Rauch um sich. Nehmen Sie sich so viel Zeit, wie Sie brauchen, und beenden Sie das Ritual, wenn Sie das Gefühl haben, genügend Abstand zu der bedrängenden Person bzw. Situation gewonnen zu haben. Stellen Sie sich vor, dass Ihr Schutzkreis auch nach Beendigung des Rituals fortbesteht. Wann immer Sie ihn brauchen, können Sie ihn in Ihrem Bewusstsein wieder entstehen lassen. Er verlässt Sie jetzt nicht mehr. Gleichfalls können Sie eine Schutzräucherung einsetzen, um Ihr Haus vor negativen Kräften oder bösen Geistern zu schützen. Hier ist ein Ritual hilfreich, bei dem Sie das ganze Haus einbeziehen. Gehen Sie mit Ihrer Räucherschale von Raum zu Raum, vergessen Sie keinen Winkel, und lassen Sie den Rauch sich mit Ihren schützenden Worten, Gedanken und Bitten verbinden.

»Während ich den heiligen Rauch entzünde, gestatte ich mir, mich vor bestimmten Menschen, Einflüssen oder Situationen zu schützen. Der Rauch hilft mir dabei, den nötigen Abstand zu den Dingen zu erreichen und aufrechtzuerhalten. Ich schütze hiermit mich selbst, meine Familie, mein Haus vor ... (ergänzen Sie das Gewünschte).«

3 TL Sandelholz, weiß / 1 TL Bernstein / 1 ½ TL Weihrauch / 2 TL Myrrhe / 1 TL Beifuß / 1 TL Wacholderbeeren / 1 TL Angelikawurzel / 2 TL Patchouli

Vermischen Sie alles mit ½ – 1 TL Drachenblut.

Tipp: Nehmen Sie bei dieser Räucherung weitere stärkende Elemente zu Hilfe, wie beispielsweise einen Schutzkreis aus Meersalz.

Übrigens: Sandelholz wird in Indien am Abend verräuchert, um alles Böse zu bannen.

Diese Räuchermischung fördert: emotionale Stärke • psychischen Schutz vor Neid, Missgunst, übelwollenden Menschen und schwarzer Magie • Schutz vor Diebstahl und anderen Gefahren

Ähnliche Räucherung: Liebe bewahren und schützen

Schwitzhüttenräucherung

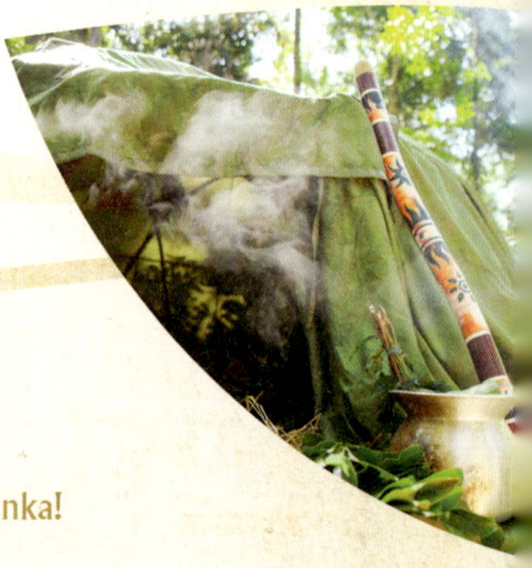

Der Rauch, der sich aus Erde und Feuer erhebt,
wird allem gehören, was sich im Universum bewegt:
den Vierbeinern, den Geflügelten und allem, was ist.
Dieses Opfer von ihnen geben wir nun dir, o Wakan Tanka!

aus einem indianischen Gebet

Einer nach dem anderen kriechen wir in die niedrige Schwitzhütte. Es ist eng und düster, und es ist kalt, denn wir haben uns mitten in der kalten Jahreszeit hier eingefunden, zur Wintersonnenwende. Wir wollen in diesem Ritual uns selbst reinigen und läutern und gleichzeitig die Sonne begrüßen, die jetzt ihren langen Rückweg antritt. Noch friere ich, doch das wird sich bald ändern. Der erste glühende Stein wird von der Feuerstelle genommen und hereingerollt. Er findet seinen Platz in der Erdmulde in unserer Mitte. Der Älteste in der Schwitzhütte übernimmt die Aufgabe, diese Zeremonie zu leiten. Er gießt immer wieder Wasser auf die Steine, wodurch sich die Luft langsam, aber stetig erhitzt. Er erzählt uns Indianergeschichten von der uralten Tradition der Schwitzhütten. Es wird langsam heiß, und mit der Hitze scheinen auch Enge und Dunkelheit zuzunehmen. Reihum beten wir zu den Großvätern der vier Himmelsrichtungen. Einige, darunter ich, sind zum ersten Mal in einer Schwitzhütte. Die Hitze wird langsam unerträglich, man meint, die Haut müsse einem verbrennen. Ich spüre förmlich die Seelen der Anwesenden erzittern und merke, wie die Angst auf Spinnenbeinen meinen Rücken hochkriecht. Die betenden Stimmen der Schwitzenden werden schriller. Werden wir das hier überleben? Die Angst lässt mich in mich selbst zurückweichen, mich in mir drin immer kleiner werden. Ich schrumpfe, bis ich nur noch ein paar Zentimeter groß bin und meine Körperhülle um mich aufragt. Als ich so klein bin wie ein Embryo in der schützenden Gebärmutter, kommt plötzlich eine tiefe Ruhe über mich – hier bin ich sicher! Langsam wachse ich wieder in meine ursprüngliche Form hinein. Der Duft von Salbei, Sweetgrass und Zedernspitzen, die auf den glühenden Steinen schmoren, umfängt mich. Eine stille Kraft erfüllt mich, und als ich jetzt die Geister, die Götter anrufe, um meine Bitten und Gebete vorzubringen, geschieht dies mit einer Inbrunst, die ich vorher nicht kannte. In diesem Moment begreife ich, dass diese Anrufung schon das Samenkorn der Erfüllung meiner Wünsche in sich trägt.

»Während ich den heiligen Rauch entzünde, bete ich für das Wohl und den Nutzen aller Wesen. Ich bitte für mich selbst um Frieden, Gesundheit und … (ergänzen Sie das Gewünschte) und darum, im Einklang mit allen Wesen und Pflanzen, in Harmonie mit Mutter Erde leben zu können.«

3 – 4 TL Copal oro / 1 ½ TL Copal negro / 2 TL White Sage (Weißer Salbei) / 2 TL Sweetgrass / 1 – 2 TL Yerba Santa / 1 TL Wacholderholz / ½ TL Wacholderbeeren / 1 ½ TL Wacholderspitzen aus den USA oder einheimische / 1 – 2 TL Zedernspitzen aus den USA

Tipp: Diese Räucherung eignet sich nicht nur für Schwitzhüttenzeremonien, sondern auch als Alternative für die Anrufungsräucherung.

Diese Räuchermischung fördert: Einssein • Wahrnehmung der Sprache des Herzens • Kontaktaufnahme mit den Göttern

Ähnliche Räucherungen: Anrufung • Frieden • Gebet • Heilung

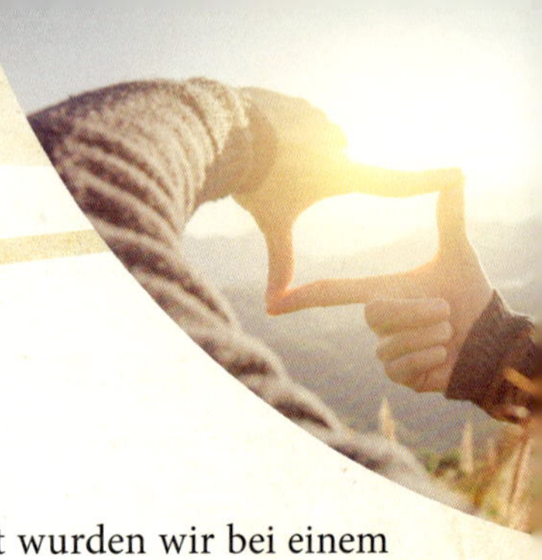

Seelenbalsam

Schon ein kleines Lied kann viel Dunkel erhellen.

Franz von Assisi

Manchmal fühlen wir uns zart und verletzlich. Vielleicht wurden wir bei einem aktuellen Anlass verwundet, enttäuscht oder einfach »nicht gesehen« – so, wie wir sind. Oder alte Wunden brechen auf, weil die Zeit reif ist, weil wir gerade aus dem einen oder anderen Grund dünnhäutiger sind als sonst – und das ist gut so, auch wenn es wehtut. Denn nur wo wir seelischen Schmerz wirklich spüren und annehmen, kann Heilung geschehen. In unserem Inneren tut es höllisch weh, und wir sehnen uns nach einer warmen Hülle, die uns Schutz und Geborgenheit gibt. Genau dies tut die Räucherung »Seelenbalsam«. Mit ihren wärmenden, besänftigenden und heilsamen Inhaltstoffen ist sie ein wahrer Balsam für verwundete Seelen.

Gönnen Sie sich eine Zeit der Stille, machen Sie es sich gemütlich, und verwöhnen Sie sich mit dem heilenden Räucherwerk. Tun Sie sich etwas Gutes, Sie haben es sich verdient. Stellen Sie das Telefon leise, schließen Sie die Tür, und lehnen Sie sich zurück. Die nächste Stunde gehört nur Ihnen und Ihren Gefühlen. Nutzen Sie den Rauch, das Feuer, die kostbaren Ingredienzen als geheiligten Rahmen, innerhalb dessen Sie Ihre Wunden und Schmerzen betrauern, ihnen Raum geben und sie als einen Teil Ihres Lebens annehmen und integrieren können. Wehren Sie sich nicht, weinen Sie, wenn Ihnen danach ist, und nehmen Sie sich selbst in den Arm – der Rauch tut es auch, indem er sich um Sie legt wie eine schützende, warme Hülle. Lassen Sie sich treiben … Irgendwann ist es Zeit, wieder aufzutauchen. Setzen Sie Zimbeln oder eine Klangschale ein, um aus Ihrer Gefühlswelt wieder in die Gegenwart zurückzukehren. Auch das ist wichtig: Nach einer Weile, in der wir schwierigen oder schmerzhaften Gefühlen Raum gegeben haben, wieder loszulassen, um uns nicht in den Untiefen unserer Seele zu verlieren. Kehren Sie also zurück in den Alltag, rufen Sie eine gute Freundin oder einen engen Freund an, und bitten Sie um Beistand. Oder widmen Sie sich einer Beschäftigung des Alltags, die als Anker wirken kann, um Ihre Füße wieder im Boden zu verwurzeln.

»Während ich den heiligen Rauch entzünde, der wie Seelenbalsam meine Wunden und Schmerzen umhüllt, lasse ich für eine Weile meine Gefühle ungefiltert an die Oberfläche kommen und gebe ihnen allen Raum, den sie brauchen, um geheilt zu werden.«

2 TL Benzoe Sumatra / 2 TL Styrax / 1 TL Tolubalsam / 1 TL Tonkabohne / 2 TL Orangenschale / 1 ½ – 2 TL Lavendelblüten / 1 TL Rosenblüte / ½ TL Zimtpulver

Tipp: Wenn Ihnen diese Mischung zu süß ist, können Sie noch 1 TL Weihrauch dazugeben.

Übrigens: Benzoe mit dem Inhaltsstoff Vanillin sorgt für Entspannung und hüllt besänftigend ein.

Diese Räuchermischung fördert: Heilung • Stärkung • den Mut, schmerzhafte Gefühle zu durchleben

Ähnliche Räucherungen: Depressionen aufhellen • Entspannung und Balance • Frieden • Harmonie • Heilung

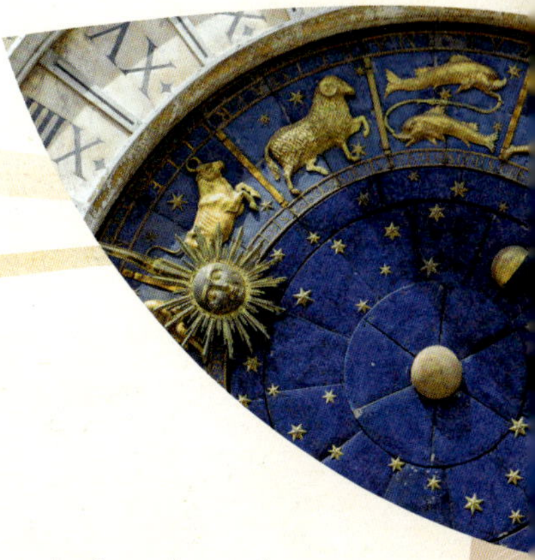

Sternzeichen

Ein Arzt, der nichts von Astrologie versteht, ist eher ein Narr zu nennen, als ein Arzt.

Paracelsus

In alter Zeit wurde die Astrologie als »Königin der Wissenschaften« bezeichnet, da sie in ihrem senkrechten Weltbild nicht nur uns Menschen mitsamt allen Aspekten unseres Seins einschließt, sondern auf ihrer Grundlage lässt sich auch alles andere betrachten: der Kosmos, die Welt der Tiere, Pflanzen, Mineralien und Ideen, ja alle Philosophien und Wissenschaften, Lehren und Religionen. Denn das senkrechte Weltbild ist das Weltbild der Analogien und Mythen; es arbeitet mit der Urkraft der Symbole, die auf jeder Seinsebene ihre Gültigkeit haben. Das Wunderbare an der Astrologie ist, dass sie einen Bezugsrahmen darstellt, der Erkenntnis und Verständnis fördert. Indem wir unser eigenes oder das Horoskop eines anderen Menschen in seinen komplexen Zusammenhängen betrachten, können wir bestimmte Verhaltensweisen, Schwierigkeiten, Hemmschwellen und Blockaden ebenso wie Talente und Vorlieben ergründen und begreifen. Da, wo wir vielleicht selbst noch nicht wissen, wie wir unser Leben, unsere Beziehungen oder unsere Arbeit gestalten wollen, kann die Astrologie behilflich sein, indem sie uns auf unsere Veranlagungen sowie bestimmte Aspekte unserer Persönlichkeit aufmerksam macht. Auch wenn wir einen uns nahestehenden Menschen besser begreifen, Reibungspunkte, die sich mit ihm ergeben, aufklären oder gemeinsame Perspektiven herausfinden möchten, kann die Astrologie äußerst hilfreich sein. Astrologie ist also – mit dem rechten Geist praktiziert – ein wunderbares Instrument, dem Wesenskern eines Menschen, seinen versteckten Anlagen, Sehnsüchten oder Ängsten auf die Spur zu kommen, sich ihm somit wirklich anzunähern und ihn verstehen zu lernen. Man kann mit ihrer Hilfe herausfinden, was einen Freund oder geliebten Menschen besonders freut oder schmerzt, wonach er trachtet und was ihm ganz besonders am Herzen liegt. Und natürlich kommt man auch seinen – und den eigenen – Schattenseiten auf die Spur, jenen Teilen von uns, mit denen wir weniger gern konfrontiert werden, die aber auch das größte Wachstumspotenzial in sich tragen. Die Räucherrezepte sind für jedes Sternzeichen so zusammengestellt, dass sie seine besonderen Qualitäten und Veranlagungen ansprechen, bewusst machen und fördern. Jedoch ist es schwer, den einzelnen Menschen in seiner Vielschichtigkeit zu erfassen. Daher soll mit diesen Rezepten nur ein Rahmen vorgegeben werden, den Sie nach Belieben erweitern oder verändern können. Experimentieren Sie damit, und entwickeln Sie Ihre ganz persönliche Sternzeichenräucherung!

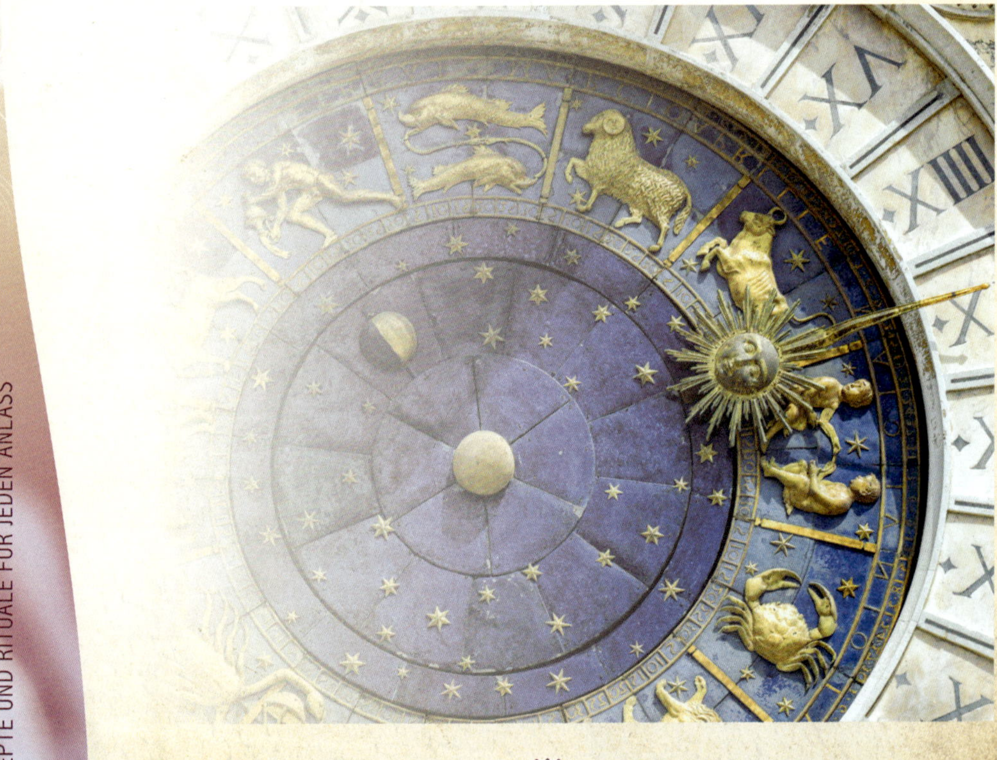

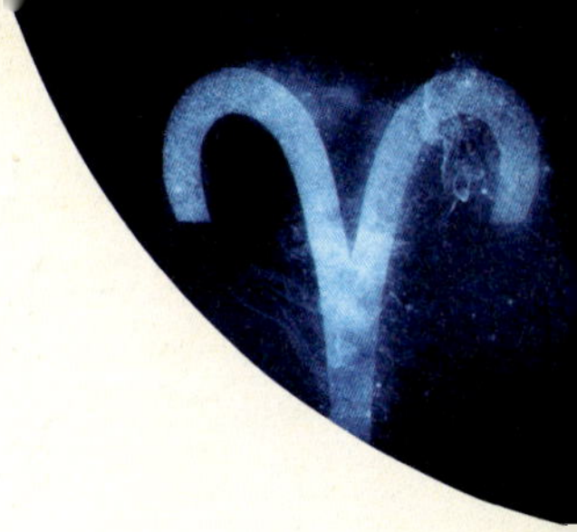

Widder

**Um große Erfolge zu erzielen,
muss etwas gewagt werden.**

Helmuth von Moltke

Der Widder braucht das Abenteuer, daheim am Herd würde er versauern und schlechte Laune bekommen. In den Tiefen seiner Seele ist er ein edler Held und treuer Ritter, und oft wird er sich einen Partner bzw. eine Partnerin suchen, die seiner Hilfe bedarf. Der Widder handelt oft unüberlegt und impulsiv und macht sich damit nicht nur Freunde. Auch seine ausgeprägte Ungeduld, die zuweilen an Arroganz grenzen kann, macht ihn nicht gerade beliebt. Die Begeisterungsfähigkeit eines Kindes und seine unbändige Energie jedoch machen dieses Manko wieder wett. Solange man ihn nicht bremst, behält der Widder nämlich auch seine gute Laune. Er vollbringt große Taten, kämpft und misst sich mit anderen – aus lauter Leidenschaft und Tatendrang.

»Während ich den Rauch des Widders entzünde, verbinde ich mich mit Mut und Tatkraft, die in mir schlummern und nur darauf warten, geweckt zu werden – um Dinge, die im Moment anstehen, anzupacken und zur Tat zu schreiten. Ich tue es einfach!«

2 TL Myrrhe / 1 TL Benzoe Siam / 1 TL Zimtrinde / ½ TL Zimtpulver /
2 TL Sandelholz, rot / 1 ½ TL Galgant / ½ TL Ingwerpulver /
½ TL Angelikawurzel

Vermischen Sie alles mit 1 TL Drachenblut.

Diese Räuchermischung fördert: Tatkraft • Dynamik • Mut • Entschlusskraft

Weitere Räucherstoffe des Widders: Aloe • Eichenrinde • Eisenkraut • Kalmus • Nelke • Orangenblüte • Patchouli • Perubalsam • schwarzer Pfeffer • Thymian • Weihrauch • Ysop • Zedernholz

Ähnliche Räucherungen: Elemente: Feuer • Planeten: Mars

Stier

**Denn alle Lust will Ewigkeit,
will tiefe, tiefe Ewigkeit.**

Friedrich Nietzsche

Der Stier orientiert sich zu 100 % an der fassbaren, greifbaren, sichtbaren Wirklichkeit. Bevor er sich nicht von Bankkonto, Herkunft und Zuverlässigkeit eines Partners überzeugt hat, lässt er sich kaum zu vorschnellen Entscheidungen hinreißen. Den Stier prägt eine große Liebe zu den schönen Dingen des Lebens. Meist ist er Genießer und Ästhet und hat einen Hang zu Wertvollem, besonders wenn dies auch wertbeständig ist. Einen kleinen Haken hat diese ausgeprägte Schönheitsliebe jedoch: Manchmal bemerkt der Stier nicht, dass hinter der Schönheit nicht viel steckt. Auf einen Stier kann man sich in jeder Lebenslage verlassen, wenn man sich seiner Treue einmal versichert hat: Er wird zu einem stehen, egal, was passiert. Denn eines kann er überhaupt nicht ausstehen: Veränderungen. So wird er alles daran setzen, dass die Dinge so bleiben, wie sie sind. Das macht ihn zu einem verlässlichen, manchmal jedoch etwas starren Gefährten.

»Während ich den Rauch des Stiers entzünde, verbinde ich mich mit meinem eigenen Wert, der von Besitz und Reichtum unabhängig ist. Ich werde mir bewusst, dass mein täglicher Beitrag zum Leben wertvoll ist. Ich gestatte es mir, mich um meine Bedürfnisse zu kümmern.«

1 TL Opoponax / 1 TL Benzoe Sumatra / 1 TL Styrax / 2 TL Tonkabohne /
1 ½ TL Moschuskraut / 1 TL Patchouli / 2 TL Rosenblüte

Diese Räuchermischung fördert: Eigenliebe • Stabilität • Erdung • sinnlichen Genuss • Mut, Grenzen zu setzen

Weitere Räucherstoffe des Stiers: Adlerholz • Guajak • Guggul • Iriswurzel • Jasminblüten • Kardamom • Moschuskörner • Myrrhe • Pfefferminze • Salbei • weißes Sandelholz • Tolubalsam • Veilchenwurzel • Vetiver

Ähnliche Räucherungen: Elemente: Erde • Planeten: Venus

Zwilling

Ach, lauf doch nicht nach Witz und Weisheit übers Meer!
Der Seele Würdigkeit kommt von der Liebe her.

Angelus Silesius

Eines lässt sich der Zwilling sicher nicht: festlegen. Sein wacher Geist ist ständig in Bewegung. Immer hält er Ausschau nach der nächsten Abwechslung, einer neuen Idee. Sein stets waches Interesse an den Geschehnissen dieser Welt sorgt dafür, dass er sich selbst einen Überblick verschafft und eine Vielzahl eigener Ideen entwickelt. Das Talent des Zwillings liegt nicht darin, eine Sache zur Vollendung zu bringen, sondern viele Dinge gleichzeitig zu tun, wobei er schlimmstenfalls nichts davon zu Ende bringt. Mit einem Zwilling hat man es nicht unbedingt leicht. Denn seine Freiheit geht ihm über alles. Zudem weiß man nie, welche seiner zwei inneren Persönlichkeiten gerade am Zuge ist: Jene, die mit dem Göttlichen in Verbindung steht und ihn das Leben mit Leichtigkeit, Freude und geistiger Spritzigkeit leben lässt. Oder die dunklere irdische Seite, die mit der Sterblichkeit hadert, düsteren Gedanken nachhängt und zuweilen zynisch und hart sein kann. Diese beiden Teile seiner Persönlichkeit zusammenzubringen, ist auch das Lebenswerk des Zwillings.

»Während ich den Rauch des Zwillings entzünde, verbinde ich mich mit meiner Fähigkeit zur Kommunikation. Ich sammle Informationen und gebe sie weiter. Ich lerne, mich auszudrücken und anderen mitzuteilen. Ich bin ständig im Fluss der Kommunikation.«

2 TL Dammar / 2 TL Mastix / 1 TL Burgunderharz / 1 ½ TL Muskatblüte / 1 TL Alant / ½ TL Mädesüßblüte / ½ TL Lorbeer / ½ TL Melisse

Diese Räuchermischung fördert: Ausdrucksfähigkeit • Offenheit • Kommunikation • Frohsinn • Heiterkeit

Weitere Räucherstoffe des Zwillings: Adlerholz • Anis • Copal blanco • Copal Manila • Copal oro • Eisenkraut • Elemi • Iriswurzel • Kampfer • Kardamom • Koriander • Lavendel • Muskatnuss • weißes Sandelholz • Sternanis • Zimtrinde

Ähnliche Räucherungen: Elemente: Luft • Planeten: Merkur

Krebs

Wer die Menschen liebt, hat immer eine große Familie.

Chinesisches Sprichwort

Der Krebs wird von seinen Gefühlen, Stimmungen, Ahnungen und Wünschen umspült, wie ein echter Krebs von Ebbe und Flut. Das macht ihn zu einer eher komplizierten, leicht verletzbaren und stimmungsabhängigen Persönlichkeit. Sein Blick geht meist zurück in die Vergangenheit zu Herkunft und Tradition. Aus dem Vergangenen schöpft er Sicherheit und Stärke für Gegenwart und Zukunft – denn vor nichts hat er mehr Angst als davor, seine schützende Schale aufzugeben und der Unsicherheit des Lebens ausgesetzt zu sein. Das Urbild des Krebses ist die Mutter, die Bewahrende und die Beschützerin. Sein Lieblingsplatz ist normalerweise im Schoße der Familie. Doch auch alleinstehende Krebse suchen auf die eine oder andere Art nach Sicherheit und Geborgenheit. Wenn sie diese erst gefunden haben, dann wachsen auch ihr Forscherdrang und die Lust auf Wandlung.

»Während ich den Rauch des Krebses entzünde, verbinde ich mich mit meinen Gefühlen und gestatte mir, sie voll wahrzunehmen. Ich höre auf meine Emotionen und lasse mich vertrauensvoll von ihnen leiten.«

2 TL Mastix / 1 TL Tonkabohne / 2 ½ TL Iriswurzel / 2 TL Rosenblüte / 2 ½ TL Zimtrinde / 1 TL Lavendelblüten / 1 TL Zedernholz / 1 ½ TL Patchouli / ¾ TL Myrteblätter

Diese Räuchermischung fördert: Vertrauen • Beschützerinstinkt • Intuition • Kontaktaufnahme mit der eigenen »Seelenart« • Wahrnehmen und Achten der eigenen Gefühle

Weitere Räucherstoffe des Krebses: Adlerholz • Benzoe • Elemi • Jasminblüten • Kampfer • Lindenblüte • Lorbeer • Myrrhe • Perubalsam • Rosmarin • weißes Sandelholz • Styrax • Wermut • Ysop • Zimtblüte (Cassia)

Ähnliche Räucherungen: Elemente: Wasser • Planeten: Mond

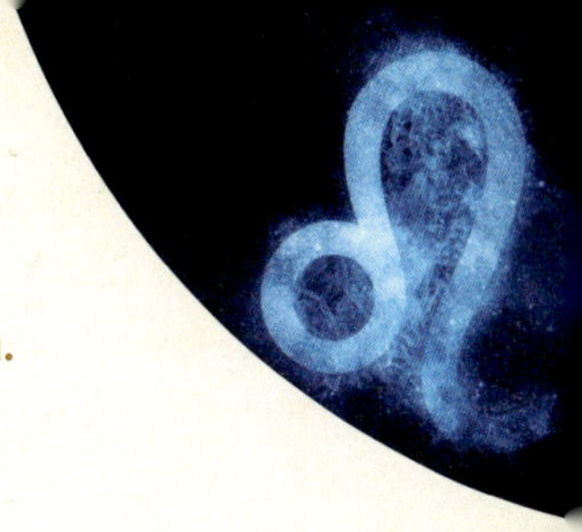

Löwe

Wir sind alle Würmer, aber ich glaube, ich bin ein Glühwürmchen.

Winston Churchill

Der Löwe ist ein hoffnungsloser Romantiker und Idealist, der noch an das Gute und Böse glaubt. Gemeinhin als zuversichtlich, stark, egozentrisch und als ein Kind der Sonne dargestellt, sucht der Löwe diese Eigenschaften häufig ein Leben lang zu verwirklichen, denn die Anlagen dazu trägt er in jedem Fall in sich. So ist auch seine Lebensaufgabe die Selbsterkenntnis. Die großen Taten sind es, die den Löwen reizen, für Kleinigkeiten und den schnöden Alltag kann er nicht so die rechte Hingabe aufbringen – was ihm häufig den Ruf des Paschas einbringt. Er ist nun mal besser im Entscheiden und Delegieren als darin, die Drecksarbeit zu erledigen. Wird ihm jedoch der angemessene Respekt gezollt, zeigt er sich großmütig und großzügig. Wen er als würdig erachtet, dem offenbart er sein Herz aus Gold. Ein Lebenspartner kann sich auf Händen getragen fühlen und die idealistische, zutiefst romantische Liebe des Löwen genießen. Er sollte ihn nur nicht zu sehr mit der nackten Wirklichkeit konfrontieren, denn die stört das Idealbild, das sich der Löwe vom Leben und der Liebe macht.

»Während ich den Rauch des Löwen entzünde, verbinde ich mich mit dem Strahlen meiner inneren Sonne. Ich zeige und akzeptiere mich so, wie ich bin. Ich handle eigenständig und unabhängig von der Meinung anderer.«

1 TL Weihrauch / 1 TL Benzoe Sumatra / 2 TL Zimtrinde / 2 TL Sandelholz, rot / 1 TL Galgant / 1 TL Muskatblüte / ¾ TL Angelikawurzel / ½ TL Lorbeer

Diese Räuchermischung fördert: das innere Strahlen • Handlungsfähigkeit • Unabhängigkeit • Selbstbestätigung • Vitalität

Weitere Räucherstoffe des Löwen: Aloe • Copal negro • Copal oro • Ingwer • Johanniskraut • Kamille • Kampfer • Mandelbaumgummi • Muskatnuss • Ringelblume • Rosmarin • Safran • Blütenblätter der Sonnenblume • Wacholder • Wegwarte • Zeder • Zimtblüte (Cassia)

Ähnliche Räucherungen: Elemente: Feuer • Planeten: Sonne

Jungfrau

Ein Floh kann einem Löwen mehr zu schaffen machen als ein Löwe einem Floh.

Kenianisches Sprichwort

Bei Jungfrau denkt fast jeder gleich an Ordnung, Sauberkeit und einen festen Haushaltsplan. Doch dieses Zeichen wird schon viel zu lange verkannt. Perfektionismus ist nämlich gar nicht die Domäne der Jungfrau, sondern vielmehr ein tief wurzelndes Bedürfnis nach Differenziertheit. Kaum ein Sternzeichen vermag die Wirklichkeit so klar und scharfsinnig zu betrachten. Die Jungfrau ist vielleicht das realistischste aller Zeichen, was ihr Leben nicht gerade leichter macht. Denn sie wägt in jeder Situation alle erdenklichen Möglichkeiten ab, sortiert, etikettiert und wählt am Ende ganz bewusst. Wider Erwarten muss die Jungfrau nicht unbedingt eine penibel aufgeräumte Wohnung haben – ihr Ordnungssinn mag sich auf ganz anderem Gebiet austoben, zum Beispiel auf der psychischen bzw. seelischen Ebene. Alle Menschen, Situationen oder Konzepte, die ihr begegnen, wird sie versuchen, in ihr Weltbild einzupassen und mit anderen Aspekten in Einklang zu bringen. Gelingt dies nicht, wird das Neue einfach wieder verworfen. Unter ihrer ordentlichen und manchmal rauen Oberfläche versteckt sich bei der Jungfrau jedoch ein romantisches Wesen mit Tiefgang – man muss sich nur die Mühe machen, es zu entdecken.

»Während ich den Rauch der Jungfrau entzünde, verbinde ich mich mit meiner Analyse- und Kritikfähigkeit, die ich konstruktiv einsetze. Ich tue Arbeit, die mir guttut, und diene damit mir selbst – und dadurch auch anderen. Ich lasse mich auf Menschen ein, verliere dabei aber nicht den Kontakt zu mir selbst.«

1 ½ TL Benzoe Sumatra / 1 TL Weihrauch / 1 TL Opoponax / 1 TL Styrax / 3 TL Iriswurzel, geschnitten / 1 TL Beifuß / 1 TL Fichtennadeln / ½ TL Pfefferminze / ¼ – ½ TL Nelkenpulver

Diese Räuchermischung fördert: Stärke • Klarheit • Offenheit

Weitere Räucherstoffe der Jungfrau: Akazienblüte • Apfel • Mastix • Myrrhe • Myrte • weißes Sandelholz • Thymian • Tonkabohne • Wacholder • Zeder • Zimtrinde

Ähnliche Räucherungen: Elemente: Erde • Planeten: Merkur

Waage

Selbstliebe ist das stärkste, heiligste Band, welches uns mit der Menschheit verbindet und zusammenhält.

Heinrich Martin

Die Waage ist bekannt für zwei Dinge: zum einen dafür, dass sie am liebsten niemals allein ist, und zum anderen dafür, dass sie sich nie entscheiden kann. Genau genommen ist aber das Zweite das Ergebnis des Ersten, denn in Wirklichkeit weiß eine Waage genau, was sie will – aber da ihr immer an einem positiven Konsens gelegen ist, ist ihr die Meinung anderer oft wichtiger. Die Waage meint nämlich nicht, dass ihre Sicht der Welt die einzig wahre sei. Für manche fast erschreckend, lässt sie nahezu jede Meinung gelten und ist so die geborene Diplomatin. Jedoch wird ihr oft auch vorgeworfen, sie sei eine Heuchlerin und drehe sich wie das Fähnchen im Wind. Außerdem weiß man von der Waage, dass sie einen Sinn fürs Schöne und Ästhetische hat. Sie ist Idealistin, die ihre Vorstellung von der Welt nicht gern an der harten Realität überprüft, weshalb sie sich häufig in einer schützenden Beziehung versteckt. Die Liebe spielt im Leben einer Waage die wichtigste Rolle, jedoch bleibt sie häufig ein theoretisches, hochstilisiertes Konstrukt. Eine ihrer Lebensaufgabe ist es daher, die Liebe vom Kopf ins Herz zu befördern.

»Während ich den Rauch der Waage entzünde, verbinde ich mich mit meiner Eigenliebe und Begegnungsfähigkeit. Ich liebe mich selbst und kann meine Liebe deshalb frei an andere verschenken, ohne von deren Liebe abhängig zu sein.«

2 TL Copal Manila / 2 TL Benzoe / 1 ½ TL Tonkabohne / ½ TL Galbanum / 1 ½ TL Rosenblüte / 1 TL Sandelholz, rot / 1 ½ TL Moschuskraut mit Blüten / ½ TL Eisenkraut

Diese Räuchermischung fördert: Selbstliebe • Loslassen • Unabhängigkeit • sinnliche Ausstrahlung • Ausgewogenheit

Weitere Räucherstoffe der Waage: Adlerholz • Copal oro • Dammar • Jasminblüten • Koriander • Labdanum • Lavendel • Mastix • Melisse • Moschuskörner • Myrte • Nelke • Safran • Sternanis • Thymian • Zimtblüte (Cassia)

Ähnliche Räucherungen: Elemente: Luft • Planeten: Venus

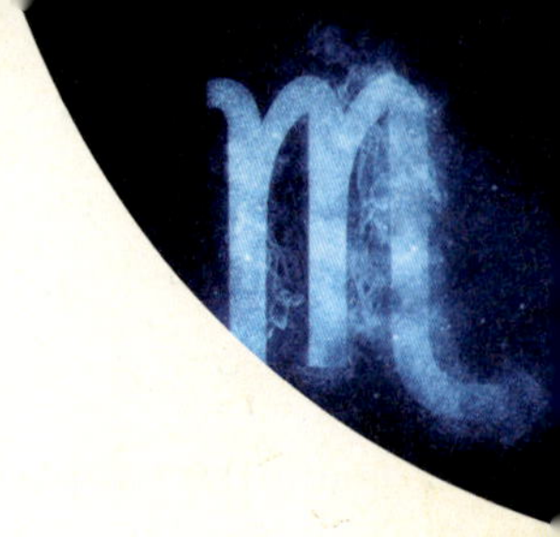

Skorpion

Der Schmerz ist der große Lehrer des Menschen.
Unter seinem Hauch entfalten sich die Seelen.

Ludwig Börne

Der Skorpion ist gefühlsbetont, empfindsam sowie mystisch veranlagt – und vielleicht gerade deshalb äußerst misstrauisch. Er kennt wie kein anderes Zeichen die dunkle Seite des Lebens und ist sich immer bewusst, dass nicht alles Gold ist, was glänzt. Leider lässt ihn diese Gabe oft zynisch werden. Sein intuitives Gespür für die Gefühle und Schwächen anderer macht ihn zudem vielen Menschen unheimlich, scheint er doch geradewegs in ihre Seele zu blicken. Wenn ein Skorpion sich einer Sache verschrieben hat, dann tut er sie mit Leib und Seele und großer Hartnäckigkeit. Er ist damit auch der sprichwörtliche Freund fürs Leben. Die berühmte skorpionische Sexualität rührt nicht etwa von einer ausgeprägten Triebhaftigkeit, sondern vielmehr von einem intensiven, seelischen Bedürfnis her, in die Tiefen des Lebens vorzudringen. Der Skorpion gehört sicher nicht zu den unkomplizierten Zeichen. Was er im Leben vor allem lernen muss, das ist Toleranz, denn in seiner subjektiven, gefühlsbetonten Sicht der Welt urteilt er anderen gegenüber zuweilen hart und ohne Mitleid. Besondere Vorsicht ist vor Skorpionen geboten, die unterdrückte Wut mit sich herumtragen – entweder sie vermitteln einem hintenherum Schuldgefühle, oder sie fahren irgendwann plötzlich den sprichwörtlichen Stachel aus, und das kann äußerst unangenehm werden.

»Während ich den Rauch des Skorpions entzünde, lasse ich los: meine Bindungen an die Vergangenheit, alte Beziehungen, fixe Ideen. Ich werde mir bewusst, dass Transformation im Loslassen geschieht.«

1 ½ TL Myrrhe / 1 TL Copal negro / ½ TL Muskatnuss / 1 TL Moschuskörner / 1 TL Iriswurzel, geschnitten / 1 TL Patchouli / ½ TL Rosmarin / 1 ½ TL Drachenblut

Diese Räuchermischung fördert: Entspannung • Loslassen • Transformation • Spiritualität / mystische Ausstrahlung

Weitere Räucherstoffe des Skorpions: Adlerholz • Angelikawurzel • Basilikum • Benzoe • Galbanum • Kampfer • Labdanum • Meersalz • Nelke • schwarzer Pfeffer • Teufelsdreck • Vetiver • Wermut

Ähnliche Räucherungen: Elemente: Wasser • Planeten: Pluto

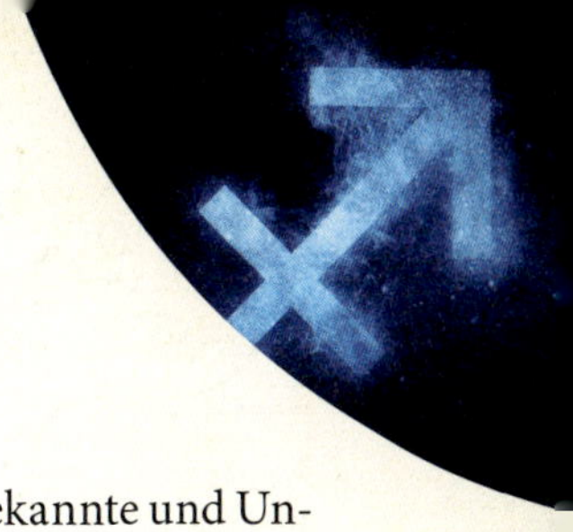

Schütze

Das größte Abenteuer des Lebens ist das Leben selbst.

Der Schütze muss aktiv sein, sich auf den Weg machen, alles Unbekannte und Unerforschte erkunden. Er liebt Reisen, Abenteuer und vor allem Abwechslung. Deshalb wird man ihn selten lang bei einer Tätigkeit antreffen und häufig auch mit wechselnden Partnern – es sei denn, der bzw. die Geliebte versteht es, ihn an der »langen Leine« zu lassen. Dann kann der Schütze ein Freund fürs Leben sein. Sein intuitiver Blick für das Neue und Innovative macht ihn häufig zum Vorreiter, der einen Trend erkennt, lang bevor andere darauf aufmerksam werden. Häufig führt ihn dieser gute Riecher zur richtigen Zeit an den richtigen Ort, weshalb er bei seinen Mitmenschen oft als Glückspilz gilt. Doch es sind seine eigene Wachsamkeit und seine immer vorhandene Begeisterung für alles Neue, die den Schützen leiten. Tief in seinem Herzen trägt der Schütze – ähnlich wie der Löwe – den Drang, in die Tiefen des Lebens vorzudringen, es zu erforschen und zu verstehen. Man kann das auch als religiöses Bedürfnis bezeichnen, das den Schützen – gekoppelt mit einem Hang zum Geheimnisvollen – zu immer neuen Abenteuern in Außen- wie in Innenwelten antreibt.

»Während ich den Rauch des Schützen entzünde, verbinde ich mich mit meinem Drang nach Sinnfindung, Bewusstseinserweiterung und Expansion. Ich vertraue darauf, dass ich mich durch das Leben selbst entwickle und die Dinge in all ihrer Tiefe verstehe und begreife.«

1 TL Benzoe Sumatra / 1 TL Myrrhe / 1 ½ TL Galgant / 1 TL Kalmus /
1 ½ TL Lavendelblüten / 2 TL Zimtrinde / ¾ TL Ysop / ½ TL Nelkenpulver /
1 Prise Kardamom / 1 Prise Ingwer, gemahlen

Diese Räuchermischung fördert: Wachheit • Aktivität • Schaffensdrang • Entschlossenheit • Bewusstseinserweiterung

Weitere Räucherstoffe des Schützen: Aloe • Angelikawurzel • Anis • Copal negro • Drachenblut • Jasminblüten • Koriander • Lorbeer • Melisse • Muskatnuss • Opoponax • Salbei • Sandelholz • Thymian • Weihrauch • rotes Zedernholz

Ähnliche Räucherungen: Elemente: Feuer • Planeten: Jupiter

Steinbock

Dein Leben ist ein Strom; o lass dich nicht verdrießen, durch manchen Berg gehemmt, dem Meere zuzufließen.

Friedrich Rückert

Der Steinbock hat den Ruf, von nichts anderem als von Ehrgeiz und Disziplin getrieben zu sein. Doch so ganz stimmt das nicht. Zwar plagt er sich tatsächlich mehr als viele andere, denn er betrachtet dies als ganz normal, was für seinen tief verwurzelten Realismus spricht. Doch es geht ihm nicht in erster Linie um Erfolg, sondern darum, die äußere Welt zu organisieren und letztlich zu meistern. Das ist keine leichte Aufgabe, und dem oft geheimnisvollen Vertreter dieses Zeichens gelingt dies auch durch eine Portion verborgener magischer Fähigkeiten. Den Steinbock wirklich zu kennen, ist fast unmöglich, denn er bewahrt sich unter allen Umständen Bereiche in seinem Inneren, die für niemanden sonst zugänglich sind – selbst dann nicht, wenn er in einer intimen Beziehung sein Herz öffnet. Dies jedoch geschieht nicht so leicht, und der von Natur aus misstrauische Steinbock muss dazu erst einmal einige Schichten seines Panzers ablegen. Die Entscheidung für den (Ehe-)Partner wird er übrigens niemals nur vom Herzen her treffen, dazu sind ihm Sicherheit und Beständigkeit viel zu wichtig. Die Lebensaufgabe des Steinbocks: Öfter mal loslassen, die Kontrolle ein wenig aus der Hand geben – und einfach entspannen!

»Während ich den Rauch des Steinbocks entzünde, verbinde ich mich mit meiner Fähigkeit, Ordnung und Struktur zu schaffen. Ich gestatte mir, mein eigenes inneres Recht und meine eigenen inneren Gesetze zu entwickeln und danach zu handeln.«

2 TL Weihrauch / 2 TL Myrrhe / 1 TL Burgunderharz / 2 TL Zedernholz / 1 ½ TL Wacholderholz / 1 TL Wacholderbeeren / 1 TL Beifuß / ½ TL Myrteblätter

Diese Räuchermischung fördert: Klarheit • Stärke • Loslassen • Übersicht • Großzügigkeit

Weitere Räucherstoffe des Steinbocks: Benzoe Siam • Fichtennadeln • Guajak • Iriswurzel • Jasminblüten • Kalmus • Opoponax • Sandarak • weißes Sandelholz • Veilchenwurzel

Ähnliche Räucherungen: Elemente: Erde • Planeten: Saturn

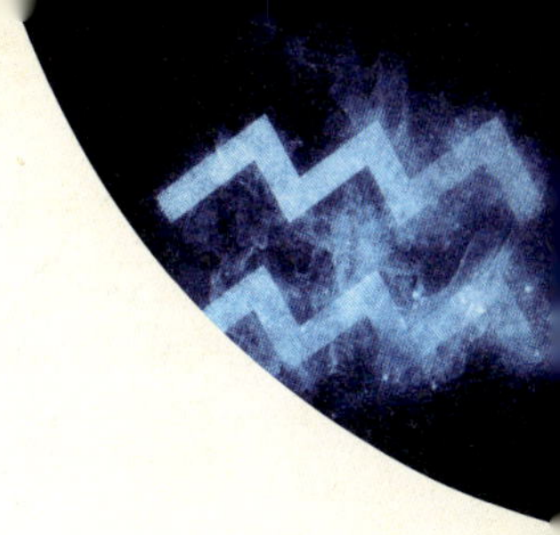

Wassermann

Auf seine Freiheit zu verzichten, heißt, auf seine Menschenwürde, Menschenrechte, selbst auf seine Pflichten zu verzichten.

Jean-Jacques Rousseau

Den Wassermann prägen hochfliegende Ideale und ein ausgeprägter Sinn für Demokratie. Sie zu verwirklichen, das ist sein oberstes Ziel. Dabei nimmt er auf Einzelpersonen ebenso wenig Rücksicht wie auf seine eigenen Vorlieben und Bedürfnisse. Er möchte die Welt verändern – verbessern natürlich – und zwar gleich. Denn Geduld und Flexibilität zählen nicht gerade zu seinen Stärken. Jedoch ist er in seinem meist selbstlosen Bestreben, bis an die Grenzen des Möglichen zu gehen, äußerst ausdauernd, was im schlimmsten Fall in Fanatismus ausarten kann. In Gefühlsdingen haben Wassermänner zuweilen echte Schwierigkeiten, denn sie sind sehr beherrscht und im Reich des Geistigen zu Hause – da können Gefühle eher peinlich und störend, ja geradezu irritierend sein. Oft auch sind die Emotionen stark mit Moralvorstellungen und Idealen verbunden, was in einer Beziehung zuweilen sehr blockierend wirken kann. Zum Ausgleich sind Wassermänner jedoch die besten Freunde, denn sie sind tolerant, verständnisvoll, ehrlich und treu. Solange man also auf tiefe Gefühlsbekundungen und große Romantik verzichten kann, ist der Wassermann ein unschätzbarer Gefährte.

»Während ich den Rauch des Wassermanns entzünde, werde ich mir bewusst, dass Freiheit nur im Moment gelebt werden kann. Ich öffne mein Herz und schüttele alte Zwänge ab. Ich fühle mich frei, auch wenn ich in einer Beziehung bin.«

2 TL Copal Manila / 2 TL Dammar / 2 TL Kampfer / 1 ½ TL Alant / 1 ½ TL Kalmus / 1 TL Pfefferminze / 1 TL Melisse / ½ TL Eukalyptus

Diese Räuchermischung fördert: Wissensdurst • Kreativität • geistige Klarheit • Ideenreichtum • freie Beziehungen

Weitere Räucherstoffe des Wassermanns: Burgunderharz • Copal oro • Eisenkraut • Elemi • Iriswurzel • Kardamom • Lavendel • Mastix • Myrte • Perubalsam • Rosmarin • Salbei • weißes Sandelholz • Vetiver • Zypresse

Ähnliche Räucherungen: Elemente: Luft • Planeten: Uranus

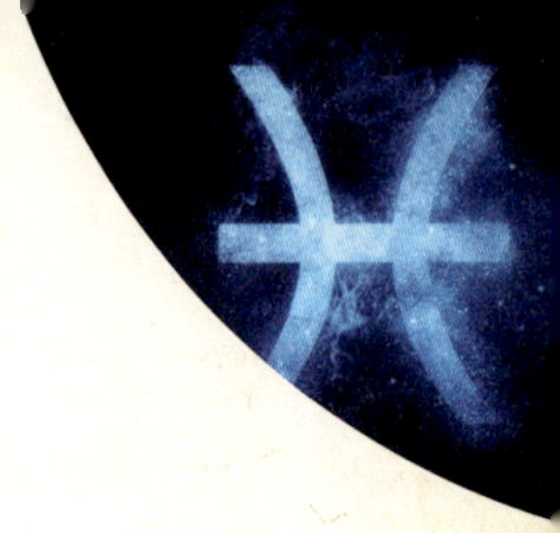

Fische

Wenn die Fenster der Wahrnehmung rein wären, erschiene dem Menschen alles, wie es ist: unendlich.

William Blake

Fische sind die geborenen Mystiker. Sie tragen scheinbar von Geburt an eine tiefe Verbindung zum Transzendenten, Grenzenlosen, Unfassbaren in sich. In Wirklichkeit fühlen sie sich in einer Welt jenseits des Materiellen zu Hause – mit der rauen Wirklichkeit auf dieser Erde kommen sie weniger gut zurecht. Häufig legen Fischegeborene eine etwas träge Gleichgültigkeit an den Tag, lassen sich ausnutzen oder nehmen mit unglaublicher Leichtigkeit Schicksalsschläge hin, die andere heftig aus dem Gleichgewicht bringen würden. Doch Fische sind ohnehin nicht von dieser Welt. Ihre Unfähigkeit, Grenzen wahrzunehmen, ist es auch, die Fische oft unberechenbar macht und sie zuweilen in arge Schwierigkeiten bringt. Sie trinken zu viel, essen ohne Maß und trampeln auch manchmal über die Gefühls- oder Geschmacksgrenzen anderer hinweg. Doch von diesem Manko einmal abgesehen, prägen den Fisch im Allgemeinen Feinfühligkeit, Sanftheit und Gefühlstiefe, oft auch ein Hang zur Ergebenheit. Er ist jederzeit zu Opfern bereit – und würde leicht sich selbst opfern, um zu verschwinden und endlich zu verschmelzen mit dem Reich des Transzendenten …

»Während ich den Rauch der Fische entzünde, verbinde ich mich mit meiner Fähigkeit zur Hingabe. Ich vertraue meinem feinen Gespür und dem Gefühl für meine eigenen Grenzen. Ich verschmelze, und ich fühle mich sicher dabei.«

1 TL Benzoe / 1 TL Mastix / 1 TL Styrax / ¾ TL Tolubalsam / 1 TL Moschuskraut mit Blüten / 1 ½ TL Patchouli / ¾ TL Jasminblüten / ¾ TL Wermut

Diese Räuchermischung fördert: Vertrauen • Achtsamkeit • Stärke • mystische Erfahrungen • Romantik • Spiritualität

Weitere Räucherstoffe der Fische: Iriswurzel • Kampfer • Meersalz • Melisse • Mistel • Moschuskörner • Muskatnuss • Opoponax • Salbei • Zimtblüte (Cassia)

Ähnliche Räucherungen: Elemente: Wasser • Planeten: Neptun

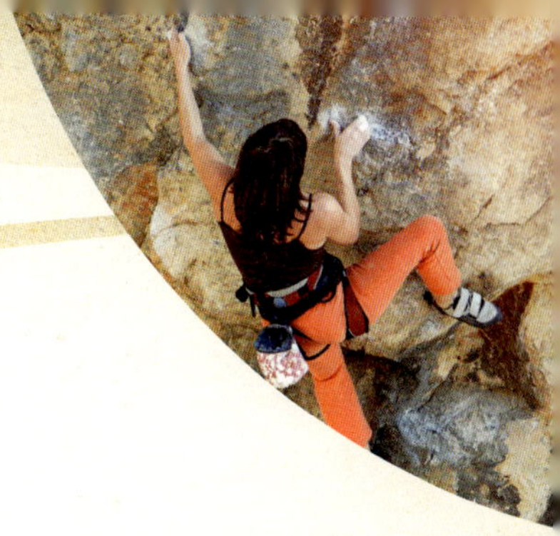

Tatkraft und Selbstvertrauen

Verantwortlich ist man nicht nur für das,
was man tut, sondern auch für das,
was man nicht tut.

Laotse

Jeder von uns fühlt sich von Zeit zu Zeit einmal hilflos, mutlos, abgeschlagen. Man sieht sich einer Situation ausgeliefert und hat das übermächtige Gefühl, diese nicht bewältigen zu können: Meine Freundin/mein Freund hat mich verlassen, und ich fühle mich schrecklich allein. Mein Job befriedigt mich nicht, und ich habe weder die Kraft noch die rettende Idee, wie ich etwas daran ändern könnte. Wir verstricken uns in Selbstvorwürfen, verfallen in Lethargie, während das Gefühl an uns nagt, dass wir dringend etwas tun müssten – doch wir wissen nicht, in welche Richtung der nächste Schritt gehen soll. Gleichzeitig schwant uns bereits, dass bestimmte Veränderungen anstehen, aber uns fehlen (noch) der Mut und das Vertrauen in die eigenen Fähigkeiten, um die Sache anzugehen.

Wenn Sie gerade in einer solchen oder einer ähnlichen Situation stecken, tun Sie erst einmal eines: Steigen Sie aus! Machen Sie wenigstens für eine kurze Weile Pause vom Leben. Vollziehen Sie ein stärkendes Räucherritual, um für eine Weile abzuschalten und sich selbst wieder ein Stück näherzukommen. Im selben Moment werden Sie Abstand von dem Problem gewinnen. Der heilsame Rauch wird Sie stärken und Sie dabei unterstützen, den Mut aufzubringen, die Augen zu öffnen und der Situation und den unangenehmen Gefühlen ins Angesicht zu blicken: Es tut verdammt weh, verlassen worden zu sein. Man fühlt sich machtlos gegenüber einer unbefriedigenden Arbeitssituation und hat Angst, den entscheidenden Schritt zu tun. Allein das Hinsehen, so schmerzhaft es sein mag, bringt uns einen wichtigen Schritt weiter. Es leitet einen Prozess der Heilung ein, der uns die Kraft und das Vertrauen gibt, unser Leben dort, wo es uns vorübergehend entglitten ist, wieder in die Hand zu nehmen.

»Während ich den stärkenden Rauch entzünde, sehe ich meiner gegenwärtigen Situation ohne Angst ins Auge. Was kann ich tun, um meine Lage zu verändern? Wo muss ich ansetzen? Wer kann mich dabei unterstützen? Ich nehme die Dinge jetzt in die Hand. In mir selbst finde ich die nötige Kraft dazu.«

2 ½ TL Myrrhe / 1 TL Guggul / 1 TL Guajakharz / ½ TL Bernstein / 1 ½ TL Lorbeer / 1 TL Eichenrinde / 1 TL Fichten- oder Tannennadeln / 2 TL Zedernholz / 1 TL Kalmus / 1 ½ TL Sandelholz, weiß / 1 Prise Ingwerpulver

Tipp: Die Wirkung der Räucherung wird noch verstärkt, indem Sie Ihre Hände zum Gefäß formen und sich mit dem Rauch übergießen.

Übrigens: Zedernholz verleiht Tatkraft und Mut.

Diese Räuchermischung fördert: Tatkraft • Selbstvertrauen • Mut • Vertrauen in die eigene Stärke

Ähnliche Räucherungen: Energie und Lebenskraft • Heilung

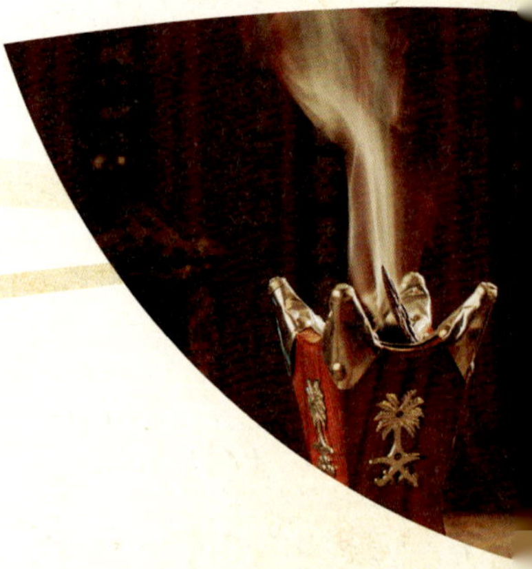

Tausendundeine Nacht

Ein Traum ist alles Leben, und
die Träume selbst ein Traum.

Pedro Calderón de la Barca

Eine Welt der Schönheit und Wunder, prunkvoller Gewänder, königlicher Paläste, Zaubertiere und fliegender Teppiche – und natürlich voller berauschender Düfte des Orients: Die Geschichten aus »Tausendundeiner Nacht« entführen uns in ein zeitloses Märchenreich voller Magie und Wohlgeruch, Zauber und Erotik. Es waren einmal die wunderschöne Prinzessin Scheherazade und der unglückliche Prinz Omar, beide auf der Suche nach der Liebe ihres Lebens. Jedoch lebten sie in Königreichen, die Tausende von Kilometern voneinander entfernt lagen. Die dienstbaren Dschinn Abhu und Dhabi, die im Reiche Prinz Omars weilten, kamen auf die Idee, die liebreizende Prinzessin Scheherazade nach Kaledan in Omars Palast zu holen – doch nur für eine Nacht. Sie legten sie neben den schlafenden Omar. Der erwachte, sah Scheherazade und verliebte sich sofort in sie. Sodann schlief er wieder ein. Nun erwachte die Prinzessin und entdeckte den schönen Omar. Sie wusste sofort: Das war ihr Traumprinz. Auch sie fiel wieder in tiefen Schlaf, und die Dschinn brachten Scheherazade zurück nach Hause, ins ferne China. Am nächsten Morgen erwachten Prinz und Prinzessin in Liebe entflammt, doch sie waren getrennt! Omar war krank vor Liebe und Verlangen, auch

Scheherazade verzehrte sich nach dem Mann, dem sie in der magischen Nacht begegnet war. Sie schickte ihren Freund Marzuan aus, um den Prinzen zu finden. Eines Tages, nachdem er durch viele Länder gereist war, kam Marzuan endlich nach Kaledan. Omar war überglücklich, Nachricht von seiner geliebten Prinzessin zu erhalten. Auf einem Pferd, schnell wie der Wind, reiste er mit Marzuan nach China. Omar und Scheherazade stellten fest, dass sie wirklich füreinander bestimmt waren. Kurze Zeit später wurde die Hochzeit ausgerichtet. Auf dem prunkvollen Fest waren natürlich auch die unsichtbaren Dschinn Abhu und Dhabi dabei. Sie waren sich einig, dass Omar und Scheherazade das schönste Paar waren, das sie je gesehen hatten. Omar und Scheherazade lebten glücklich … Auch wir können die wunderbare Welt der Dschinn, Prinzen und Prinzessinnen ganz leicht zum Leben erwecken … mit einer Räucherung aus Tausendundeiner Nacht!

»Während ich den magischen Rauch entzünde, lasse ich meine Fantasie in die märchenhafte Welt aus Tausendundeiner Nacht eintauchen. Ich schließe die Augen, lehne mich genüsslich zurück und lasse Bilder von goldenen Palästen, magischen Schleiern und prunkvollen Festen an mir vorüberziehen.«

2 TL Benzoe Sumatra / 1 TL Benzoe Siam / 1 ½ TL Myrrhe / 1 ½ TL Farbweihrauch, gold / 1 TL Sandarak / 2 TL Styrax / 1 TL Zimtrinde / ½ TL Rosenblüte / 1 TL Zedernholz / ¾ TL Kalmus / ½ TL Kardamom / 1 Prise Nelkenpulver

Auch eine gute Portion Adlerholz sollte in dieser Mischung nicht fehlen.

Diese Räuchermischung fördert: Entspannung • Wohlbefinden • Fantasie • den Zauber des Orients • Sinnlichkeit und Erotik

Ähnliche Räucherung: Genuss und Sinnlichkeit

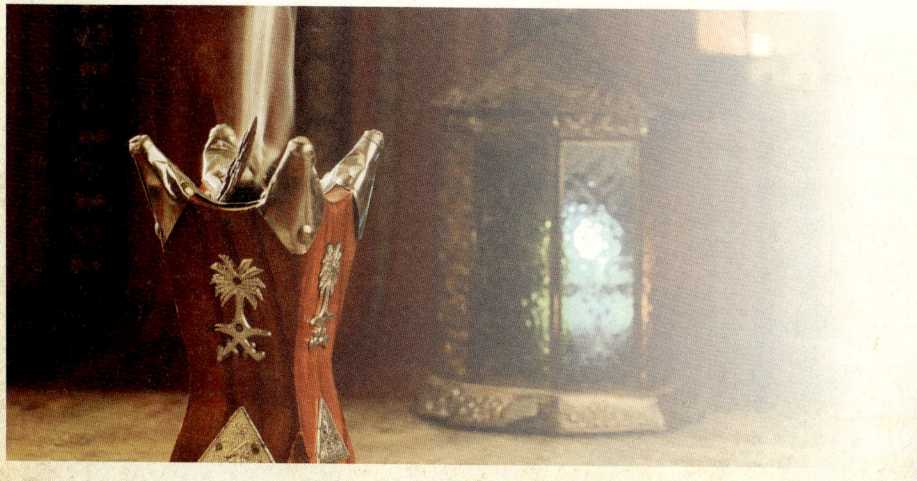

T

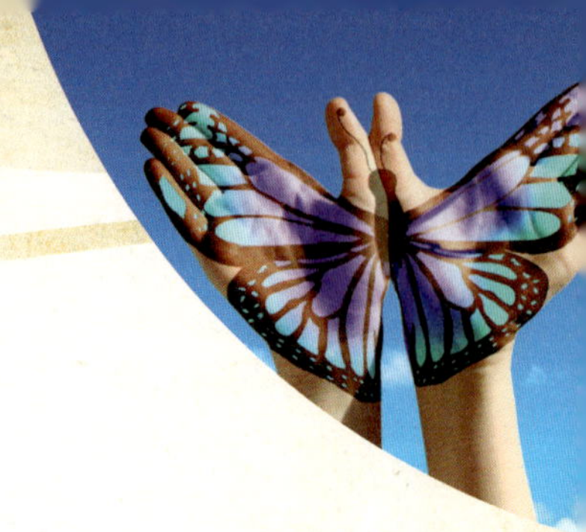

Transformation

Zwei Augen hat die Seele, eins schaut in die Zeit, das andere richtet sie hin in die Ewigkeit.

Jakob Böhme

Der tibetische Lehrer Chögyam Trungpa spricht in seinem Buch »Aktive Meditation« von dem wichtigen Unterschied zwischen einem fähigen und einem unfähigen Bauern. Der Unfähige hat keine Lust, sich schmutzig zu machen und zu viel Arbeit zu leisten. Er wirft den Mist seines Viehs und das Unkraut vom Feld einfach weg und kauft fertigen Dünger beim Nachbarn. Der fähige Bauer jedoch ist der, der den Mist und die Abfälle sorgfältig sammelt, kompostiert und seinen Dünger selbst herstellt, auch wenn er sich die Finger dabei schmutzig macht. Auch derjenige, der sich auf die Suche nach dem Nirwana begibt, dem Paradies, wird als Erstes, wenn er die Regeln gelernt und die Absicht verstanden hat, versuchen, alles Unreine in sich vom Reinen zu trennen, auszusortieren und loszuwerden. Wenn er sich dem Zölibat, der Enthaltsamkeit, verschrieben hat, wird er versuchen, seine Sexualität zu unterdrücken. Er wird seine Begierden und Laster auslöschen wollen und nur noch dem Guten und Wahren huldigen. Er begeht jedoch denselben Fehler wie der Bauer, der den Mist wegwirft. Denn schon der Gedanke, dass etwas gut oder schlecht sei, bewirkt eine Spaltung, die jedem spirituellen Wachstum abträglich ist. Wann immer man ein Büschel Unkraut ausgerupft hat, wird ein größeres nachwachsen. Das Ich wird einen immer wieder überlisten. Je mehr man sich bemüht, es zu vertreiben, desto listiger wird es. Wenn man sich also auf die Suche nach dem Nirwana begibt, sollte man vorgehen wie der fähige Bauer. Statt Gier und Laster, schlechte Gewohnheiten und »negative« Eigenschaften loswerden zu wollen, sammelt man sie zuerst einmal, um sie ganz genau anzuschauen und zu erforschen. Danach weiß man, wie es im eigenen Inneren wirklich aussieht, und kann damit arbeiten. Wie der Bauer streut man dann all diesen inneren Kompost auf dem Feld aus. Wenn die Zeit reif ist, wird er sich zu einem prächtigen Dünger entwickelt haben, der geistiges und spirituelles Wachstum nährt.

»Während ich den Rauch der Transformation entzünde, erforsche ich ohne Wertung meine innere Welt. Ich betrachte das, was ich für meine schlechten oder hinderlichen Eigenschaften halte, mit den gleichen Augen wie meine guten und nützlichen Seiten. Ich werde mir bewusst, dass alles, was ich in mir finde, Dünger meines spirituellen Wachstums sein kann.«

3 TL Weihrauch / 2 TL Mastix / 1 TL Opoponax / 1 TL Anis / 1 TL Kampfer / 1 TL Baldrian / 1 TL Wermut / 2 TL Zedernholz / 1 TL Zedernspitzen

Diese Räuchermischung fördert: Transformation • einen klaren Blick auf unsere Innenwelt • Wachheit • die Verbindung zum höheren Selbst

Trauerbewältigung

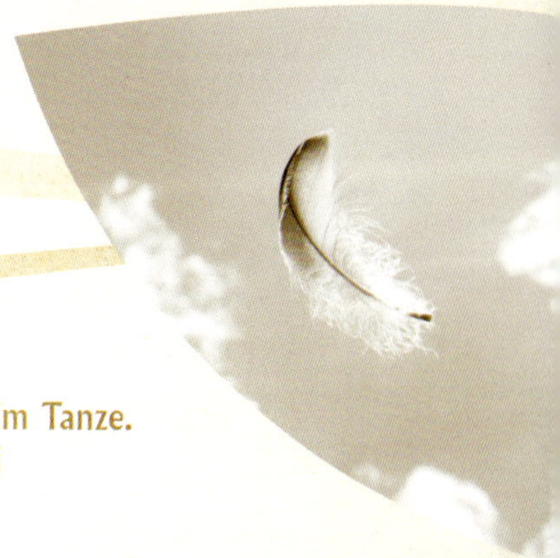

Unser ganzes Dasein ist flüchtig wie Wolken im Herbst;
Geburt und Tod der Wesen erscheinen wie Bewegungen im Tanze.
Ein Leben gleicht dem Blitz am Himmel, es rauscht vorbei
wie ein Sturzbach den Berg hinab.

Buddha

Ein unfassbarer Schmerz stürzt auf uns ein, wenn jemand stirbt, den wir geliebt haben. Der Schmerz scheint überall zu stecken: in den Erlebnissen und Gefühlen, die man miteinander geteilt hat, in den Gelegenheiten, die man verpasst hat, in den kleinen und großen alltäglichen Dingen, die nun plötzlich fehlen, da sie untrennbar mit der geliebten Person verbunden waren. Besonders schwer ist es oft, mit der Trauer umzugehen, wenn man ein schwieriges Verhältnis zu der gestorbenen Person hatte. Vielleicht steckte man gerade in einer Krise oder hatte sich gestritten. Möglicherweise hatte man schon immer ein zwiespältiges Verhältnis zu Mutter, Vater, Onkel oder Tante und war immer noch voller Hoffnung, dass sich dies irgendwann ändern würde. Viele Menschen, die trauern, werden plötzlich wütend auf den Verstorbenen, weil er sie einfach im Stich gelassen hat, und machen sich selbst Vorwürfe wegen ihrer Wut. Jedoch sind solche Gefühle völlig normal und gehören zum Trauern einfach dazu. Zu alledem kommt die Tatsache, dass in unserer Gesellschaft der Tod eines der großen Tabuthemen ist. Die meisten Menschen wissen nicht so genau, wie sie sich einem Trauernden gegenüber verhalten sollen. Einige werden sogar einen ängstlichen Bogen um Sie machen, wenn Sie sich gerade in dieser außerordentlich schwierigen und kräftezehrenden Situation befinden, denn die Konfrontation mit dem Tod nimmt kaum einer freiwillig auf sich. Trauer ist in jedem Fall keine leichte Aufgabe, und man braucht eine Menge Kraft und Mut, um sich diesem schmerzhaften Prozess zu stellen.

Manchmal kann es Jahre dauern, über den Tod eines geliebten Menschen hinwegzukommen. Doch es gibt nur einen einzigen Weg, mit Trauer umzugehen, und der führt mitten durch sie hindurch.

»Während ich den heiligen Rauch entzünde, lasse ich die Gefühle, die ich ob des Todes von … (ergänzen Sie den Namen des Verstorbenen) empfinde, in einem Maße in mir aufsteigen, das ich heute bewältigen kann. Ich bin mir bewusst, dass ich nur wieder heil und ganz werden und mein Leben ohne ihn/sie meistern kann, wenn ich meine Trauer und andere Gefühle, die jetzt an die Oberfläche kommen wollen, annehme und durchlebe. Ich bin geduldig mit mir selbst und lasse mir dafür so viel Zeit, wie ich brauche.«

2 ½ TL Myrrhe / 1 TL Farbweihrauch, schwarz / 1 TL Farbweihrauch, gold / 1 TL Styrax / 1 ½ TL Tonkabohne / 1 TL Benzoe Sumatra / ½ TL Benzoe Siam / 1 ½ TL Zimtrinde / ½ TL Zimtblüte (Cassia) / 2 TL Sweetgrass oder Mariengras / 2 TL Zedernholz / ½ TL Myrteblätter / ½ TL Rosenblüte / ½ TL Orangenblüte

Vermischen Sie alles mit 1 ½ TL Perubalsam, und geben Sie eventuell noch etwas Galbanum dazu.

Tipp: Wiederholen Sie diese Räucherung, sooft sie Ihnen guttut.
Aber: Übernehmen Sie sich nicht!

Diese Räuchermischung fördert: Trauerbewältigung • emotionale Klärung • innere Stärke • Heilung • Loslassen • Abschied und Gedenken • Aufhellen von Depressionen

Ähnliche Räucherungen: Abschied und Gedenken • Loslassen • Heilung

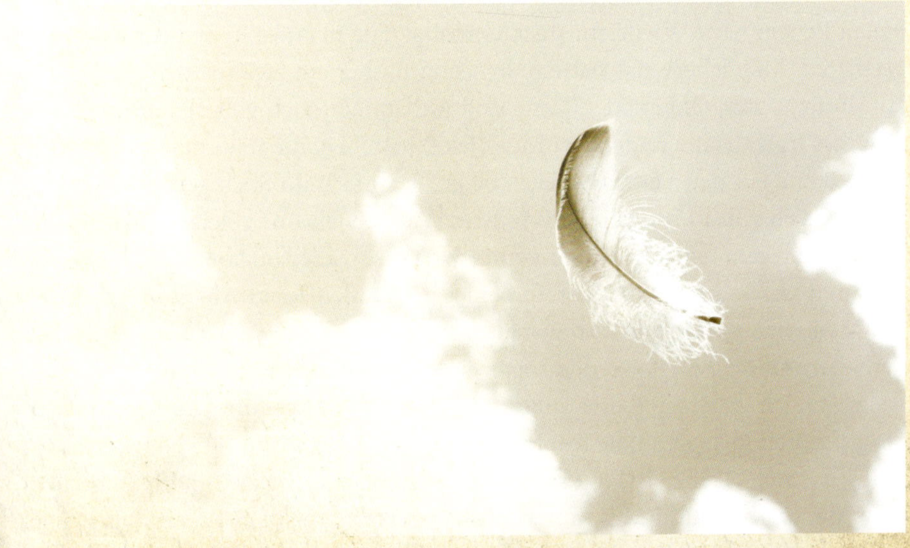

Träume

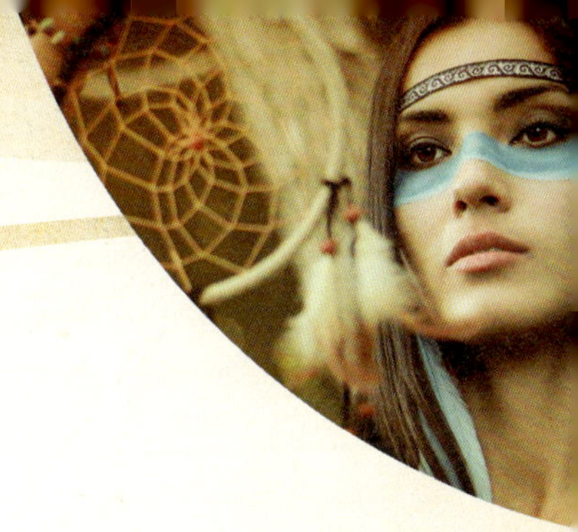

Träume sind aus Wünschen gewebt.

Brasilianisches Sprichwort

Träume sind Mitteilungen der Seele an die Seele. Sich an Träume zu erinnern und mit ihnen zu arbeiten, kann uns zu einem tieferen Verständnis für uns selbst verhelfen. Denn in unseren Träumen erfahren wir Dinge über uns, die uns im Alltagsbewusstsein oft verborgen bleiben. Probleme oder versteckte Ängste machen in Traumbildern auf sich aufmerksam. Gleichzeitig steckt in den Symbolen, durch die unsere Psyche im Schlaf zu uns spricht, auch ein ungeheuer kreatives und heilsames Potenzial. Träume, das Tor zu unseren Innenwelten, können unser Leben bereichern, doch nur wenn wir auch selbst etwas tun: Wir müssen unsere Träume beachten und lernen, sie zu verstehen. Ebenso können wir sie aktiv nutzen, um etwas über uns zu erfahren und das kraftvolle, schöpferische Potenzial der Träume anzuzapfen, das ja in Wirklichkeit unser eigenes ist.

Um mit Ihren Träumen zu arbeiten, brauchen Sie keine Technik, sondern nur die klare Absicht, dass Sie mit ihnen arbeiten wollen. Das Räucherwerk wird Sie dabei unterstützen. Nehmen Sie sich vor dem Einschlafen einige Minuten Zeit, um innerlich still zu werden. Entzünden Sie die Räuchermischung, und sprechen Sie in Gedanken mit Ihrem Unbewussten: »Ich möchte mich morgen beim Aufwachen an meine Träume erinnern.« Spüren Sie diesen Wunsch deutlich in sich. Legen Sie Stift und Papier neben das Bett, um Ihre Träume gleich beim Aufwachen aufzuschreiben. Auch können Sie Ihre Seele bitten, Ihnen im Traum die Lösung eines Problems aufzuzeigen oder Ihnen unklare Gefühle zu enthüllen. Haben Sie Geduld, wenn es nicht gleich klappt, vielleicht müssen Sie diese Bitte öfter wiederholen. Wenn Ihnen ein Traumsymbol besonders in Erinnerung geblieben ist, das Sie jedoch nicht entschlüsseln können, dann tragen Sie es ein wenig mit sich herum. Lassen Sie es in sich reifen, holen Sie es ab und zu wieder hervor, und gestatten Sie weiteren Bildern, die Ihnen Aufschluss über die Bedeutung geben können, aus Ihrem Unbewussten aufzusteigen.

»Während ich den Rauch der Träume entzünde, bitte ich mein Unbewusstes, mir einen Traum zu schicken, der mir ganz allgemein zeigt, wo ich gerade auf meinem Lebensweg stehe, oder der mir in Bezug auf … (ergänzen Sie das das Problem) eine Lösung aufzeigt. Außerdem bitte ich darum, dass ich mich morgen früh beim Aufwachen deutlich an diesen Traum erinnern kann.«

2 TL Opoponax / 2 TL Copal blanco / 1 ½ TL Mastix / 1 TL Dammar / 1 ½ TL Myrrhe / 2 TL Myrteblätter / 1 ½ TL Kalmus / 1 ½ TL Zimtrinde / 1 TL Lorbeer

Vermischen Sie alles gut mit 2 – 2 ½ TL Elemi.

Tipp: Streuen Sie noch eine letzte Prise Räucherwerk auf die Kohle, direkt bevor Sie sich schlafen legen.

Diese Räuchermischung fördert: wichtige Träume

Ähnliche Räucherung: Vision

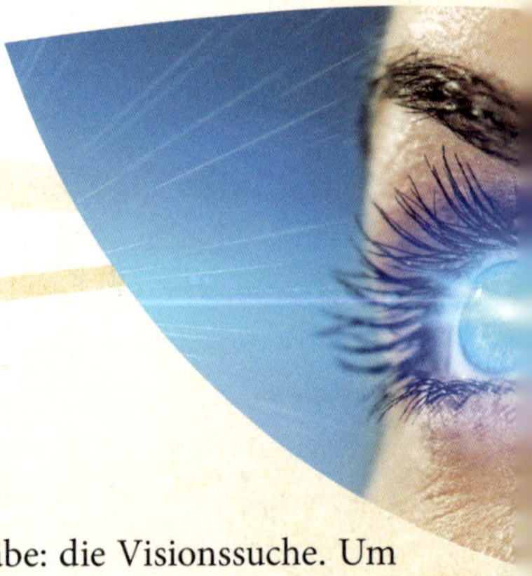

Vision

Wer vom Ziel nichts weiß, kann den Weg nicht finden.

Christian Morgenstern

Bei indianischen Völkern ist sie seit jeher gang und gäbe: die Visionssuche. Um die Richtung herauszufinden, in die das eigene Leben führen soll, und um den eigenen Platz in der Welt zu finden, begibt man sich auf die Suche nach einer Vision, die einem den Weg in die Zukunft weist. Letztlich geht es dabei auch um die Frage: »Wer bin ich?« Auch bei uns ist das Konzept der Visionssuche mittlerweile ein Weg zur Selbsterkenntnis und Zielfindung im Leben geworden. Man geht allein in die Natur, nimmt die Zwiesprache mit den Tieren und dem Reich der Pflanzen auf. Man horcht auf die Sprache des Wassers und das Flüstern der Baumwipfel. Man liest die Zeichen der Natur. Die Wolken formieren sich zu großen Abbildern von Göttern, Krafttieren oder anderen Symbolen, die in den Urschichten unserer Seele Widerhall finden. Die Schatten der Nacht spiegeln Angst- und Traumbilder unserer Seele wider. Wir begegnen der Natur und damit uns selbst. Und eine solche Begegnung kann richtungsweisend sein. »Kein Mensch beginnt, zu sein, bevor er seine Vision empfangen hat«, sagen die Ojibwa-Indianer. Damit drücken sie aus, wie wichtig es im Leben ist, ein Ziel vor Augen zu haben. Wir mögen kleine Ziele haben, die in ein paar Monaten oder wenigen Jahren zu erreichen sind, und die uns die Kraft geben, weiterzumachen, auch wenn sich Schwierigkeiten auftun mögen. Doch eine Vision ist eine Art Lebensmotto, eine große Aufgabe, die man zu erfüllen hat – nicht weil man sie erfüllen will, sondern weil man sich dazu berufen fühlt. Die Vision erfüllt unser Leben mit einem tieferen Sinn. Die Visionsräucherung enthält Substanzen, die die körpereigenen Endorphine herauskitzeln. Sie versetzt uns in einen Zustand, in dem sich unser Bewusstsein weitet, jedoch nicht im Sinne einer Droge, denn das würde verfälschend wirken, sondern indem sie unsere Intuition stärkt und damit Klarsicht und Visionen fördert.

»Während ich den Rauch der Vision entzünde, begebe ich mich an den Ort in meinem Inneren, der immer mit den Geschöpfen und Erscheinungen der Natur in Verbindung steht. Ich werde mir bewusst, dass ich selbst ein Teil der Natur bin. Ich öffne mich der bewusstseinserweiternden Kraft des Rauches und bitte um eine Vision …«

3 TL Mastix / 1 ½ TL Farbweihrauch, rot / 1 ½ TL Farbweihrauch, schwarz / 2 TL Beifuß / 1 ½ TL Wegwarte / 1 TL Angelikawurzel / 2 TL Wacholderbeeren / 2 TL Sandelholz, weiß / 1 TL Sandelholz, rot / ½ TL Nelkenpulver

Vermischen Sie alles mit 2 – 2 ½ TL Elemi. Wer will, kann noch 1 ½ TL Patchouli dazugeben.

Übrigens: Mastix wurde schon im Altertum verwendet, um Visionen zu empfangen.

Diese Räuchermischung fördert: Intuition • Klarsicht • Visionen • das Bewusstsein, Teil der Schöpfung zu sein

Ähnliche Räucherungen: Anrufung • Träume

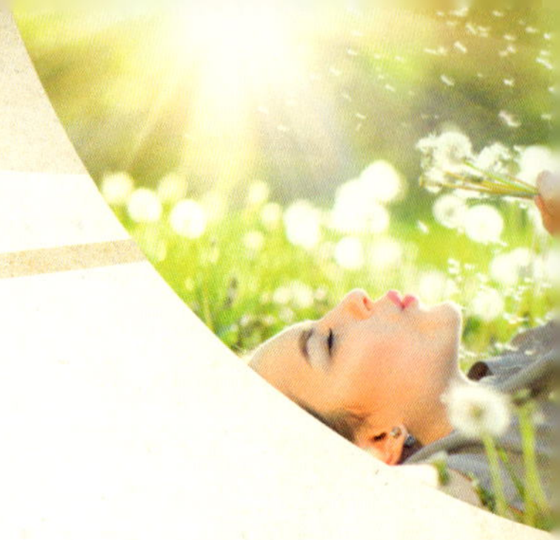

Zufriedenheit

Der echte Name für Glück ist Zufriedenheit.

Henri-Frédéric Amiel

»Wäre es nicht wichtig, herauszufinden, warum Sie suchen?« – »Oh, ich weiß, warum ich suche: Weil ich mit allem so durch und durch unzufrieden bin, selbst mit dem, was ich gefunden habe. Immer wieder überfällt mich die Unzufriedenheit so schmerzlich. Mitunter glaube ich, ich hätte etwas verstanden, aber bald genug verblasst es wieder, und der Schmerz der Unzufriedenheit kehrt zurück. Auf alle erdenklichen Weisen habe ich versucht, diesen Drang zu überwinden, er ist jedoch zu stark in mir, und ich muss etwas finden – Wahrheit oder was es auch sei –, das mir Befriedigung und Frieden gibt.« – »Sollten Sie nicht lieber dankbar sein, dass es Ihnen nicht gelungen ist, die Flamme der Unzufriedenheit zu ersticken? Ihr Problem war das Besiegen der Unzufriedenheit, nicht wahr? Sie haben nach Befriedigung gesucht und sie zum Glück nicht gefunden. Finden bedeutet Stillstehen und Abstumpfen.«

Dieser Ausschnitt aus einem Gespräch zwischen Jiddu Krishnamurti und einer spirituellen Sucherin, das im Buch »Die Wahrheit ist ein pfadloses Land« wiedergegeben wird, bringt die Sache auf den Punkt. Wir sind unzufrieden und wir versuchen, dieser Unzufriedenheit zu entkommen – meist, indem wir uns durch allerlei Zeitvertreib ablenken oder so sehr mit dem Suchen und Finden befasst sind, dass wir die Sache an sich, die Beschäftigung mit der Unzufriedenheit, nur aufschieben. Doch in der Unzufriedenheit liegt ein großer Wert: Sie hält uns wach, sie lässt uns nicht in den Dämmerschlaf der schnellen Befriedigung verfallen.
Um noch einmal mit dem großen weisen Mann Krishnamurti zu sprechen: Verschmelzen Sie mit Ihrer Unzufriedenheit, harren Sie mit ihr aus, und Sie werden etwas finden, das jenseits von ihr liegt, etwas, das nicht mit dem Geist zu erlangen ist, sondern das einem als Segen zuteilwird. Vielleicht könnte man es eine tiefe Zufriedenheit nennen?

> »Während ich den heiligen Rauch entzünde, spüre ich dem Gefühl der Unzufriedenheit in mir nach. Ich schaue ihm geradewegs ins Gesicht, ohne den Versuch, einen Bogen darum zu machen. Wie fühlt es sich an? Was liegt dahinter? Ich spüre dem nach, auch wenn ich nicht gleich Antworten finde.«

2 TL Benzoe Siam / 1 ½ TL Labdanum / 1 ½ TL Galbanum / ½ TL Tolubalsam / 2 TL Iriswurzel, geschnitten / 1 TL Alant / 2 TL Sandelholz, weiß / 1 TL Lavendelblüten / ½ TL Orangenblüte

Auch bei dieser Mischung sollte eine ordentliche Prise Adlerholz nicht fehlen!

Diese Räuchermischung fördert: Zufriedenheit • geistige Wachheit • ein Annehmen dessen, was ist

Ähnliche Räucherungen: Entspannung und Balance • Frieden • Glück • Harmonie

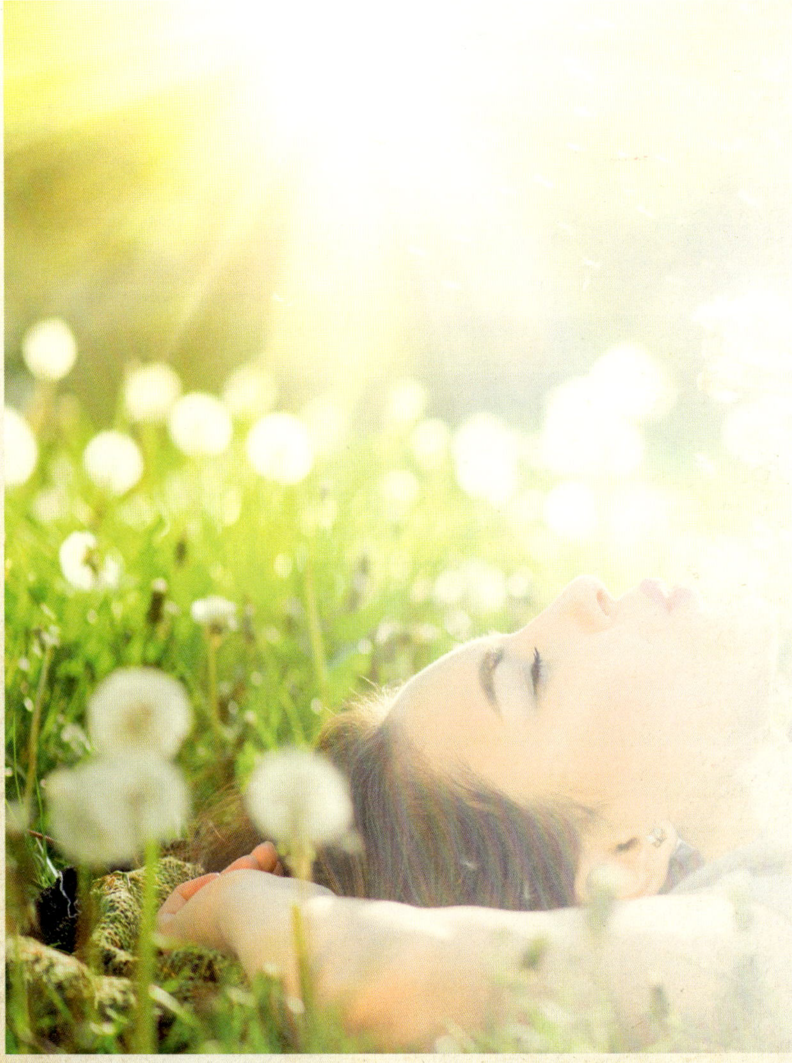

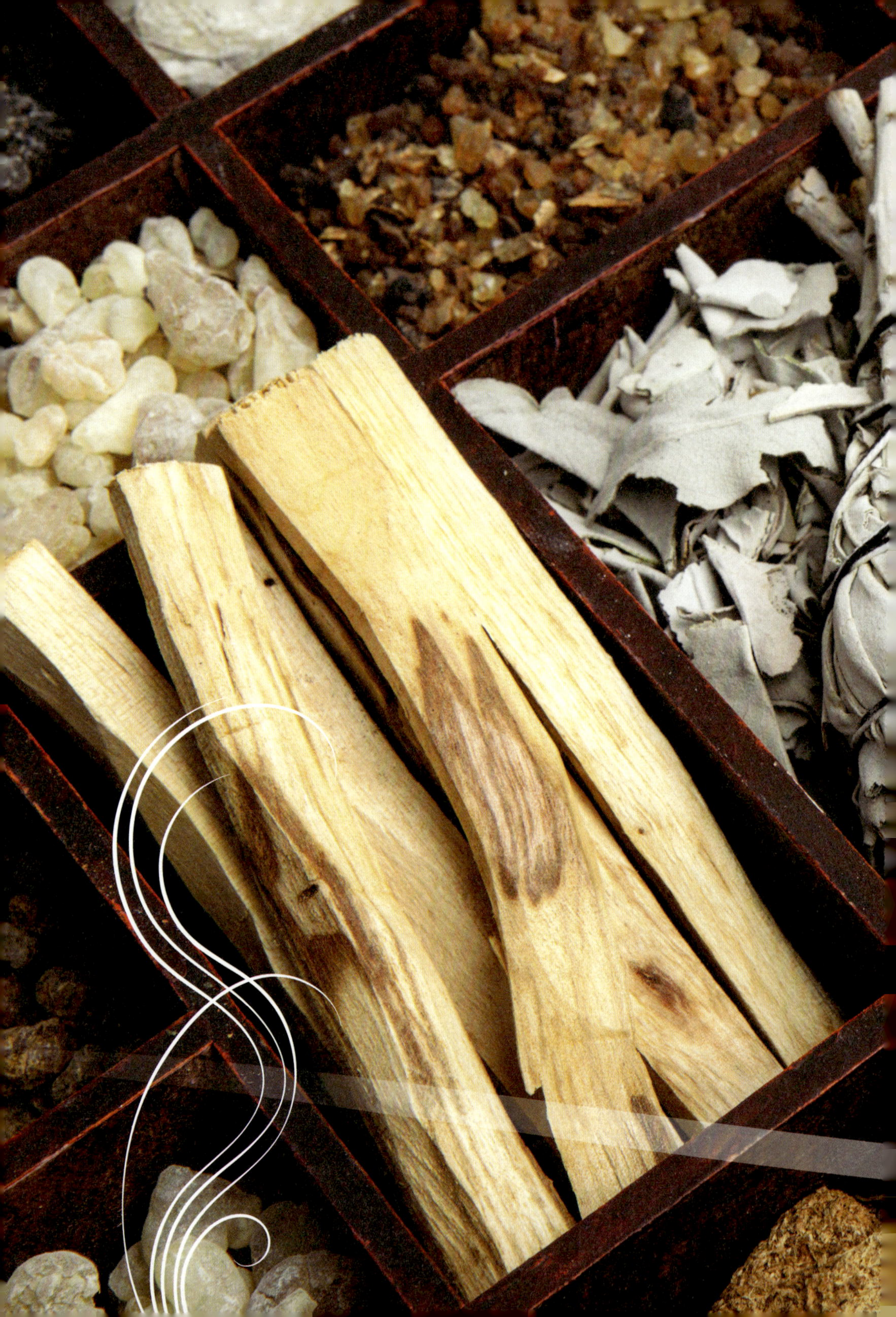

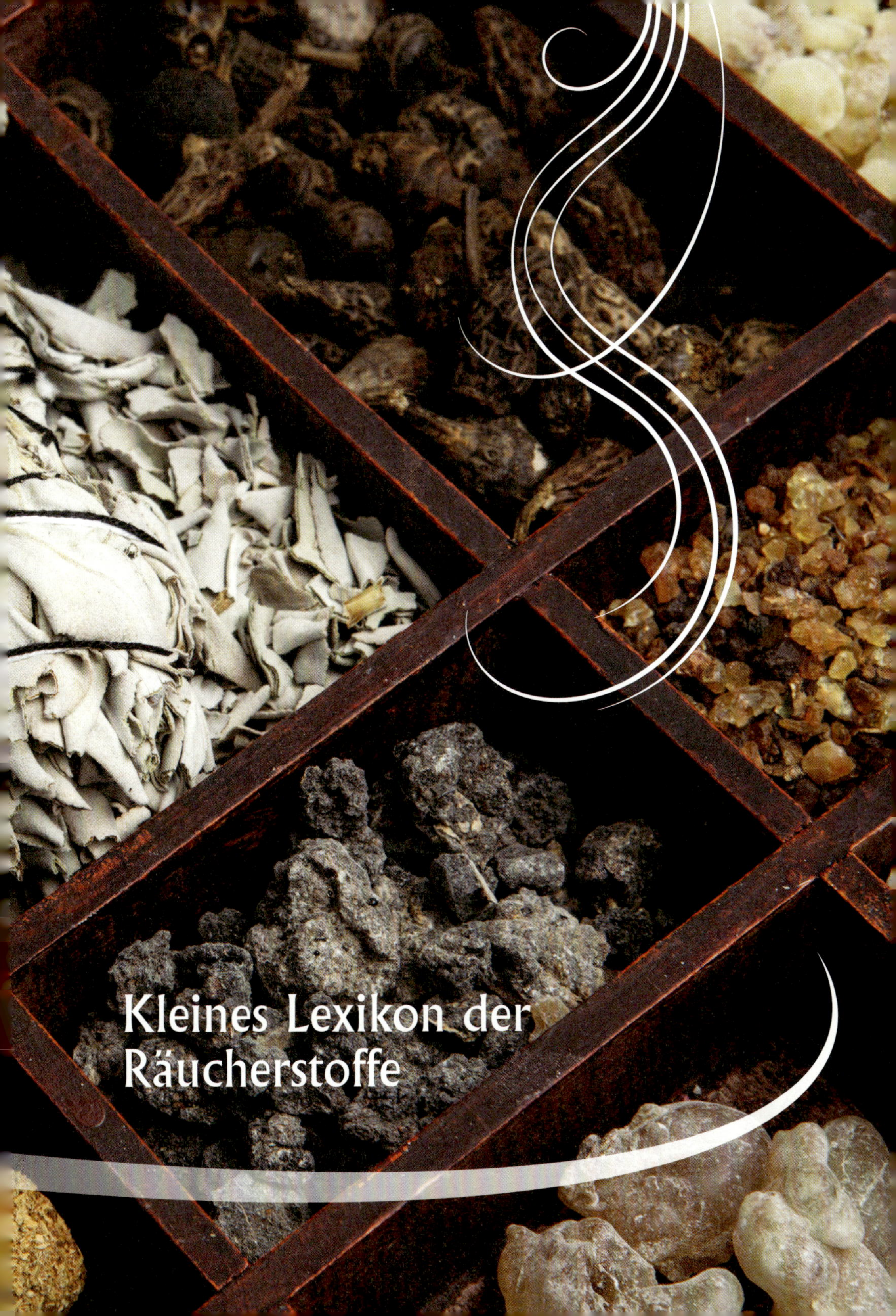

Kleines Lexikon der Räucherstoffe

Adlerholz *(Aquilaria agallocha Roxb.)*

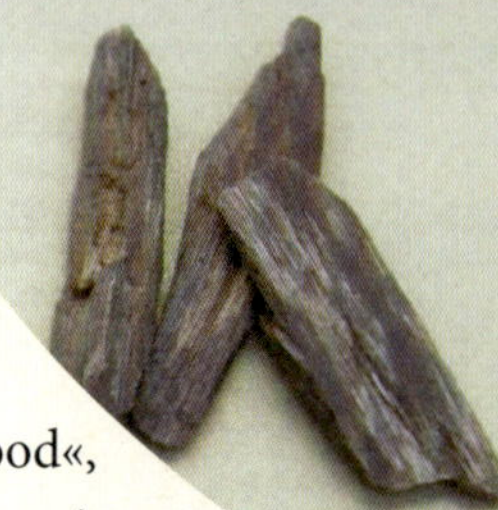

HERKUNFT

Das Adlerholz hat viele Namen, darunter »Adlerholz«, »Agarwood«, »Ud«, »Oud«, »Jinko« oder auch »Paradiesholz«. Adlerholz stammt aus der Familie der Seidelbastgewächse *(Thymelaeaceae)* und ist der kostbarste und teuerste pflanzliche Räucherstoff. Der Baum ist ein immergrünes Gewächs, das in den Bergen von Assam in Indien, Kambodscha, Indonesien, ganz selten auch in Thailand oder Vietnam zu finden ist. Das frische Holz ist weich, leicht, elastisch und gilt nicht als besonders wertvoll. Bestenfalls werden daraus Spazierstöcke, Holzperlen, Bleistifte oder Einbäume gefertigt.

VERWENDUNG

Als kostbares Räucherwerk sowie für die Parfümindustrie wird das Holz erst interessant, wenn es 50–80 Jahre alt und von Pilzen befallen ist. Je weiter der Pilzbefall fortgeschritten ist, desto duftender und damit hochwertiger wird das Holz. Die höchste Qualität stammt jedoch von abgestorbenen Bäumen, bei denen sich der Fermentationsprozess über mehrere hundert Jahre hinweg vollzogen hat. Sie enthalten die größte Menge an Adlerholz – eine dunkle, stark duftende Substanz im Inneren des Stammes, aus der auch das kostbare und hochpreisige Agaröl (haloud) gewonnen wird. Dieses war in arabischen Ländern schon vor den Zeiten von Aftershaves ein begehrter Männerduft und diente zur Beduftung von Haaren und Bärten. Weltweit wird Adlerholz in hochwertigen Parfüms verarbeitet. Was beim Befall und der Symbiose des Pilzes mit dem Holz passiert, stellt die Wissenschaft noch immer vor Rätsel. Nicht nur in Japan werden Unsummen in Projekte investiert, die es ermöglichen sollen, diesen exquisiten Duft quasi zu züchten. Dies ist bisher allerdings nur von mäßigen Erfolgen gekrönt, zu komplex ist der Vorgang, der den edelsten aller Düfte entstehen lässt. Weil der Bestand des Holzes zur Neige geht, gleichzeitig aber nicht zu erwarten ist, dass Japan und andere Länder auf dieses Kulturgut verzichten, ist der Markt heiß umkämpft. Aufgrund der starken Nachfrage steigen die Preise für natürlich entstandenes Adlerholz seit Jahren stetig und erreichen mittlerweile, besonders für die besseren Qualitäten, ungeahnte Höhen. In Japan unterscheidet man sechs verschiedene Qualitäten von Adlerholz, wobei das teuerste, »Kyara« genannt, weit über dem Goldpreis gehandelt wird. »Jinko«, der japanische Name des Adlerholzes, stammt übrigens von seiner Eigenschaft, schwerer als Wasser zu sein – er bedeutet »das sinkende Holz«. Je schwerer und dunkler es ist, desto höher die Qualität. Der Handel mit Adlerholz der Gattungen *Aquilaria* und *Gyrinops* unterliegt mittlerweile strengen

Richtlinien und wird weltweit kontrolliert. Räucherstäbchen und andere Produkte, die Adlerholz dieser Arten enthalten, dürfen nur noch mit sogenannten Cites ein- und ausgeführt werden. Adlerholz ist aus der Geschichte und Gegenwart arabischen und asiatischen Räucherwerks nicht wegzudenken. Es verbreitet einen solch vielseitigen, aromatischen und köstlichen Duft, dass es besonders zu den wichtigen Gelegenheiten des religiösen wie gesellschaftlichen Lebens geräuchert wird, ebenso wie zur geistigen Versenkung und zur Ehre der Götter. Es ist elementarer Bestandteil des edelsten japanischen Räucherwerks, und arabische Frauen beduften ihre Kleider und ihren Körper mit Ud, um ihrem Geliebten zu gefallen. Adlerholz gilt unter anderem als anregend, antiasthmatisch, stärkend und lustvoll stimmend. Auch soll es gegen Durchfall, Rheuma, Gicht und sogar bei Lähmungen wirksam sein.

DUFT UND WIRKUNG

Der Duft des Adlerholzes ist einzigartig. Er reicht von balsamisch-süß bis würzig-bitter und scheint immer neue Duftnoten hervorzubringen. Der köstliche Wohlgeruch reinigt die Seele, lenkt die Aufmerksamkeit der Götter auf uns und entführt uns in die tieferen Mysterien des Seins.

Agarholz

*siehe **Adlerholz***

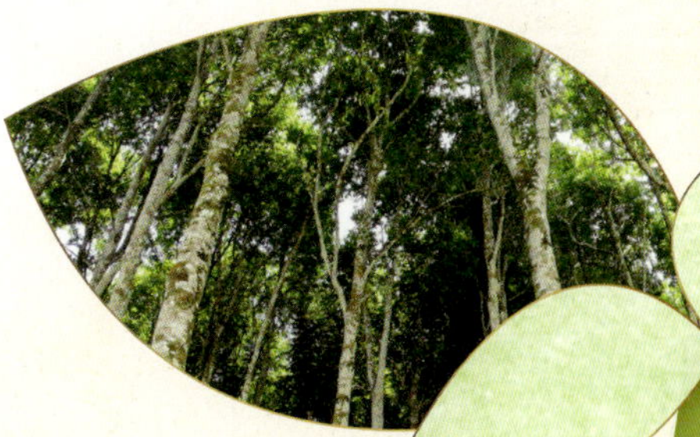

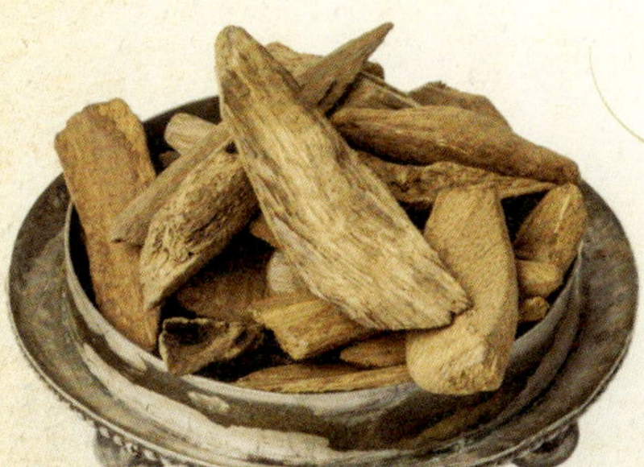

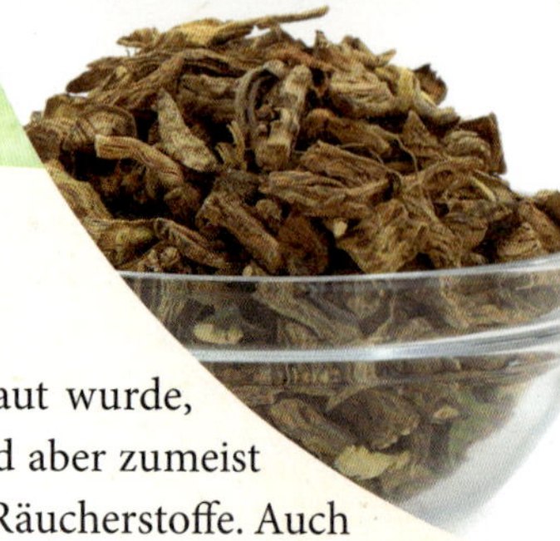

Alant *(Inula helenium)*

HERKUNFT

Alant, der früher als Heilpflanze auch in Europa angebaut wurde, wächst heute hierzulande noch in verwilderter Form, wird aber zumeist aus Zentralasien importiert. Alant ist einer der biblischen Räucherstoffe. Auch bei den Griechen und Römern genoss er hohes Ansehen und galt als Allheilmittel. Eine Erklärung für seinen botanischen Namen stammt von den Griechen, die in ihm die herabgefallenen Tränen der Helena sahen.

VERWENDUNG

Im Altertum und Mittelalter wurde Alant als Amulett getragen, um Dämonen und Hexen abzuwehren und damit auch Beschwerden, die von solchen herrühren sollten, zum Beispiel Hexenschuss oder Geisteskrankheiten. In der Magie verwendete man die Pflanze zur Herstellung von Liebestränken. Sogar ein magenstärkendes Bier wurde aus ihr gebraut. Alant ist außerdem Bestandteil des »Neunerlei Kräuterbuschen«, den man an Mariä Himmelfahrt zur Kräuterweihe in die Kirche trägt. Ein Tee daraus soll besonders heilsam sein. Auf den Kanarischen Inseln wird Alant zur Heilung von Fieber im Zimmer des Kranken verbrannt. In der Volksmedizin wird das Kraut seit jeher bei Atemwegserkrankungen, als verdauungsförderndes Mittel sowie als Diuretikum (harntreibende Arznei) verwendet.

DUFT UND WIRKUNG

In der Räucherung wirkt die Alantwurzel gedächtnisstärkend, aufbauend und schützend. Außerdem wirkt er sich günstig auf die Atemwege aus. Sein Duft ist holzig, leicht und mild.

Alant erhält den Geist gesund.

altes lateinisches Sprichwort

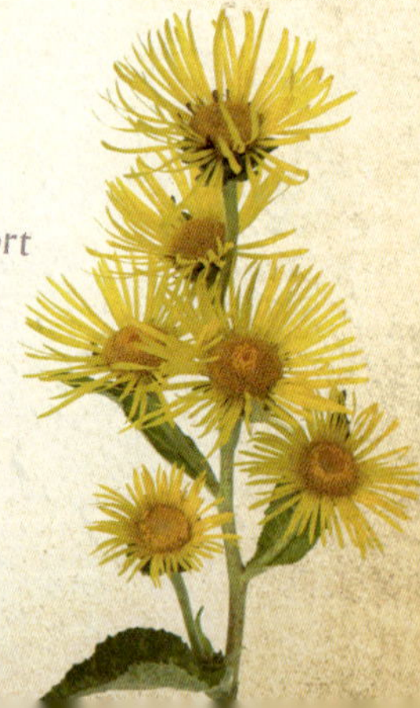

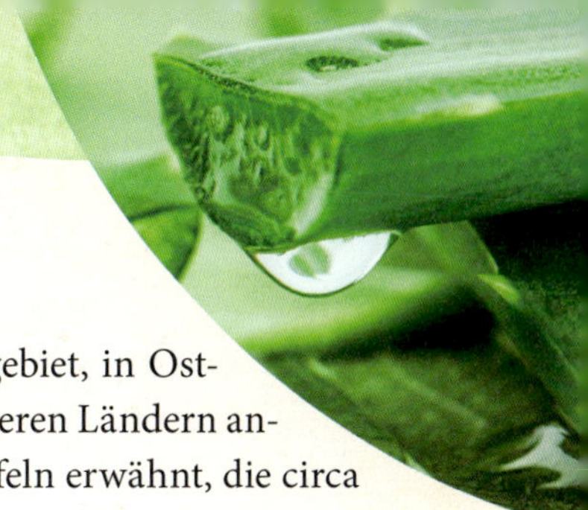

Aloe *(Aloe vera)*

HERKUNFT

Die Aloe ist auf den Kanarischen Inseln, im Mittelmeergebiet, in Ostafrika sowie Südarabien heimisch, wird aber in vielen weiteren Ländern angebaut. Anwendungen mit Aloe wurden bereits auf Tontafeln erwähnt, die circa 3700 Jahre alt sind.

VERWENDUNG

Auch in der Bibel wird die Pflanze als Räucherstoff genannt, wobei aber wahrscheinlich meist das Adlerholz gemeint war. Im Johannesevangelium erscheint sie als Duftstoff für Leichentücher. In Ägypten fand die Aloe Verwendung bei der Einbalsamierung. Von Kleopatra weiß man, dass sie Kosmetika aus Aloe verwendete – der Pflanzensaft ist heute noch Bestandteil vieler Cremes und Salben. Schon die alten Römer, Griechen und Afrikaner wussten um die Heilkraft der Aloe und setzten sie zur Behandlung von Wunden ein. Plinius der Ältere sagte ihr große Heilkraft bei Geschlechtskrankheiten nach und lobte sie als einzige Pflanze, die als Abführmittel gleichzeitig den Magen beruhigt. Das Aloeharz ist der eingedickte Saft der Blätter. Noch heute wird es in der Naturheilkunde als starkes Abführmittel verwendet.

DUFT UND WIRKUNG

An dem leicht stechenden, aber gleichzeitig wärmenden und entspannenden Duft der Aloe scheiden sich die Geister. In jedem Fall ist ihr blubberndes, dampfspeiendes Schauspiel auf der Räucherkohle sehenswert.

Aloeholz

*siehe **Adlerholz***

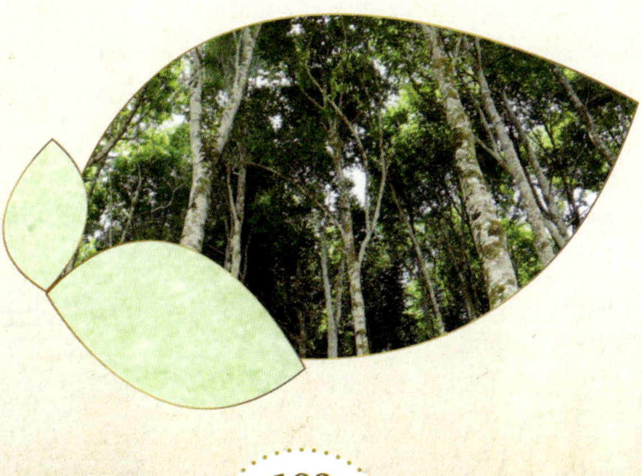

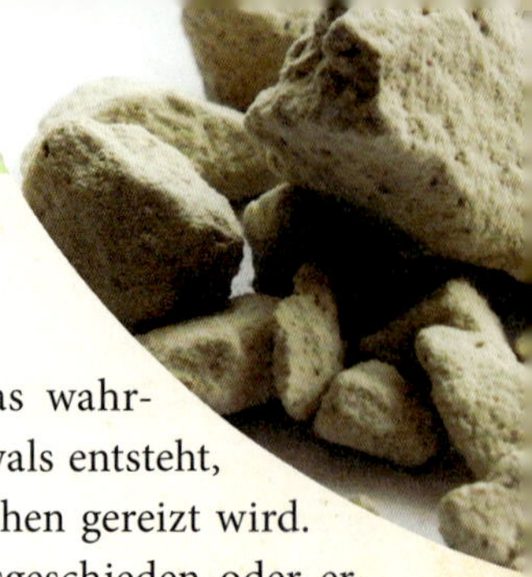

Ambra *(Ambergris)*

HERKUNFT

Ambra ist ein pathologisches (krankhaftes) Gewächs, das wahrscheinlich als Schutzfunktion an der Darmwand des Pottwals entsteht, wenn diese durch nicht verdaubare Schalen von Tintenfischen gereizt wird. Der Ambraklumpen wird nach einiger Zeit vom Wal ausgeschieden oder erbrochen. In früherer Zeit wurden solche Klumpen auf dem Meer schwimmend oder am Strand gefunden und zu Höchstpreisen verkauft. Besonders das weiße bis hellgraue Ambra, bei den Franzosen als »ambre gris« geschätzt, ist von hoher Qualität und wurde lange Zeit in der Parfümindustrie als Fixiermittel benutzt, das den Duft anderer Substanzen verstärkt und erhebt. Ambra wurde zum Reifen früher über Jahrzehnte in Alkohol gelagert und mit ähnlichem Aufwand regelmäßig gewendet wie Champagner. Da der Pottwal beinahe ausgerottet wurde, ist Ambra heute jedoch kaum mehr erhältlich und nahezu unbezahlbar.

VERWENDUNG

Ambra wurde in allen Kulturen als Aphrodisiakum geschätzt. Die Spanier beispielsweise verzehrten es zur Potenzsteigerung auf einem gekochten Ei. Heute ist es in seltenen Fällen noch Bestandteil sehr teurer orientalischer Parfüms. Die Parfümindustrie verwendet im Allgemeinen nur noch synthetische Ambraprodukte, beispielsweise Grisambol, die aber als Räucherstoff nicht infrage kommen. Beim Räuchern kann man auf einen Ambraersatz (siehe Tipp) oder auf Styraxharz zurückgreifen, das aus dem Amberbaum gewonnen wird. Die botanische Bezeichnung für diesen Baum lautet *Liquidambar orientalis,* wobei *Liquidambar* frei übersetzt »flüssiger Bernstein« bedeutet. Diese Tatsache hat schon viel Verwirrung gestiftet, da Bernstein, der – um die Verwechslung komplett zu machen – englisch »amber« heißt, in Wahrheit ein fossiles Harz ist, das von Jahrmillionen alten Kiefern stammt. Das indische »Ambra«, das oft in kleinen, hölzernen Döschen angeboten wird, besteht im besten Fall aus verschiedenen Harzen, Kräutern und Ölen, die jedoch meist mit synthetischen Substanzen versetzt werden.

DUFT UND WIRKUNG

Ambra riecht animalisch, modrig, erdig, durchdringend und leicht nach Verdauungsprodukten. In sehr hoher Verdünnung wirkt es dagegen intensiv aphrodisierend und anziehend. Daher wurde es früher in Räucherungen verwendet, die Liebe und Lust förderten.

TIPP FÜR EINEN AMBRAERSATZ: Mahlen Sie jeweils 1 TL Styrax, Benzoe, Patchouli im Mörser fein. Mischen Sie 1 TL Sandelholzpulver mit 2–3 Tropfen ätherischem Jasminöl, und geben Sie ½ TL Iriswurzelpulver dazu. Verkneten Sie alles mit ½ TL Perubalsam und einem großzügigen Stück Labdanum, und geben Sie nach Belieben noch gemahlene Moschuskörner dazu.

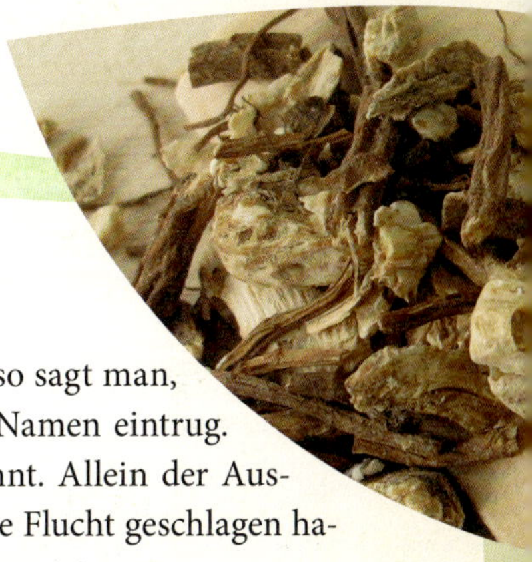

Angelika *(Angelica archangelica)*

HERKUNFT

Die Kräfte dieser mittel- und nordeuropäischen Pflanze, so sagt man, wurden ihr von den Erzengeln verliehen, was ihr ihren Namen eintrug. Auch als »Engelwurz« oder »Erzengelwurz« ist sie bekannt. Allein der Ausspruch ihres Namens soll in alter Zeit manche Hexe in die Flucht geschlagen haben.

VERWENDUNG

Angelika findet bei der Zubereitung von Likören Verwendung. Ihre kandierten Wurzeln und Stengel werden als Energiespender sowie zur Vorbeugung gegen Infektionen verzehrt oder als Tee getrunken. Angelika werden starke Schutzwirkungen gegen Schwarze Magie, Dämonen und sonstigen »Malefiz« (negativen Kräften) nachgesagt. Man kann die Wurzel zu diesem Zweck auch als Schutzamulett tragen. Zusammen mit dem Harz des Drachenblutbaumes wurde sie seinerzeit für exorzistische Austreibungen verwendet.

DUFT UND WIRKUNG

Angelikawurzel zeichnet sich in der Räucherung durch stark erdende Qualitäten aus. Mit ihrem würzigen und kräftigen Duft wirkt sie stärkend auf das Immunsystem und die Psyche und macht damit auf allen Ebenen unangreifbar.

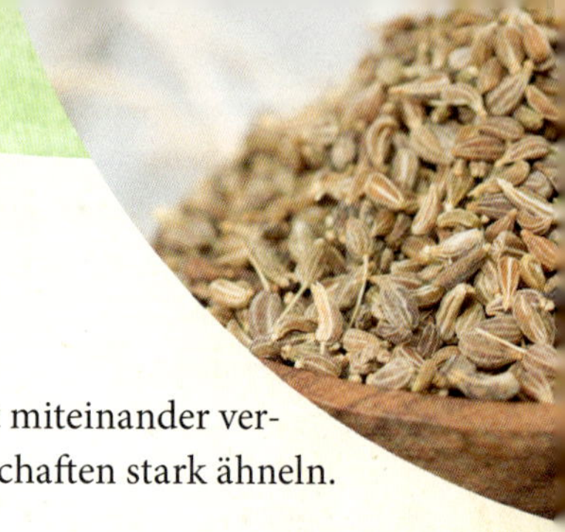

Anis / Sternanis

(Pimpinella anisum/Illicium anisatum)

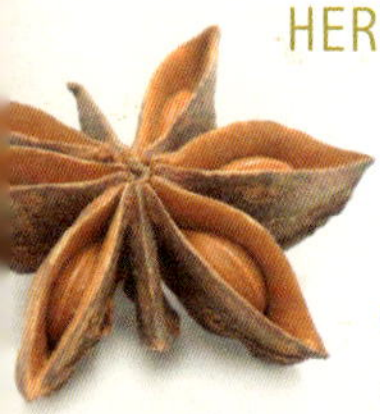

HERKUNFT

Anis und Sternanis sind zwei verschiedene, nicht miteinander verwandte Pflanzen, die sich jedoch in ihren Eigenschaften stark ähneln.

VERWENDUNG

Das ätherische Anisöl kam schon bei Plinius als »anisum«, bei Theophrast als »anison« medizinisch zum Einsatz. Anis ist eine der meistverwendeten Zutaten in japanischen Räucherstäbchen, wird aber auch bei der Herstellung von Süßigkeiten und Likören eingesetzt.

DUFT UND WIRKUNG

Anissamen sowie Samen vom Sternanis zeichnet ein frisch-würziger, etwas holziger Räucherduft aus, der eine wärmende und entspannende Wirkung hat. Er lindert psychischen Schmerz und sorgt für seelisches Gleichgewicht.

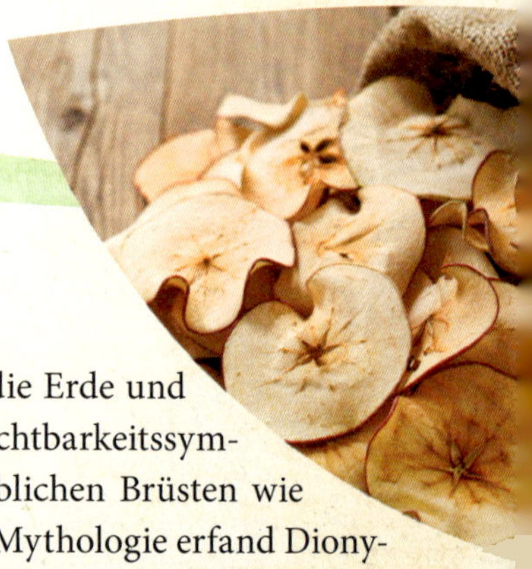

Apfel *(Malus communis)*

HERKUNFT

Der Apfel gilt aufgrund seiner Form als Sinnbild für die Erde und den Kosmos. In vielen Liebesritualen spielte er als Fruchtbarkeitssymbol eine zentrale Rolle, denn er wird ebenso mit weiblichen Brüsten wie männlichen Genitalien assoziiert. In der griechischen Mythologie erfand Dionysos, der Gott des Weines, den Apfel und schenkte ihn der Liebesgöttin Aphrodite. Ebenso werden die römische Göttin Demeter, die babylonische Ishtar und die ägyptische Hathor mit dem Liebessymbol Apfel in Verbindung gebracht.

VERWENDUNG

Seit jeher gilt das Überreichen eines Apfels als Zeichen der Liebe, wovon heute noch die »Liebesäpfel« auf den Jahrmärkten Zeugnis geben. So dient auch beim amerikanischen Halloween das »Apfelfischen« als Heiratsorakel. In der Geschichte von Adam und Eva steht der Apfel für Verführung und Versuchung, wurde jedoch im Lauf der Zeit zum Symbol für die Sünde. Auch Zwietracht verkörpert die runde Frucht, was sich im Bild des Zankapfels widerspiegelt. Im Germanenglauben stand der Apfel für ewige Schönheit, Kraft und Unsterblichkeit. Die Kelten benutzten ihn als Medium zur Kontaktaufnahme mit der Anderswelt. In der Volksmedizin kennt man den Spruch: »Ein Apfel am Tag hält den Doktor fern«, denn dem Apfel werden viele Heilwirkungen zugeschrieben. Unter anderem soll er bei Rheuma, Gicht, Hautkrankheiten, Leber- und Nierenschäden und nicht zuletzt als Abführmittel hilfreich sein.

DUFT UND WIRKUNG

Beim Räuchern der getrockneten Apfelscheiben entfaltet sich ein angenehmer Bratapfelduft, der inspirierend und anregend wirkt. Seinen Platz hat der Apfel vor allem in Liebesräucherungen.

Asafoetida

*siehe **Stinkasant***

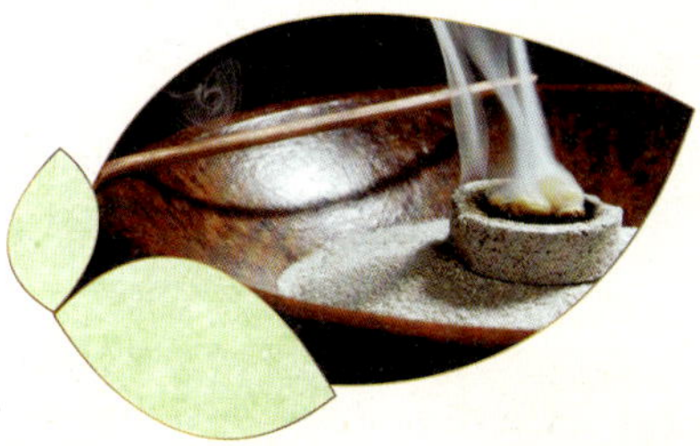

Bdellium

*siehe **Guggul***

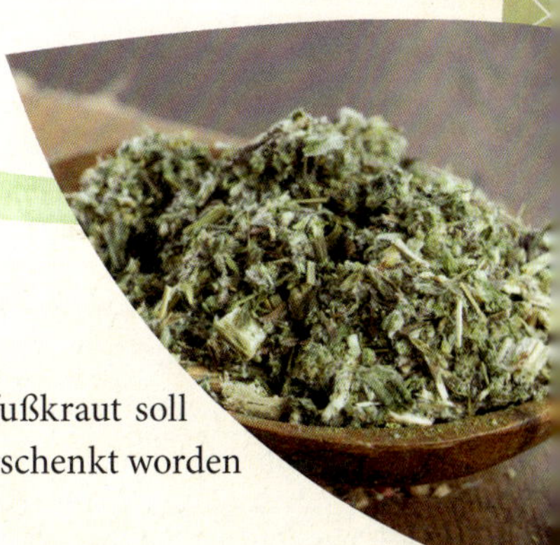

Beifuß *(Artemisia vulgaris)*

HERKUNFT

Das in Europa, Asien und Nordamerika verbreitete Beifußkraut soll den Angelsachsen als eines von neun heiligen Kräutern geschenkt worden sein.

VERWENDUNG

In der frühen Volksmedizin wendete man es bei Epilepsie und Hysterie an. Auch bei Geisteskrankheiten, die man auf den Einfluss von Hexen, Dämonen und Geistern zurückführte, galt Beifuß als bewährtes Mittel. Dioskurides beschrieb die menstruationsfördernde und sogar abtreibende Wirkung von Beifuß. Nach altem Volksglauben soll das Kraut auf Reisen vor Erschöpfung, Sonnenstich, wilden

Tieren und dem bösen Blick schützen. In Japan und China wird eine besondere Art des Beifuß – die *Artemisia moxa* – für die bekannten Moxa-Anwendungen bei Gicht und Rheuma erfolgreich eingesetzt.

DUFT UND WIRKUNG

In der Räucherung wurde und wird das würzig-krautig duftende Beifußkraut zum Hellsehen verwendet, zum Bannen böser Elemente und als allgemeines Schutzkraut.

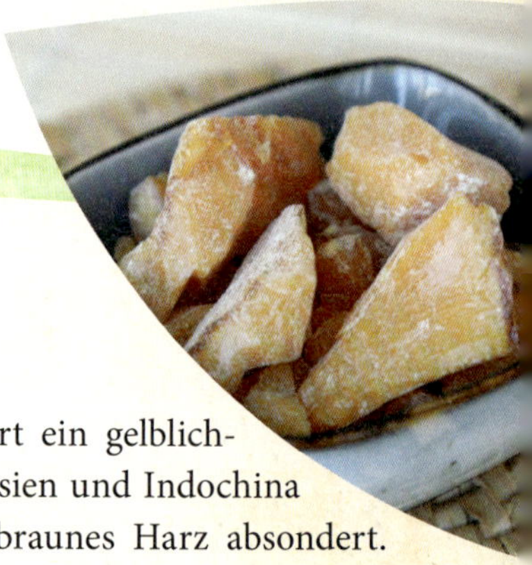

Benzoe Siam / Benzoe Sumatra

(Styrax tonkinensis/Styrax benzoin)

HERKUNFT

Benzoe Siam ist in Hinterindien heimisch und liefert ein gelblich-weißes bis gelbbraunes Harz, während die aus Indonesien und Indochina stammende Benzoe Sumatra ein rötlich- bis dunkelbraunes Harz absondert. Wie Weihrauch wird auch Benzoe gewonnen, indem der Baum durch Einritzen der Rinde zur Harzbildung angeregt wird. »Loban Benzoe« oder auch »Kalkutta Block Benzoe« ist ein Gemisch verschiedener Harze in unterschiedlichen Rezepturen. Sie alle enthalten einen hohen Anteil an Benzoe Sumatra. Loban ist in Blöcke gepresst und sieht an den Bruchstellen Granit ähnlich.

VERWENDUNG

Beide Sorten finden Verwendung in der Parfüm- und Kosmetikindustrie sowie als Aromastoff in Lebensmitteln und Limonaden. Auch der von der katholischen Kirche verwendete Balsam zur »letzten Ölung« enthält das duftende Harz. Benzoe Sumatra spielt bei der Herstellung von Lacken sowie bei der Lederverarbeitung eine wirtschaftliche Rolle. Benzoe Siam hingegen wird zur Konservierung von Fetten verwendet und von der Pharmaindustrie bevorzugt eingesetzt. Der Unterschied zwischen den beiden Benzoearten liegt zum einen im Preis: Benzoe Siam ist wesentlich teurer als Benzoe Sumatra und wird in fast der gesamten Fachliteratur als die edlere gepriesen. Jedoch gibt es auch einzelne Stimmen, die der Benzoe Sumatra den Vorzug geben, da sie ein etwas weicherer, sanfterer Duft auszeichnet, der selbst bei Überdosierung nicht zum Hustenreiz führt, wie das bei ihrer teuren Schwester aus Siam der Fall sein kann.

DUFT UND WIRKUNG

Beide Benzoearten weisen in der Räucherung eine leicht schokoladig-süß-balsamische Note sowie ein äußerst angenehmes, zartes Aroma auf, das vor allem auf den Inhaltsstoff Vanillin zurückzuführen ist. Benzoe wirkt harmonisierend, ausgleichend, entspannend. Man fühlt sich warm von ihr eingehüllt, was besonders bei seelischen Verletzungen heilsam wirkt.

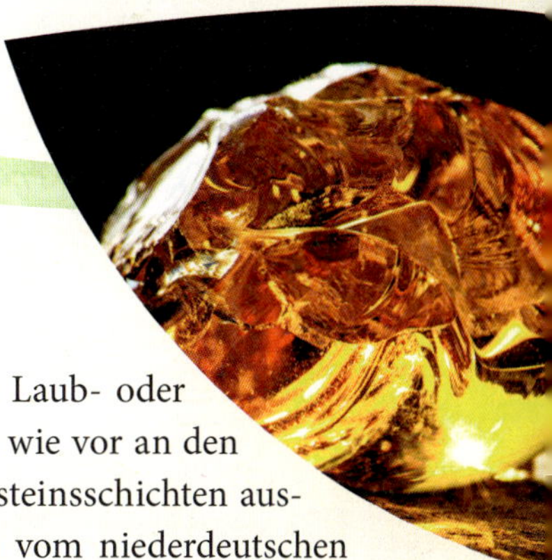

Bernstein *(Succinum)*

HERKUNFT

Bernstein ist Jahrmillionen altes, versteinertes Harz von Laub- oder Nadelhölzern. Die größten Vorkommen finden sich nach wie vor an den Küsten der Ostsee, wo das Meer ihn aus den fossilen Gesteinsschichten ausschwemmt. Der Name »Bernstein« wird unter anderem vom niederdeutschen Wort »Börnstein« hergeleitet, was »Brennstein« bedeutet und auf seine Verwendung als Räucherwerk verweist.

VERWENDUNG

Schon in vorgeschichtlicher Zeit wurde der Bernstein als Tauschmittel und als Räucherbeigabe genutzt. Die alten Griechen wurden erstmals auf die elektrostatischen und heilwirkenden Eigenschaften des Bernsteins aufmerksam. Thales von Milet nannte ihn daher 600 v. Chr. »Electron«. Seine starken Schutzwirkungen brachten dem Bernstein bei den Balten Bezeichnungen wie »ginti«, bei den Preußen den Namen »gentars« ein, was »schützen« und »wehren« bedeutete. Neben dem bekannten gelblichen oder bräunlichen Bernstein, wurde im Mittelalter auch das weiße bis elfenbeinfarbige, manchmal bläulich oder rötlich schimmernde versteinerte Harz für Arzneien und Tinkturen verwendet. Es war als Allheilmittel bekannt und wurde zu den sechs wirksamsten Arzneien gezählt, die man gegen Rachitis, Schwindsucht, als Wundbalsam, bei Frauenkrankheiten, gegen Cholera, Pest und viele andere Krankheiten einnahm. Bernsteinlikör, den man durch Einlegen in Alkohol erhält, Bernsteinöl sowie -granulat werden auch heute noch in vielen osteuropäischen Ländern gegen Rheuma oder Kopfschmerzen, auf Zucker und im Tee gegen Erkältungskrankheiten sowie als luststeigerndes Mittel eingesetzt. Auch das Tragen von Bernsteinketten soll Wirkungen gegen rheumatische

Beschwerden oder Kropfbildung entfalten und bei Kleinkindern das Zahnen erleichtern. Räucherstäbchen aus Bernstein kommen vor allem in Polen gegen Stress und zur Reinigung der Luft zum Einsatz. Zum Räuchern ist es nicht nötig, den von Oma geerbten Schmuck zu opfern, man kann stattdessen auf im Fachhandel erhältliches Granulat zurückgreifen. Dabei sollte Bernstein nicht mit dem teilweise auch bis zu 5000 Jahre alten Copal verwechselt werden, der ihm sehr ähnlich sieht und gern als Bernsteinfälschung verkauft wird.

DUFT UND WIRKUNG

Als Räucherharz hat Bernstein ein kräftiges, herb-würziges Aroma und verbrennt mit rötlich-bläulicher Flamme. Er wirkt ionisierend auf die Raumluft und dadurch stark reinigend. Bernstein hat aufbauenden und stärkenden Einfluss bei Überempfindlichkeit des Nervensystems sowie bei Ermüdungs- und Erschöpfungszuständen. Auch zeichnet er sich durch stark abwehrende und schutzbringende Kräfte aus.

Bisabolmyrrhe

*siehe **Opoponax***

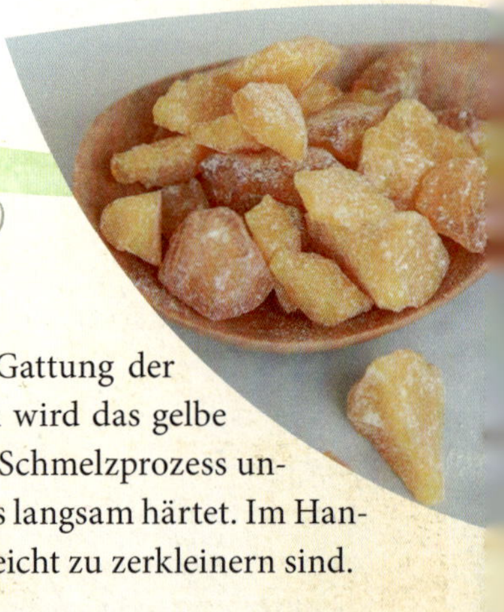

Burgunderharz *(Resina pini burgundica)*

HERKUNFT

Burgunderharz ist das Harz der Rottannen, die zur Gattung der einheimischen Fichten gehören. Aber auch aus Pinien wird das gelbe Harz gewonnen. Bei der Verarbeitung wird das einem Schmelzprozess unterzogene Burgunderharz in Holzkisten gegossen, wo es langsam härtet. Im Handel ist es in großen Brocken erhältlich, die im Mörser leicht zu zerkleinern sind.

VERWENDUNG

Früher wurde Burgunderharz als Weihrauchersatz verwendet, da es schon immer auch für den kleinen Geldbeutel erschwinglich war. Heute erhält man es nur noch selten, denn es wird bei der Herstellung von Lacken nicht mehr eingesetzt und deshalb kaum mehr geerntet. Räucherungen mit Fichten- oder Pinienharz werden in der Volksmedizin wegen ihrer desinfizierenden, keimtötenden Wirkung bei vielerlei Leiden empfohlen, zum Beispiel bei Erkrankungen der Atemwege, aber auch bei Rheuma, Abgespanntheit und stressbedingten Leiden.

DUFT UND WIRKUNG

Burgunderharz kennzeichnet beim Verbrennen ein kräftiger, würziger Geruch nach Nadelbaum, doch auch eine starke Rauchentwicklung. Daher empfiehlt es sich besonders für Räucherungen im Freien oder in kleiner Dosis in Räuchermischungen. Burgunderharz wirkt stärkend und weist eine leichte Reinigungswirkung auf.

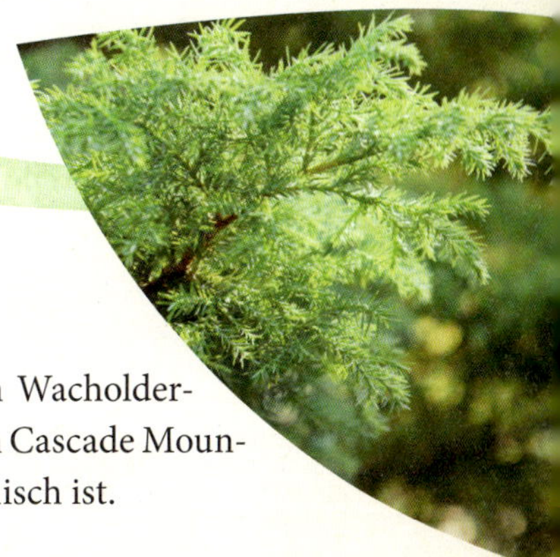

Cedar *(Juniperus scopulorum)*

HERKUNFT

Die nordamerikanische Zeder ist streng genommen ein Wacholdergewächs, das vor allem in den Sierra Mountains sowie den Cascade Mountains an der nördlichen Pazifikküste Nordamerikas heimisch ist.

VERWENDUNG

Indianische Gebete, so heißt es, werden auf dem Rauch der Zeder zu den Göttern emporgetragen. Cedar wird häufig zusammen mit Salbei und Sweetgrass auf den Boden von Schwitzhütten gestreut. Man verehrt den alten, weisen Geist der Zeder und bringt gefällten Bäumen Opfergaben und Gebete dar.

DUFT UND WIRKUNG

Die amerikanische Zeder mit ihrem grünen, harzigen, herb-würzigen Duft räuchert man wie den Salbei zu Heilungs- und Ritualzwecken sowie um negative Kräfte fernzuhalten.

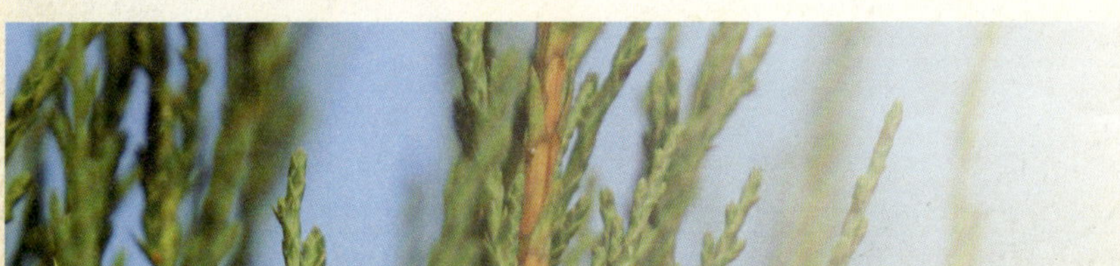

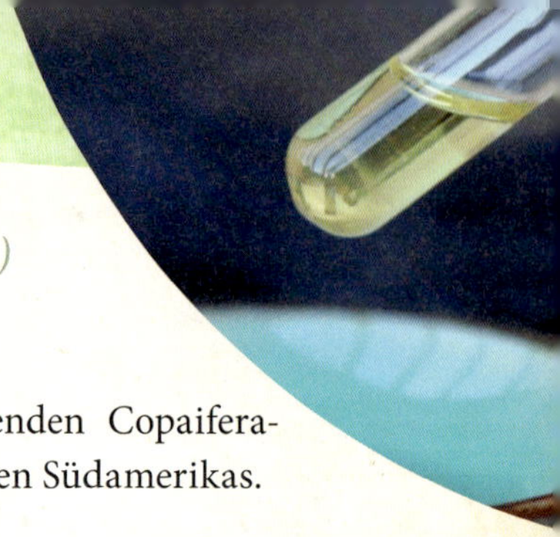

Copaivabalsam

(Copaifera langsdorffii, Copaifera officinalis u.v.a.)

HERKUNFT

Die zur Familie der Schmetterlingsgewächse gehörenden Copaifera-Gewächse gedeihen vor allem in den tropischen Gebieten Südamerikas.

VERWENDUNG

Die verschiedenen Sorten des Copaivabalsams, ein Gemisch aus äherischem Öl und Harz, das durch Anbohren der Baumstämme gewonnen wird, werden in Südamerika in der Volksmedizin äußerlich und innerlich bei Verletzungen, Haut- und Atemwegserkrankungen sowie bei Störungen im Urogenitalbereich angewendet. Die Einnahme ohne ärztliche Aufsicht ist jedoch nicht ungefährlich, da der Balsam bei Überdosierung toxisch wirkt. Auch in der europäischen Medizin wird er als schleimlösendes Mittel verwendet. Die früher in Europa verwendeten Arten *Copaifera reticulata Ducke* und *Copaifera guyanensis Benth* wurden zur Behandlung von Gonorrhö (Tripper) eingesetzt. In frischem Zustand hat Copaivabalsam, der leichter ist als Wasser, eine hellgelbe Farbe und eine dünnflüssige Konsistenz. Je älter er ist, desto dunkler und dickflüssiger wird er. In Räuchermischungen ist es wichtig, ihn erst zum Schluss beizugeben, damit er sich gleichmäßig auf alle Stoffe verteilt.

DUFT UND WIRKUNG

Copaivabalsam ist von eigentümlichem, aromatischem Duft mit erfrischender, harziger und leicht vanilleartiger Note. Er dient zur Reinigung der Atemluft, wirkt anregend auf die Sexualorgane und ist daher ein bewährter Bestandteil von Räucherungen für Liebe und Erotik.

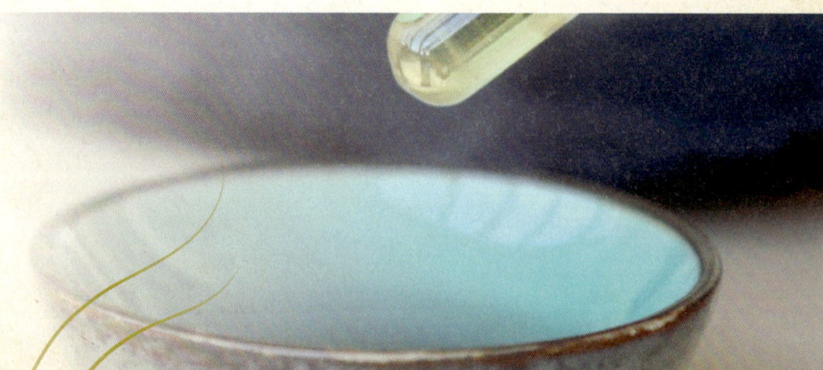

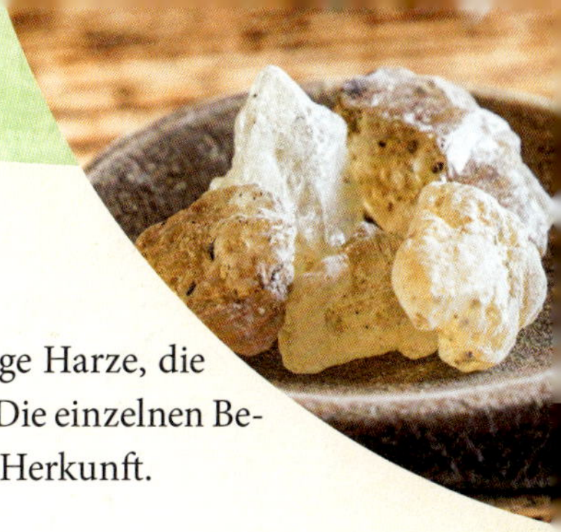

Copal *(Protium copal)*

HERKUNFT

Copal ist ein Sammelbegriff für verschiedene bernsteinartige Harze, die von Bäumen unterschiedlicher Pflanzenfamilien stammen. Die einzelnen Bezeichnungen richten sich nach der jeweiligen geografischen Herkunft.

VERWENDUNG

Bei uns werden diese Harze hauptsächlich in der Farbenindustrie, vor allem als Bindemittel für hochwertige, glänzende Öllacke und Tiefdruckfirnisse oder für die Herstellung von Linoleum verwendet. Der Mythos um den Copal entwickelte sich bei den Mayas, die diese ihnen heilige Substanz im Sonnenkult den Göttern opferten. Auch ist überliefert, dass die Zahnärzte der Mayas und Azteken die Zähne ihrer Könige mit Copal füllten, um ihren Worten heilige Klarheit zu verleihen. In einem der vier heiligen Bücher der Mayas, dem »Popul Vuh«, das als »Instrument des Sehens« den Lauf der Zeit und das Tun der Götter aufzeichnete, spielt Copal als Opfergabe eine bedeutende Rolle. Das kostbare Harz sollte die Aufmerksamkeit und das Wohlwollen der Götter erregen. Copal, das in Mexiko den gleichen Stellenwert einnimmt wie bei uns der Weihrauch, wird noch heute während Einweihungs- und Prophezeiungszeremonien verbrannt, um den Göttern Botschaften zu überbringen. Allen Copalarten werden hohe magische und heilende Kräfte zugesprochen, gleichermaßen auch reinigende und schützende. Bei uns auf dem Markt erhältliche Copalarten sind zumeist Copal Kongo *(Copaifera demeussei)*, Copal Kauri *(Agathis australis)* und Copal Manila (*Agathis dammara)*. Zum Räuchern ist wegen seines angenehm frischen und vollen Aromas jedoch nur der Letztere zu empfehlen. Teilweise wird der Copal Manila auch fossil gewonnen. Es gibt auch die feineren südamerikanischen Sorten: Copal blanco, negro und oro. Alle drei Arten werden zumeist von Pflanzen der Familie der *Burseraceae* gewonnen, die zu den Balsambaumgewächsen zählen. Ein weiterer wichtiger Lieferant der erlesenen Copalharze ist der brasilianische Heuschreckenbaum, *Hymenaea courbarie*. Während Copal oro und negro, die auf natürliche Weise von den Pflanzen ausgeschieden werden, während der Wintersaison nur eingesammelt werden müssen, wird der weiße Copal im Frühjahr geerntet, nachdem die Rinde der Bäume mit dem Messer eingeritzt wurde. Das sehr flüssige Harz wird auf Blätter gegossen, zu flachen Fladen geformt und getrocknet. Huichol-Copal ist der weiße, seltene Copal (Protiumcopal), der von den Huichol-Indianern stammt. Er wird traditionell in getrocknete Maisblätter verpackt und zeremoniell geweiht. Die Huicholes leben in einer der unzugänglichsten Regionen

Mexikos, der von einem tiefen Schluchtensystem durchzogenen Sierra Madre. Sie haben ihre Kultur, ihre Sprache und ihr Sozialsystem bis heute bewahrt. Copal war und ist ihr wichtigster Räucherstoff für alle religiösen, magischen und medizinischen Zwecke. Sein Duft ist wunderbar zart mit einer frischen zitronigen Note. Er wirkt erfrischend und reinigend. Dieser Copal öffnet den Weg für die Wahrnehmung des Göttlichen. Im Glauben der Huichol-Indianer entstanden am Anfang die Geistwesen, und erst danach kam die Materialisation in Form von Erde, Feuer, Wasser, Wind, Tieren, Peyote, Copal etc. Feuer und Copal galten als sehr eng befreundet und wollten beisammenbleiben. So wurde Copal zum »Parfüm des Feuers«, und in jeder Zeremonie wird auch heute noch das Feuer mit Copal parfümiert, um die Freundschaft zu stärken.

DUFT UND WIRKUNG

Copal oro zeichnet ein warmer, harziger Duft aus, der klärend, aufbauend und stimmungsaufhellend wirkt. Deshalb eignet er sich besonders zur Begrüßung des neuen Tages bei Sonnenaufgang, zur Unterstützung des kreativen Schaffens und der Konzentration auf das Wesentliche. Copal negro entfaltet einen mystischen, balsamischen, erdigen Duft, der die tiefsten Schichten der Seele erreicht. Er bringt uns auch mit den dunklen Seiten unseres Seins in Verbindung und hilft uns, in Lebenskrisen wieder den richtigen Weg zu finden. Traditionell wird Copal negro Verstorbenen als Nahrung für die Reise ins Jenseits mitgegeben. Auch zum Gedenken und zur Kontaktaufnahme mit Verstorbenen wird diese Copalsorte geräuchert. Copal blanco kennzeichnet ein feiner, leicht zitroniger, etwas waldiger Duft. Als Räucherwerk verbrannt, wirkt er erfrischend und reinigend und eignet sich daher für Reinigungs- und Segnungszeremonien. Dieses Harz öffnet die Wahrnehmung für das Göttliche: Copal blanco verleiht Flügel!

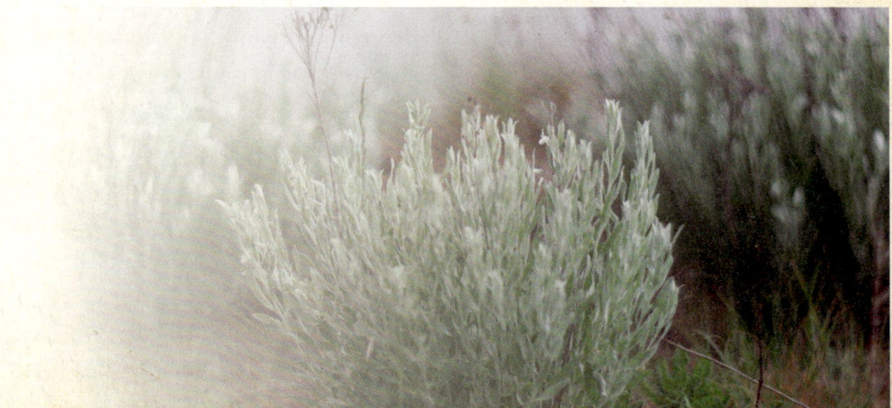

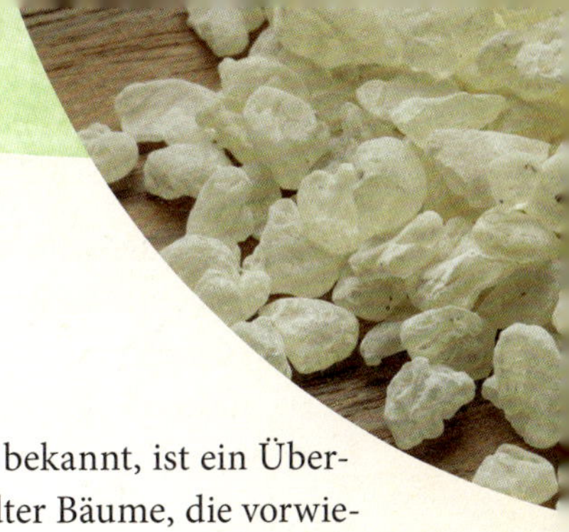

Dammar

(Shorea wiesneri, Canarium strictum, Canarium prostratum u. a.)

HERKUNFT

Dammar, auch unter dem Namen »Katzenaugengummi« bekannt, ist ein Überbegriff für die Harze verschiedener, miteinander verwandter Bäume, die vorwiegend in Malaysia, Indonesien, Sumatra und Indien beheimatet sind. Das Harz wird in verschiedenen Qualitäten angeboten und reicht in seinem Farbenspektrum von einem klaren Hellgelb bis hin zu rötlichem Braun.

VERWENDUNG

Dammar wird in der Farbenindustrie als Rohstoff für Firnis und Lacke gebraucht. Außerdem setzt man es in der Parfümerie als Fixierer ein oder auch in der Analogfotografie bei der Retusche.

DUFT UND WIRKUNG

Dammar heißt im Malaiischen »Licht«, und so wirkt es auch: Das hellgelbe Harz mit seinem zitrusartigen, feinen Duft zeichnet sich durch stark stimmungsaufhellende Eigenschaften aus. Bei Schwermut, Melancholie, Trübsal oder Traurigkeit ist Dammar das geeignete Mittel, um die bedrückenden Emotionen dem Rauch zu übergeben. Dammar klärt die Gedanken und steht mit seiner leichten, unbeschwerten Qualität für das Element Luft. Dammarharz ist unter den Räucherstoffen als wahrer »Lichtblick« bekannt und eine gute Alternative zu Weihrauch.

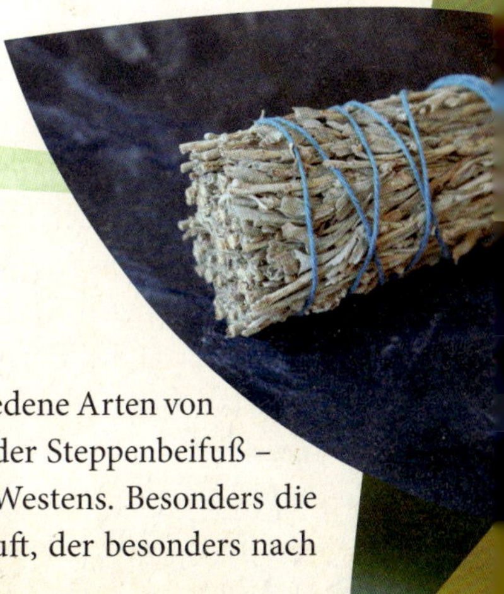

Desert Sage

(Wüstenbeifuß) (Artemisia tridentata)

HERKUNFT

»Sage« ist im Amerikanischen ein Überbegriff für verschiedene Arten von Salbei und Beifuß. Der Desert Sage – Wüsten-, Prärie- oder Steppenbeifuß – gedeiht in den höheren Lagen des nordamerikanischen Westens. Besonders die Berge in der Gegend um Taos sind bekannt für ihren Duft, der besonders nach Regenschauern die Luft erfüllt.

VERWENDUNG

Desert Sage, die Nationalpflanze des Staates Nevada, spielt in fast allen rituellen Handlungen der nordamerikanischen Indianer eine Rolle. Beim Sonnentanz wird er als Teil der traditionellen Kostüme in Form von Kränzen auf dem Kopf sowie an Hand- und Fußgelenken getragen. Ebenso ist er wichtiges Beiwerk in indianischen Medizinbeuteln bzw. -bündeln. Einige Stämme wickeln heilige Gegenstände, zum Beispiel ihre Pfeifen, in den Blättern der Pflanze ein, um sie zu schützen. Desert Sage wird außerdem, zu Brei zerstampft, als Wundheilmittel eingesetzt.

DUFT UND WIRKUNG

Desert Sage entfaltet in der Räucherung einen intensiven, feurigen Duft, der an Marihuana erinnert. Das Kraut wird geräuchert, um Gebeten einen würdigen Rahmen zu verleihen und um Zeremonien und Opferrituale zu begleiten.

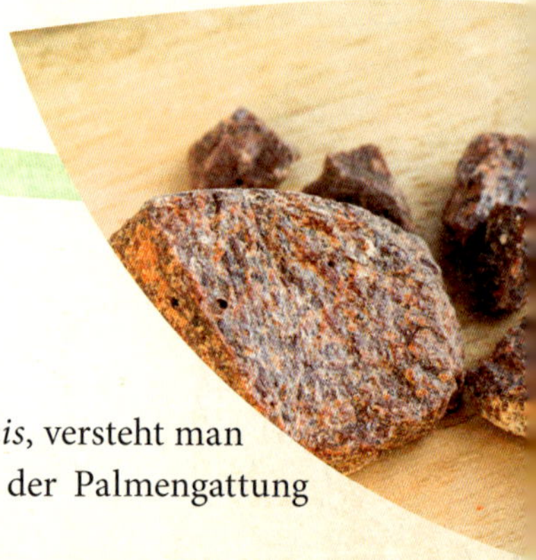

Drachenblut

(Daemonorops draco Bl., Dracaena draco)

HERKUNFT

Unter der Bezeichnung »Drachenblut«, *Sanguis draconis*, versteht man das Harz der verschiedenen, besonders zur Familie der Palmengattung *Daemenorops draco* gehörenden Pflanzen.

VERWENDUNG

Im Altertum hat man als Räucherstoff das Harz der *Dracaena cinnabari* verwendet, das aus dem Lande Punt stammen sollte. Plinius nannte das Drachenblut »das Blut des durch die Schwere der sterbenden Elefanten zerdrückten Drachen«. In Arabien nennt man es bis heute »Dumulakhawein« – »das Blut der zwei Brüder«. Die ersten Erwähnungen von Drachenblut reichen zum Teil über 2000 Jahre zurück und stammen von den Kanarischen Inseln. Dort erregte der *Dracaena draco L.* großes Interesse. Das uralte Volk der Guanchen, die Ureinwohner der Kanaren, verfertigten aus dem Holz des Drachenbaumes, den sie als heilig verehrten, Schilde und verwendeten das Harz zum Einbalsamieren der Toten. Außerdem war Drachenblut eine begehrte Tauschware. Wie westliche Forscher feststellten, waren um das Jahr 1712 mehrere Sorten Drachenblut im Handel, die aus verschiedenen Weltgegenden und von unterschiedlichen Pflanzenarten stammten. Sie erwähnten unter anderem das Harz von den Kanarischen Inseln, darüber hinaus aber weitere, die aus Äthiopien, Madagaskar, Malaysia und Java kamen. Das heute auf dem Markt erhältliche Drachenblut wird hauptsächlich aus den Früchten der Drachenblutpalme, *Daemonorops draco*, gewonnen, die wie *Calamus draco* und über 150 weitere Arten zu den lianenartigen Rotangpalmen gehört. Aus diesen bis zu 100 Meter langen Pflanzen, die sich mit ihrem Stängel wie Efeu an riesenhaften tropischen Waldbäumen emporranken, wird unter anderem das spanische Rohr oder auch Rattan gewonnen. Aus diesem widerstandsfähigen Material werden unter anderem Korbwaren, Spazierstöcke und Möbel gefertigt. Drachenblut wurde in der Volksmedizin als austrocknendes Mittel bei übermäßigem Speichelfluss, Lungenauswurf, Durchfall etc. verabreicht. Unter die Matratze gelegt, sollte es Impotenz kurieren. Mancherorts diente es auch als Heilmittel für das Vieh. Äußerlich wendete man das Drachenblut bei skorbutischen Zähnen an, auch war es Bestandteil von Pflastern und Salben zur Wundbehandlung. Die Kunsthandwerker benutzten es für feine Firnisse, und von den Geigenbauern der früheren Epochen weiß man, dass sie den Lack mit Drachenblut versetzten. Auch für feine Tischlerarbeiten wurde Drachenblut gebraucht. Heute dient das rote Harz noch als Aroma- und Färbemittel in der Lebensmittelindustrie. Es wird entweder in pudriger Pulverform oder in großen Kugeln angeboten.

DUFT UND WIRKUNG

Als Räucherwerk war das Drachenblut lange Zeit der meistgebrauchte Stoff bei exorzistischen Austreibungen. Doch auch in Liebes- und Fruchtbarkeitsräucherungen war das tiefrote Harz mit seinem eigentümlich bitter-würzigen, mystischen Duft unentbehrlich. Außerdem ist es zur atmosphärischen Reinigung sowie in Schutzräucherungen ein äußerst wirksames Mittel, das sofort eine starke Wirkung entfaltet. Drachenblut entwickelt einen intensiven rötlichen Rauch und ist deshalb eher als Beigabe zu Räuchermischungen zu empfehlen.

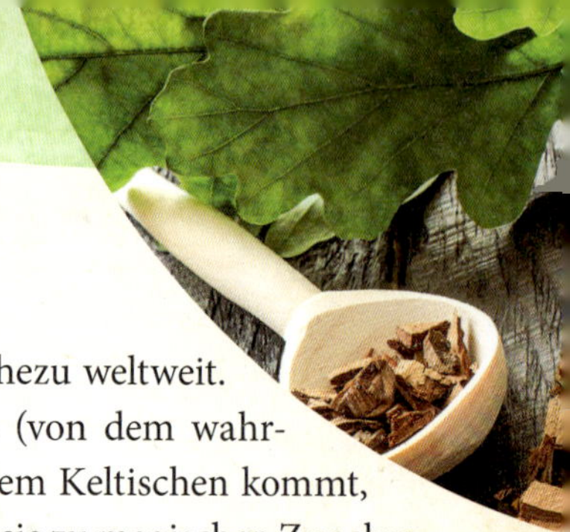

Eiche *(Quercus)*

HERKUNFT

Die Eiche, von der es an die 500 Arten gibt, wächst nahezu weltweit. Man nimmt an, dass das lateinische Wort »quercus« (von dem wahrscheinlich auch unser Wort »Kirche« abstammt) aus dem Keltischen kommt, denn den Kelten galt die Eiche als heilig, und sie setzten sie zu magischen Zwecken ein. Als besonderes Zeichen betrachteten sie es, wenn Misteln auf ihr wuchsen. Das Wort »Druide« stammt vom urkeltischen Wort »druuid(-es)«, was man mit »Eichenkundiger« bzw. »die sehr Gelehrten« übersetzen kann. Auch den Germanen galten ihre riesigen Eichenwälder als heilig. Die Eiche war Donar oder Thor, dem Gott des Donners und der Fruchtbarkeit, geweiht. Bei den Römern wurde sie auch als Verkörperung Jupiters oder zumindest als sein Sitz angesehen. Bei den Griechen wurde das Rauschen der Eichenblätter, das den Willen Zeus' verkündete, zum Orakeln herangezogen. Auch Herkules, seinem Sohn, war die Eiche geweiht, zudem galt sie als Heimat von Nymphen und Dryaden. Griechen wie Römer verehrten den Baum als die ursprünglichste aller Pflanzen. Sie führten gar die Existenz des Menschen auf sie zurück, und es galt als streng verboten, den heiligen Baum zu fällen. Bei Homer steht die Eiche für Sicherheit und Gerechtigkeit, weshalb unter ihr Verträge unterzeichnet wurden, wie man auch bei den Germanen lange Zeit unter den sogenannten Feme-Eichen Gericht hielt. Die mythische Bedeutung der Eiche als Sinnbild für Stärke, Härte, Kraft sowie das Ungestüme und Wilde mag darauf zurückzuführen sein, dass ihr Holz schwer und hart ist und selbst über Jahrtausende nicht vermodert.

VERWENDUNG

Getrocknetes Eichenlaub galt einst als teufel- und dämonenbannend sowie zauberwidrig, weshalb man es in Stall und Haus aufhängte. In der Medizin früherer Tage wurden Auszüge aus der Eichenrinde wegen ihres Gerbstoffgehalts bei Vergiftungen durch andere pflanzliche Stoffe verabreicht. Auch heute noch wendet man sie gegen Durchfall, Ausschläge und Fußschweiß an.

DUFT UND WIRKUNG

Die Eichenrinde mit ihrem warm-würzigen Holzduft, der ein wenig an prasselndes Kaminfeuer erinnert, steht in der Räucherung für Macht, Erfolg, Ruhm, Härte, Kraft, langes Leben, Charakterstärke und Gerechtigkeit.

Eisenkraut *(Verbena officinalis)*

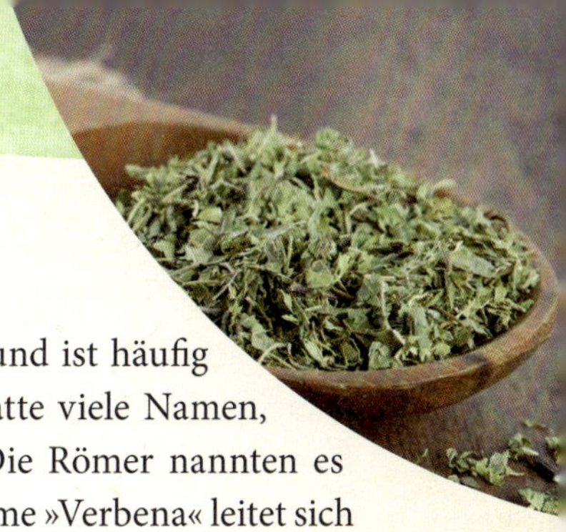

HERKUNFT

Eisenkraut wächst in allen gemäßigten Zonen der Erde und ist häufig auf Feldern, Wiesen und an Wegrainen zu finden. Es hatte viele Namen, darunter »Träne der Isis«, »Venus-« oder »Junoträne.« Die Römer nannten es »hiera botane« – »heiliges Kraut«. Auch der lateinische Name »Verbena« leitet sich aus dem Römischen ab: »Verbenaca« hieß »heiliger Zweig« oder »Zauberstab«. Bei den keltischen Druiden war das Eisenkraut ebenfalls hochgeschätzt. So schnitten sie es nur mit silbernem oder gar goldenem Werkzeug, während sie Beschwörungsformeln sprachen.

VERWENDUNG

Schon in der Antike verwendete man die Pflanze bei Opferzeremonien. Mit ihr wurden Dichter und Helden bekränzt. Im Altertum glaubte man, Eisenkraut könne die Glut einer sterbenden Liebe neu entfachen. Die germanischen Frauen steckten ihren Rittern ein Bündel Eisenkraut in die Rüstung, denn es sollte »hieb- und stichfest« machen. Ebenso galt die Pflanze den Germanen bei Kriegs- bzw. Friedensverhandlungen als Talisman. Waffen wurden vor Gebrauch in Eisenkrautsaft getränkt, denn man sagte ihm nach, es habe die Macht, Eisen zu härten. Auch war es Sitte, Neugeborene in einem Eisenkrautsud zu baden, um sie für das Leben »hart« zu machen. Plinius der Ältere meinte, eine Einreibung mit Eisenkraut erlöse einen von allen Krankheiten. In Essig gekocht, wurde Eisenkraut bei Hexenschuss aufgelegt, denn es galt auch als starker Schutz gegen angehexten Zauber. Am Körper getragen, so glaubte man, solle das Wunderkraut Wohlstand und Reichtum anziehen. Auch heute noch schreibt man dem Eisenkraut allerlei Wunderwirkungen zu: Unter dem Kopfkissen soll es Träume fördern; in die Erde gesteckt, soll es eine gute Ernte bescheren; zusammen mit Johanniskraut verbrannt, soll es vor Gewitter, Hagel und Blitzschlag schützen. Eisenkrautblätter finden in der Volksmedizin zahlreiche Anwendungsgebiete: als Tee, Tinktur, in Salben oder Mundspülungen.

DUFT UND WIRKUNG

In der Räucherung entfalten Eisenkrautblätter einen frischen, zitronigen, leicht krautigen Duft, der in Liebesräucherungen, zum Anziehen von Wohlstand und bei Schutzzaubern eingesetzt wird.

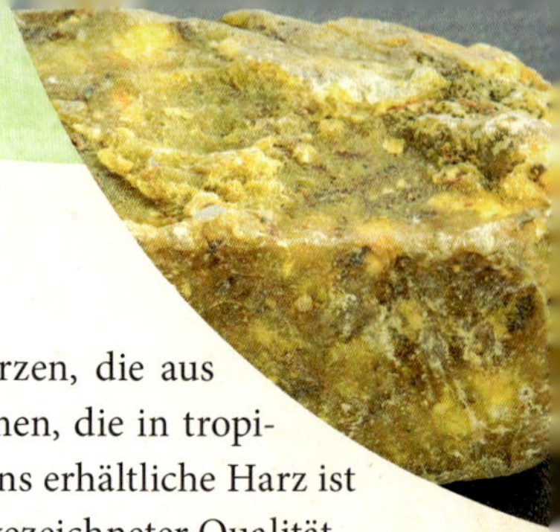

Elemi *(Canarium luzonicum Gray)*

HERKUNFT

Elemi ist ein Sammelbegriff für eine Anzahl von Harzen, die aus Pflanzen der Familie der Balsambaumgewächse stammen, die in tropischen asiatischen Gegenden beheimatet sind. Das bei uns erhältliche Harz ist im Allgemeinen philippinischer Herkunft und von ausgezeichneter Qualität.

VERWENDUNG

Wegen seiner zähen, klebrigen Konsistenz muss Elemi in Räuchermischungen sorgsam eingearbeitet werden, wobei sich die Verwendung von Einmalhandschuhen sehr empfiehlt.

DUFT UND WIRKUNG

Elemi entfaltet einen sehr angenehmen, leichten, klaren, mastixähnlichen Duft, der erfrischt, inspiriert und die Sinne schärft sowie reinigend und stimmungsaufhellend wirkt. In einer Mischung zur Förderung von Hellsichtigkeit und Konzentration ist Elemi unverzichtbar, denn es lädt energetisch auf und klärt den Geist.

Engelwurz / Erzengelwurz

siehe ***Angelika***

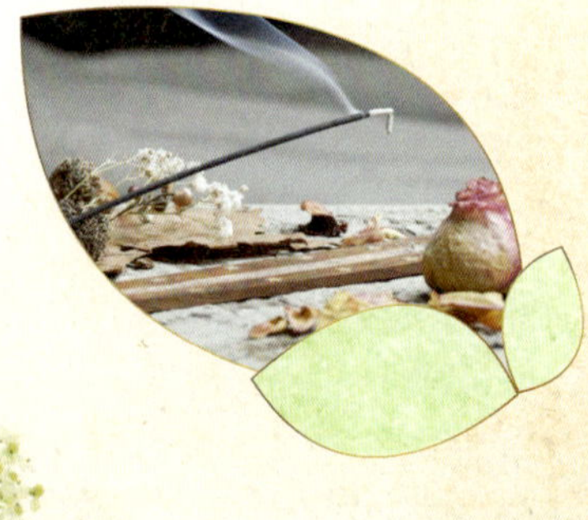

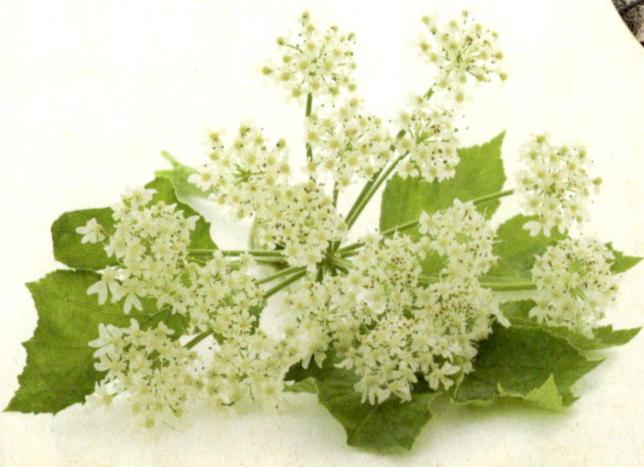

Eukalyptus *(Eucalyptus globulus)*

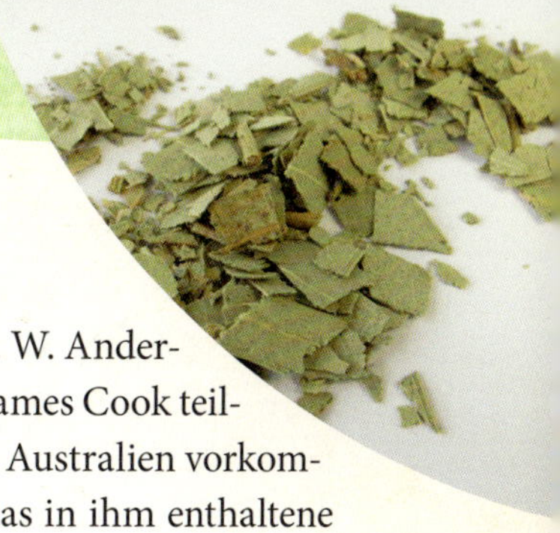

HERKUNFT

Erstmals erwähnt wurden die Eukalyptusbäume 1777 von Dr. W. Anderson, der als Chirurg an der dritten Expedition unter Kapitän James Cook teilnahm. Man kennt heute etwa 600 Arten, die hauptsächlich in Australien vorkommen. Für den angenehm minzigen Duft des Eukalyptus ist das in ihm enthaltene ätherische Öl verantwortlich, bekannt aus Bonbons, Kaugummis und Erkältungsmitteln.

VERWENDUNG

Der Name »Fieberbaum« leitet sich von der dem Eukalyptus nachgesagten Fähigkeit her, vor Malaria zu bewahren. Zu diesem Zweck stellten italienische Mönche aus seinen Früchten einen Likör her. Die australischen Ureinwohner verwenden den Eukalyptus von alters her als Mittel gegen Fieber und Infektionen, und auch in der modernen Medizin gilt Eukalyptus als antiseptisch und antiviral. Er wird heute als Tee oder Tinktur bei entzündlichen Erkrankungen im Magen-Darm-Bereich sowie bei schweren Lebererkrankungen eingesetzt.

DUFT UND WIRKUNG

Der Eukalyptus wirkt beim Räuchern reinigend auf die Raumluft und eignet sich daher hervorragend bei Erkältungen, nach überstandener Krankheit und dazu, böse Geister und Dämonen zu vertreiben. Mit seinem krautigen, frischen, an Kampfer erinnernden Duft der Blätter beschleunigt er den Heilungsprozess und erhöht die Konzentration. Es können auch die Früchte und das Holz geräuchert werden.

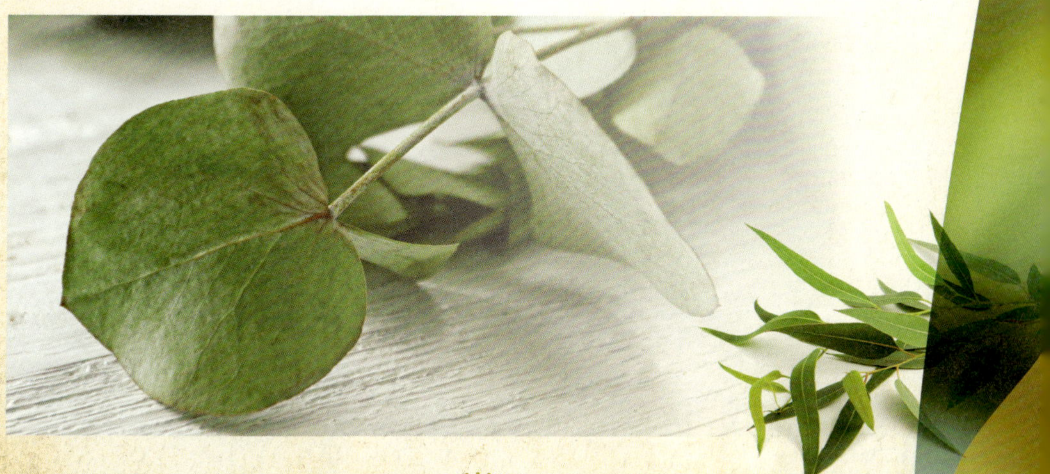

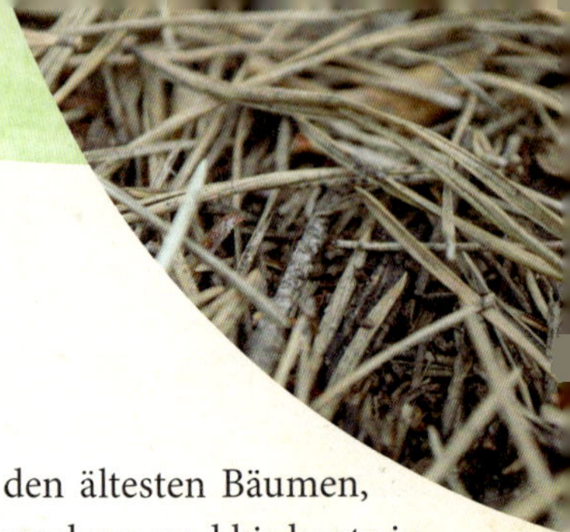

Fichte

(Picea abies/Picea excelsa)
(siehe auch Burgunderharz)

HERKUNFT

Die Fichten gehören mit den Tannen und Kiefern zu den ältesten Bäumen, die bereits vor circa 200 Millionen Jahren auf der Erde wuchsen und bis heute in großen Teilen der gemäßigten und nördlichen Zonen zu finden sind. Die Fichte spielt im Wald eine ganz besondere Rolle: Ihre heruntergefallenen, langsam vermodernden Nadeln lassen auf jedem noch so ausgezehrten Boden neue, fruchtbare Erde entstehen.

VERWENDUNG

In der Walpurgisnacht steckte man früher Fichtenzweige in den Misthaufen, um den Hexen den Zutritt zu Haus und Hof zu verwehren, da man den spitzen Fichtennadeln auch die Fähigkeit nachsagte, vor negativen Kräften zu schützen. Im Volksglauben galt die Fichte als Herberge für Geister und Feen. Man brachte ihr große Verehrung entgegen: Der Nadelbaum musste magische Kräfte besitzen, da er im Winter sein grünes Kleid nicht verliert.

DUFT UND WIRKUNG

Fichtennadeln verströmen beim Räuchern einen sehr grünen, waldigen, erdigen Duft. Auch die Wirkung ist erdend. Ersatzweise können auch Kiefer- oder Piniennadeln verbrannt werden.

Franzosenholz

*siehe **Guajak***

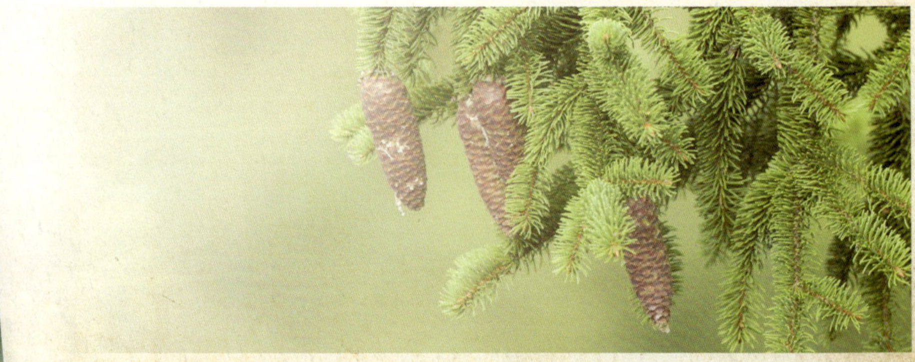

Galbanum *(Ferula galbaniflua)*

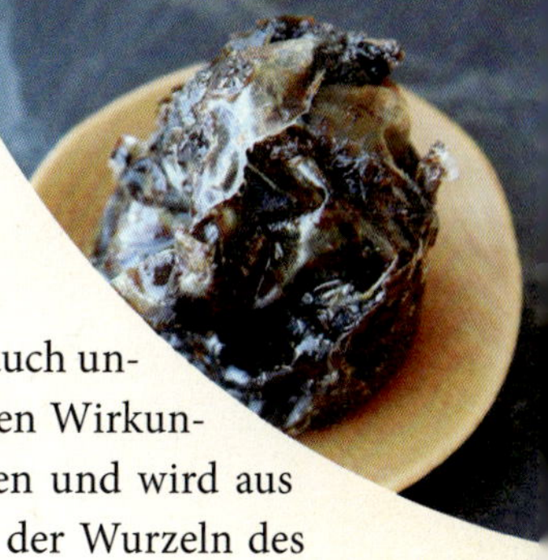

HERKUNFT

Galbanum, ein Doldengewächs Persiens und Afghanistans, ist auch unter dem Synonym »Mutterharz« bekannt, was auf seine positiven Wirkungen bei Frauenleiden hindeutet. Es zählt zu den Gummiharzen und wird aus dem weißen, harzigen Ausfluss gewonnen, der beim Anritzen der Wurzeln des fenchelartigen Gewächses entsteht.

VERWENDUNG

Schon Dioskurides empfahl Teile der Pflanze als Mittel »wider den Natternbiss« sowie zur Behandlung von Nasenbluten. Wie Plinius beschreibt er den Galbanumrauch als menstruationsfördernd sowie von abtreibender Wirkung. In der Medizin wird Galbanum als krampflösendes und auswurfförderndes Heilmittel eingesetzt. Galbanum zählt zu den in der Bibel vorkommenden Räucherstoffen. Dabei durfte es nicht – wie beispielsweise Weihrauch – nur für zeremonielle Zwecke, sondern auch im Haus geräuchert werden.

DUFT UND WIRKUNG

Galbanum ist ein aromatisch-würziger, bitter-süßer Räucherstoff, der einen scharfen und kräftigen Duft entfaltet. Es ist ein sehr starkes Mittel mit Tiefenwirkung: Es bricht verkrustete Denkstrukturen auf und löst tief wurzelnde seelische Verspannungen.

Mit Wein und Myrrhe genommen ist Galbanum ein Gegenmittel gegen Gift.

Dioskurides

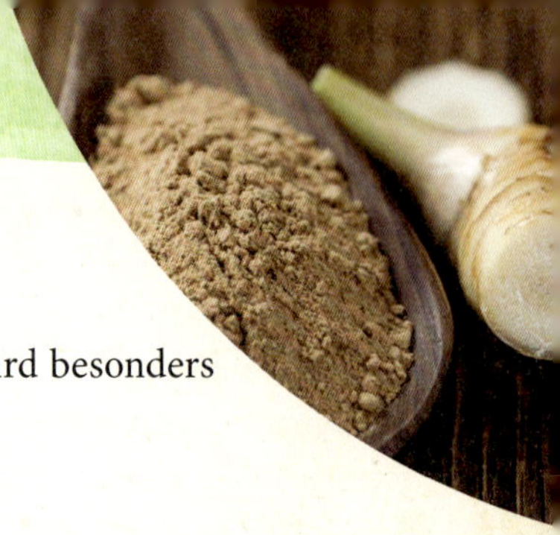

Galgant *(Alpinia officinarum)*

HERKUNFT

Galgant ist in ostasiatischen Ländern heimisch und wird besonders in Thailand, Indien und Südchina angebaut.

VERWENDUNG

Die Pflanze kommt als Pulver oder Tinktur bei Appetitlosigkeit oder Magenerkrankungen zur Anwendung. Die heilige Hildegard von Bingen bezeichnete Galgant als »das Gewürz des Lebens« und eine von Gott gegebene, krankheitsabwehrende Pflanze. Als Mittel gegen Seelenkrankheit ist Galgant, der einst von arabischen Ärzten nach Europa gebracht wurde, seit Langem bekannt. Dioskurides empfahl bei »Magengrimmen« eine »Brüh« aus Galgant. Auch gegen Schlangen- und andere giftige Tierbisse solle er ein probates Mittel sein. Zudem ist das Gewächs Bestandteil des bekannten Tonikums »Klosterfrau Melissengeist«.

DUFT UND WIRKUNG

In der Räucherung steht Galgant mit seiner wärmenden Kraft für das Element Feuer. Der Duft der Wurzel hat eine angenehm leichte, scharfe Würze. Er wirkt stärkend, vitalisierend und anregend.

Gewürznelken

*siehe **Nelken***

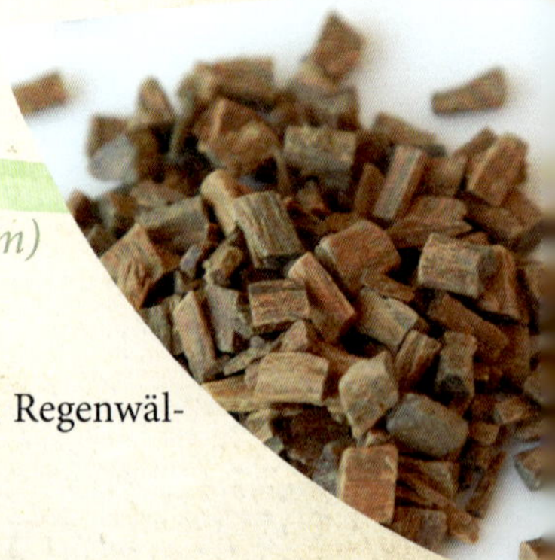

Guajak *(Guaiacum officinale, Lignum sanctum)*

HERKUNFT

Der Guajakbaum ist in Südamerika, in den tropischen Regenwäldern und in der Karibik beheimatet.

VERWENDUNG

Er liefert uns zwei Stoffe, die beim Räuchern Verwendung finden: zum einen sein Holz, das auch unter dem Namen »Pockholz« oder »Franzosenholz« bekannt ist und für die Herstellung harn- und schweißtreibender Mittel in der Medizin eingesetzt wird. Durch seine extreme Härte wird es nicht nur für Kunsttischlerarbeiten und zur Herstellung von Kegelkugeln herangezogen, sondern auch als Aphrodisiakum ersten Ranges gewertet: Die Härte des Holzes soll sich hierbei auf ein gewisses männliches Körperteil übertragen. Während das Holz recht günstig zu erwerben ist, zählt der zweite Räucherstoff des Guajakbaumes, sein Harz, zu den eher teuren Rohstoffen. Guajakharz wird durch tiefe Einschnitte an lebenden Bäumen gewonnen, oder indem man gefälltes Holz erwärmt, das zuvor der Länge nach angebohrt wurde. Schon Aufzeichnungen der Ureinwohner der Karibik aus der Zeit um 1500 zeugen von der Anwendung des Guajak speziell bei der »Franzosenkrankheit«, der Syphilis, wobei es jedoch nur vorübergehend wirkte. Auch in vielen anderen Kulturen diente das Harz zur Behandlung verschiedener Beschwerden: als Bestandteil von Wundbalsamen zur Behandlung von Verbrennungen und offenen Wunden; in Rum aufgelöst, zum Gurgeln bei Entzündungen des Mund- und Rachenraumes; als Tinktur bei Rheuma. Als Sud soll es den Abtransport von Giftstoffen aus dem Körper fördern und wird auch in der Homöopathie so eingesetzt. Das Harz wird außerdem in der Gerichtsmedizin zum Aufspüren von Blutflecken verwendet.

DUFT UND WIRKUNG

Guajak zeichnet sich in der Räucherung mit seinem warmen, würzigen Duft durch anregende und lustvoll stimmende Eigenschaften aus.

Guggul *(Commiphora mukul)*

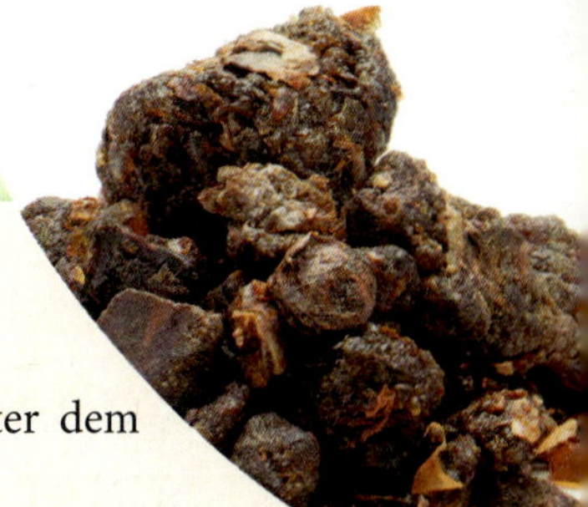

HERKUNFT

Guggul ist ein aus Indien stammendes Harz, das auch unter dem Namen »Bdellium« bzw. »falsche Myrrhe« bekannt ist.

VERWENDUNG

Guggul wird in der ayurvedischen Medizin bei vielerlei Leiden angewendet. So soll er sich durch desinfizierende und adstringierende Eigenschaften auszeichnen, die in Salben, Tinkturen, Pastillen sowie in alkoholischen Auszügen zum Tragen kommen. Guggul ist wichtiger Bestandteil vieler tibetischer, nepalesischer und indischer Räucherstäbchen und gilt in Nepal als Geisterschreck.

DUFT UND WIRKUNG

Der Rauch des Guggul entwickelt bei Erkrankungen der Atmungsorgane, bei seelischer Instabilität und Stress heilsame Wirkungen. Seit jeher wird er zu magischen und spirituellen Zwecken verräuchert. Auch als Aphrodisiakum entfaltet Guggul mit seinem äußerst aromatischen, leicht süßlichen Duft »zauberhafte« Wirkungen. Guggul eignet sich für die Räucherung am Abend, da er die Dämonen der Nacht vertreibt und einen ruhigen, erholsamen Schlaf verspricht.

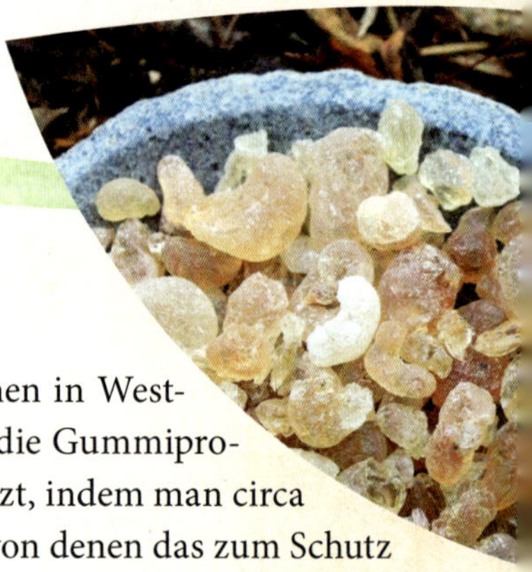

Gummi arabicum *(Acacia senegal)*

HERKUNFT

Gummi arabicum stammt von wildwachsenden Bäumen in West- und Ostafrika. Haupterzeugerland ist der Sudan. Um die Gummiproduktion künstlich anzuregen, werden die Bäume verletzt, indem man circa 1 m lange und 5 cm breite Streifen aus der Rinde löst, von denen das zum Schutz der Wunde ausgetretene Gummi während der Trockenzeit mehrmals eingesammelt wird.

VERWENDUNG

Schon im alten Ägypten wurde Gummi arabicum 2000 Jahre vor unserer Zeitrechnung zur Herstellung von Farben verwendet und als »Gummi aus Punt« verehrt, dem großen Umschlagplatz für Räucher- und Duftstoffe. Dioskurides empfahl bei Verbrennungen eine Salbe aus Gummi arabicum und Ei. Früher diente Gummi arabicum zur Gummierung von Briefmarken und auch heute noch ist es für verschiedene Industriezweige ein wichtiger Rohstoff. In der Lebensmittelindustrie braucht man es unter anderem als Emulgator und Stabilisator für Gummibärchen und Nüsse sowie als Glasur für Lebkuchen und Magenbrot. Auch dient es als ökologischer Tapetenkleister. Bei der Herstellung medizinischer Präparate wirkt Gummi arabicum als Bindemittel, was es auch für die Herstellung von Räucherwerk interessant macht. Als Fixiermittel verbindet es die einzelnen Stoffe, z. B. in Räucherkegeln, und vereint sie zu einem harmonischen Ganzen.

DUFT UND WIRKUNG

Wenn man einer Räuchermischung ätherische Öle zufügen möchte, dient Gummi arabicum als Trägersubstanz. Es entfaltet auch einen sanften, feinen Eigengeruch, der Sensibilität und Einfühlungsvermögen stärkt.

Harthen / Hexenkraut

*siehe **Johanniskraut***

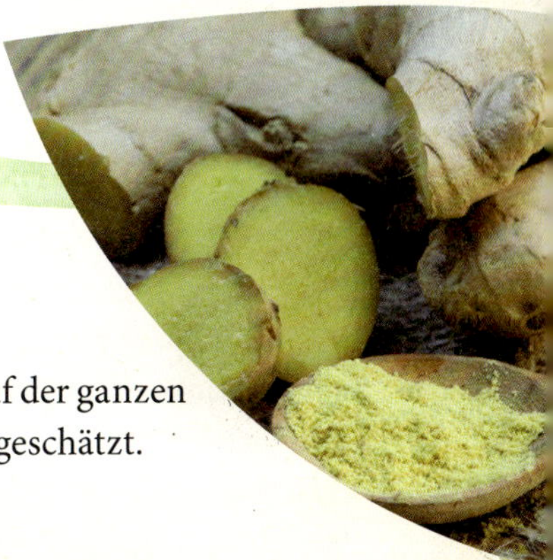

Ingwer *(Zingiber officinale)*

HERKUNFT

Der Ingwer stammt aus dem tropischen Asien und wird auf der ganzen Welt – frisch oder getrocknet – als aromatisches Gewürz geschätzt.

VERWENDUNG

In östlichen Heilsystemen wie dem Ayurveda gilt Ingwer als heiß, scharf und trocken, weshalb man ihn in China bei »innerer Kälte« anwendet. Ingwer genießt aufgrund seiner heißen Eigenschaften einen Ruf als wirksames Aphrodisiakum. Er wird auch im Westen schon seit über 2000 Jahren als Heilpflanze verwendet und gehörte zur Zeit Hippokrates (468–377 v. Chr.) zu den teuersten Gewürzen. Im Mittelalter meinte man sogar, er stamme aus dem Garten Eden. Ingwer wirkt unter anderem schweißtreibend, entblähend, verdauungsfördernd und allgemein stimulierend.

DUFT UND WIRKUNG

In der Räucherung steht Ingwer für das Element Feuer. Sein scharfer, würziger Duft weckt die Lebensgeister und entfacht das Feuer der Liebe.

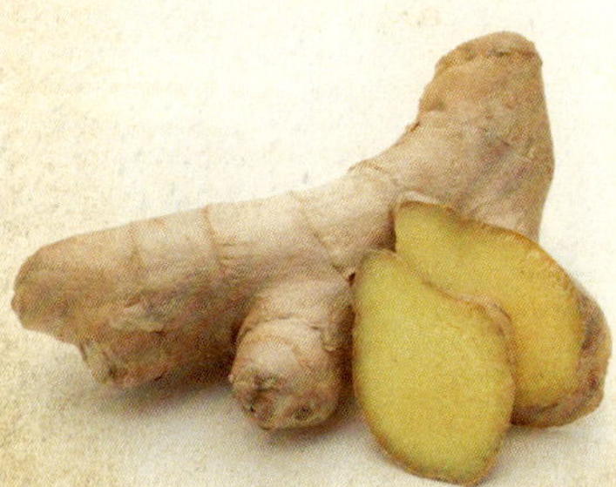

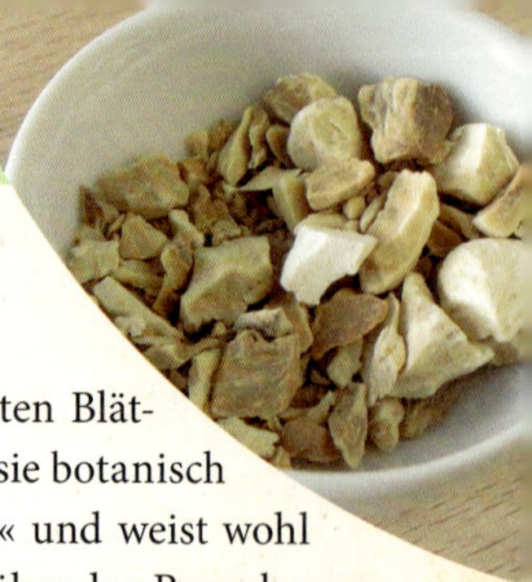

Iriswurzel *(Iris germanica/Iris florentia)*

HERKUNFT

Die Iris hat ihren Zweitnamen »Schwertlilie« von den harten Blättern, die wie Schwerter von ihr abstehen. Außerdem gehört sie botanisch zu den Schwertliliengewächsen. Iris bedeutet »Regenbogen« und weist wohl auf die Götterbotin Iris hin, die die Seelen der Verstorbenen über den Regenbogen ins Reich des ewigen Friedens begleitete. Aus diesem Grund werden Irisblüten im Orient als Grabschmuck verwendet. In der römischen Mythologie ist die Iris auch der Juno geweiht, denn man sagte, dass die Himmelsgöttin diese wunderbare Blume aus der Milch ihrer Brüste sprießen ließ.

VERWENDUNG

Die Iriswurzel ist frisch fast geruchlos und wird bis zu sechs Jahre gelagert, damit diese ihren angenehm veilchenartigen Duft entwickelt. Aufgrund dieser Eigenschaft erhielt die Iriswurzel auch den irreführenden Namen »Veilchenwurzel«, mit der sie aber nicht zu verwechseln ist. Unter diesem falschen Namen ist die Iriswurzel vielen als Zahnhilfe für Kleinkinder geläufig. Sie wird häufig in Hautpudern verarbeitet. Das äußerst feine Pulver eignet sich auch gut als Träger für feine ätherische Öle wie Rosen- oder Jasminöl. Iriswurzelöl, das zu den teuersten ätherischen Ölen gehört, ist ein äußerst wirksames Mittel für Loslösung, weshalb es auch in der Hospizbewegung eingesetzt wird, um den Abschied vom Leben zu erleichtern.

DUFT UND WIRKUNG

Die Iriswurzel entfaltet in der Räucherung ein sehr feines, mildes Aroma, das die Empfindungsfähigkeit und das Feingefühl unterstützt, seelische Spannungen mildert und ganz allgemein harmonisierend wirkt. Außerdem wohnt der Iriswurzel ein starker Liebeszauber inne, der zusammenführt, was zusammengehört.

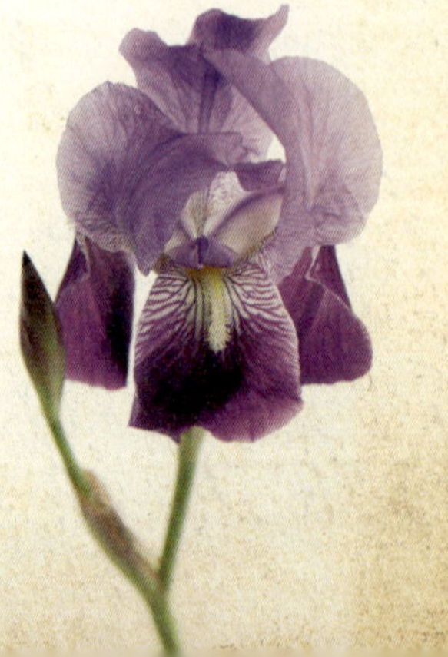

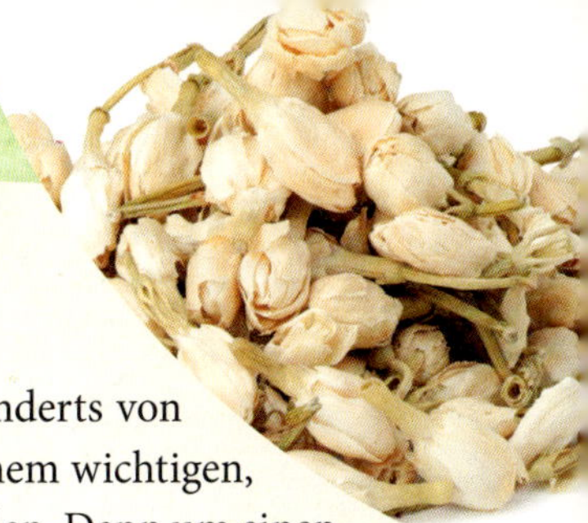

Jasmin *(Jasminum grandiflorum)*

HERKUNFT

Der echte Jasmin wurde in der ersten Hälfte des 16. Jahrhunderts von Persien nach Europa gebracht. Sein edler Duft ließ ihn zu einem wichtigen, wenngleich sehr teuren Grundstoff der Parfümindustrie werden. Denn um einen Liter Essenz zu erhalten, müssen zwei Tonnen handverlesene Blüten verarbeitet werden, die zudem nur in den ersten Morgenstunden geerntet werden dürfen, da während dieser Zeit der Gehalt an ätherischem Öl am höchsten ist.

VERWENDUNG

In der indischen Mythologie ist der Jasmin eng mit der Liebe verknüpft. So schießt Kama, der Gott der Liebe, mit Pfeilen aus Jasminblüten, um die Liebe im Herzen zu entfachen und die Sinne anzuregen. Die Chinesen verwenden Jasminblüten nicht nur, um ihren Tee zu aromatisieren, sondern räuchern sie auch im Zimmer eines Kranken, um dessen Stimmung zu heben und die Luft zu reinigen.

DUFT UND WIRKUNG

Jasminblüten haben als Räucherstoff keinen herausragenden Eigenduft. In Liebesräucherungen, und um eine erotische Stimmung zu erzeugen, darf die Blüte jedoch aufgrund ihres Symbolgehalts nicht fehlen, denn Jasmin garantiert seit jeher das erotische Abenteuer, nicht zuletzt wegen des betörenden Duftes der blühenden Pflanze, der auch stimmungsaufhellend wirkt. Wer ihn schätzt, der sollte in der Räucherung auf ätherisches Jasminöl zurückgreifen und es, auf Sandelholzpulver oder Gummi arabicum geträufelt, verräuchern.

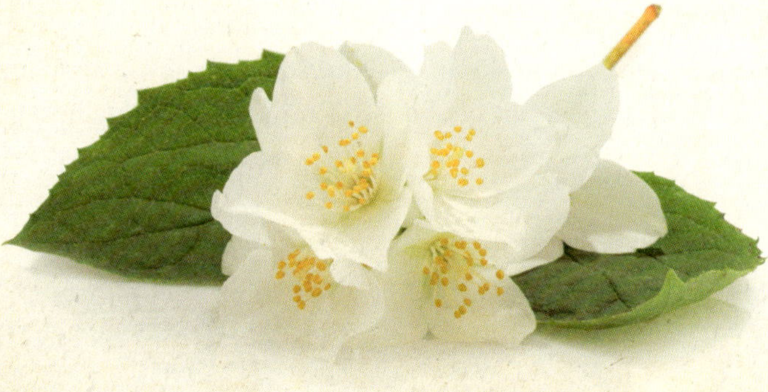

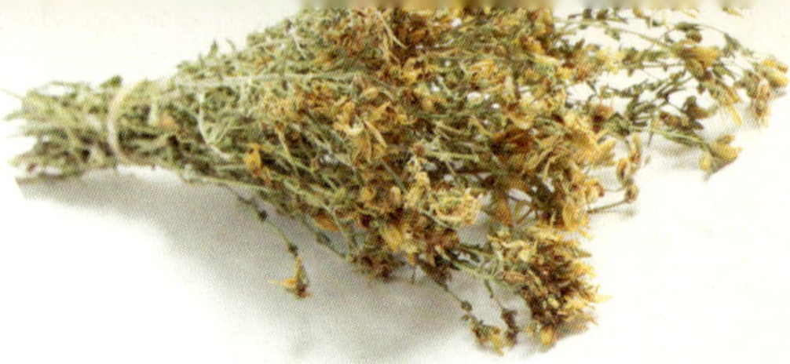

Jinko

*siehe **Adlerholz***

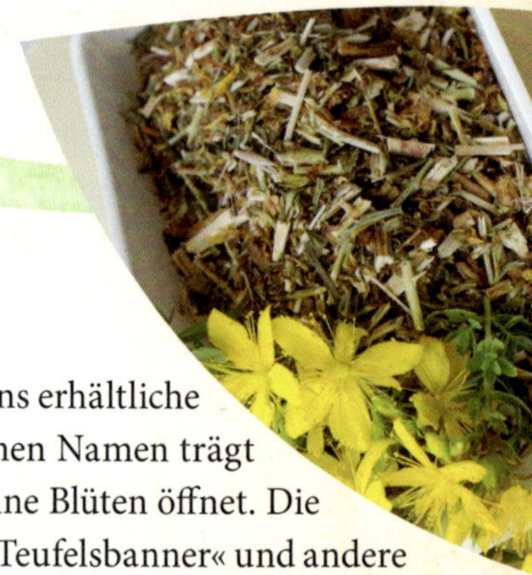

Johanniskraut *(Hypericum perforatum)*

HERKUNFT

Das Johanniskraut ist fast weltweit vertreten, das bei uns erhältliche stammt jedoch meist aus Ost- und Südosteuropa. Seinen Namen trägt es, da es um den 24. Juni herum, dem Johannistag, seine Blüten öffnet. Die Beinamen »Hexenkraut«, »Hartheu«, »Teufelsflucht«, »Teufelsbanner« und andere mehr deuten auf die Teufel und Dämonen abwehrende Kraft der Pflanze hin – Johanniskraut galt im alten Volksglauben als probates Mittel gegen jegliche Zauberei. Sogar der botanische Name *Hypericum perforatum* soll auf die griechischen Wörter »hyper eikona« zurückgehen, was »gegen Spuk und Geister« bedeutet.

VERWENDUNG

Johanniskrauttropfen wurden den Hexen vor der Folter eingeflößt, um sie zu Bekenntnissen zu veranlassen und das Bündnis mit dem Teufel zu lösen. Den Rittern des Johanniterordens diente das Johanniskraut auf Kreuzzügen als Wundkraut. Paracelsus lobte die Pflanze, die auch unter dem Namen »Christi Wundenkraut« oder »Herrgottskraut« bekannt ist, als Universalmedizin. Heute kommt es als nebenwirkungsfreies Mittel gegen Depressionen, Melancholie und Schwermut zu neuen Ehren. Geräuchert wurde das Johanniskraut in alter Zeit zur Abwehr von »angezauberter Liebe« sowie zum Bannen von Blitz, Donner und Gewitter. Das Zimmer eines Neugeborenen segnete man mit seiner Hilfe, auch sollte es das Kind vor dem Zugriff dämonischer Kräfte bewahren. Bei der traditionellen Sonnenwendfeier spielt Johanniskraut als Altarschmuck sowie als Räucherwerk eine wichtige Rolle: Man übergibt symbolisch Krankheit und Unglück dem Feuer.

DUFT UND WIRKUNG

In der Räuchermischung wirkt das Johanniskraut und seine Blüten mit dem an frisches Heu erinnernden, würzigen Duft antidepressiv, stimmungsaufhellend und wird, wie von alters her, zum Bannen von bösen Geistern und Dämonen verwendet.

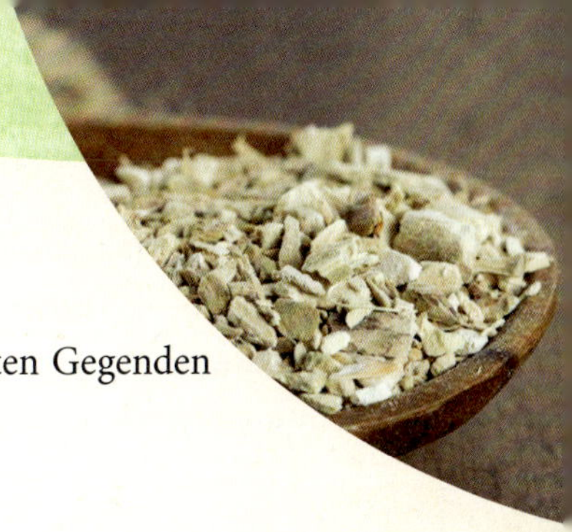

Kalmus *(Acorus calamus)*

HERKUNFT

Kalmus ist eine Sumpfpflanze, die fast weltweit in feuchten Gegenden zu finden ist.

VERWENDUNG

Sein aromatisches Rhizom, der Wurzelstock, wurde in der Volksmedizin zur Nervenberuhigung eingesetzt und wird heute noch in Tees und als aromatisches Bittermittel verwendet. Man nennt ihn auch den »deutschen Ingwer«. Jedoch ist sein Genuss in Maßen anzuraten, da er in hoher Dosis leicht giftig wirkt und seine Langzeitwirkung nicht geklärt ist. Als eine der wichtigsten Pflanzen der ayurvedischen Medizin gilt Kalmus auch als verjüngend, gesundheitsfördernd sowie aphrodisisch, weshalb er heute in Italien noch »Erba di venere« – »Pflanze der Venus« – genannt wird. Als Badezusatz soll Kalmus die sexuelle Lust steigern. Der nordamerikanische Kalmus wird auf langen Wanderungen zur Kräftigung gekaut und als Schutzsymbol im Haus aufgehängt oder im Medizinbeutel getragen. Als Räucherstoff ist die Pflanze vor allem als Bestandteil des Kyphi bekannt, der traditionellen Räuchermischung der Ägypter (siehe Seite 22).

DUFT UND WIRKUNG

Kalmus duftet bitter-würzig und zeichnet sich durch seinen feurigen Aspekt aus. Seine Wirkung ist stärkend, stressabbauend und leicht aphrodisisch.

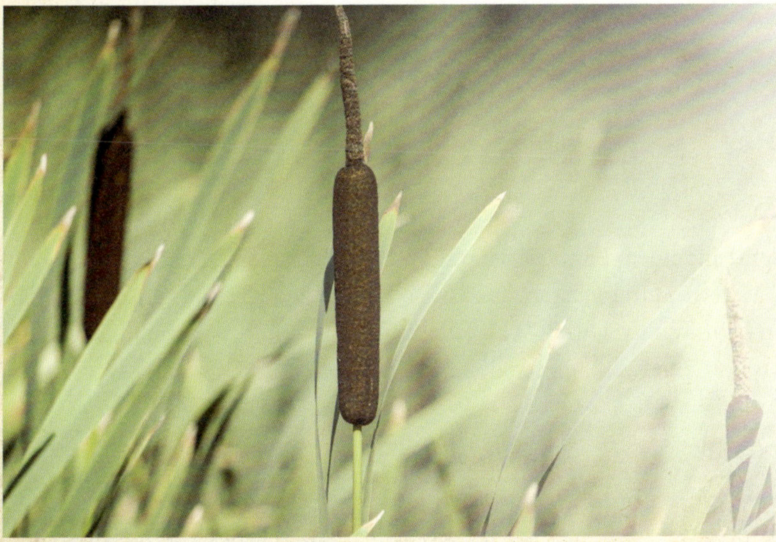

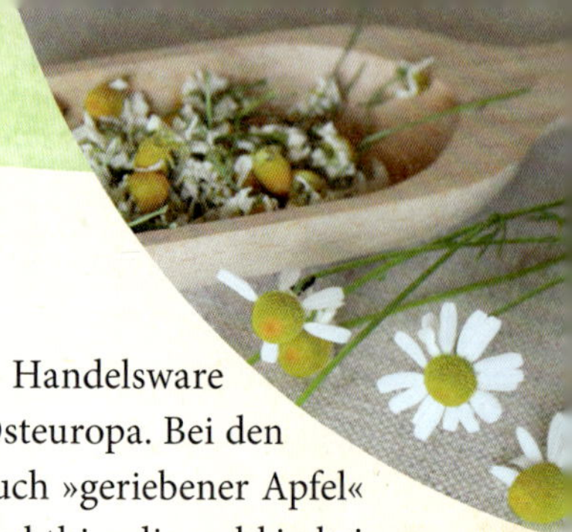

Kamille *(Matricaria recutita)*

HERKUNFT

Die Kamille wächst in vielen Teilen der Welt. Die Handelsware stammt überwiegend aus Ägypten, Argentinien und Osteuropa. Bei den Griechen wird die Kamille aufgrund ihres Geruchs auch »geriebener Apfel« genannt. Ansonsten ist sie die Pflanze für Heilung schlechthin, die wohl in keiner Hausapotheke fehlt.

VERWENDUNG

Sie wird in der Volksmedizin auf vielerlei Weise angewendet, zum Beispiel bei Erkältungen, Magen-Darm-Beschwerden und Entzündungen sowie als Beruhigungsmittel und Einschlafhilfe. Im Kräuterbuch des Hieronymus Bock von 1539 wird Kamille als wirksam gegen beinahe alle Leiden erklärt.

DUFT UND WIRKUNG

Zum Räuchern empfiehlt sich der sogenannte Kamille grus, der nur aus den zarten Blütenköpfchen besteht und einen sehr feinen, sanften Duft verströmt. Die Kamille steht in der Räucherung zuallererst für Heilung, kommt jedoch auch in Mischungen zur Meditation, Beruhigung, Entspannung sowie bei Ängstlichkeit zum Einsatz. Ebenso eignet sie sich zusammen mit Myrrhe für Segnungszeremonien sowie für die Weihe von Ritualgegenständen.

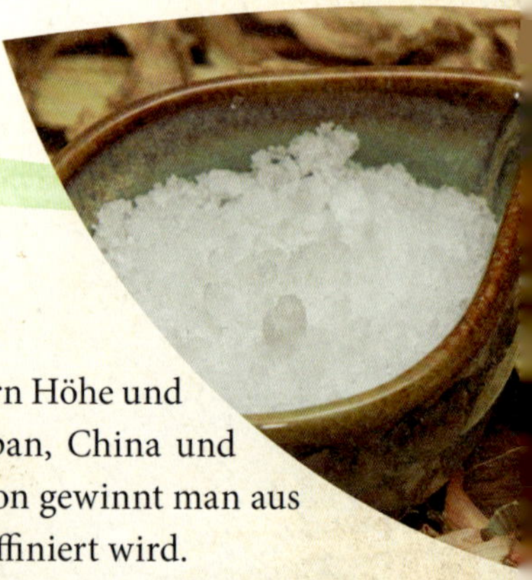

Kampfer *(Cinnamomum camphora)*

HERKUNFT

Kampfer wird aus einem Baumriesen mit über 40 Metern Höhe und mehreren Metern Durchmesser gewonnen, der in Japan, China und auf Taiwan heimisch ist. Durch Wasserdampfdestillation gewinnt man aus dem Stammholz den Rohkampfer, der anschließend raffiniert wird.

VERWENDUNG

Die medizinischen Eigenschaften des Kampfers lobten die Araber schon zu Anfang des 11. Jahrhunderts, als er noch ein sehr seltenes und teures Heilmittel war, weshalb er auch erst Jahrhunderte später weitere Verbreitung fand. Auch in China verwendete man Kampfer zu Heilzwecken, beispielsweise bei Augenerkrankungen. In Indien ist es Brauch, dass Frauen am Hochzeitstag puren Kampfer direkt in die Augen geben, um sie zum Strahlen zu bringen. Doch es gibt noch viel frühere Zeugnisse des Kampfergebrauchs. So spielte er im asiatischen Raum schon vor Beginn unserer Zeitrechnung eine wichtige Rolle als Räucherstoff, Heilmittel und für die Einbalsamierung der Toten. Seine Bedeutung kam dort der des Weihrauchs bei Völkern des Abendlandes gleich. Die heilige Hildegard empfiehlt in ihrer »Physica« den Kampfer mit seinen »kalten« Eigenschaften als Heilmittel zur Einnahme mit Myrrhe und Aloe, um »gesünder als gesund« zu werden. Kampfer wird in medizinischen Produkten als hautreizendes Mittel verwendet, und jeder kennt wohl seinen typischen Geruch aus Erkältungssalben zum Einreiben. Auch die Zelluloidindustrie ist ein wichtiger Abnehmer der weißen, kristallinen Substanz. Deren optische Eigenschaft, polarisiertes Licht abzulenken, ist das einzige Merkmal, das den natürlichen Kampfer vom synthetischen unterscheidet. Letzterer ist nämlich optisch inaktiv, weist ansonsten aber die gleichen Eigenschaften wie der Naturstoff auf. Beim Räuchern sollten Sie jedoch auf natürlichen Kampfer zurückgreifen, der die »wahre Seele« der Pflanze trägt. Da sich natürlicher und synthetischer Kampfer auch bei genauerem Hinsehen nicht unterscheiden lassen, muss man sich beim Kauf auf die Ehrlichkeit des Händlers verlassen. Ein sehr geschätzter Inhaltsstoff japanischer Räucherstäbchen ist der Borneo-Kampfer, *Dryobalanops camphora,* der jedoch von einer anderen Pflanzenart stammt und bei uns im Handel nur selten erhältlich ist.

DUFT UND WIRKUNG

Kampfer duldet keine negativen Schwingungen – so könnte man die Wirkung dieses wichtigen Räucherstoffes auf den Punkt bringen. Des Weiteren klärt er mit seinem sehr frischen, minzigen Duft den Geist, fördert die Konzentration, desinfiziert die Raumluft und wirkt gleichermaßen stärkend wie heilsam, besonders auf die Atemwege. Kampfer wird häufig auch in buddhistischen Klosterräucherstäbchen verwendet, was wohl auf seine die Liebeslust dämpfende Eigenschaft zurückzuführen ist.

Kardamom *(Elettaria cardamomum)*

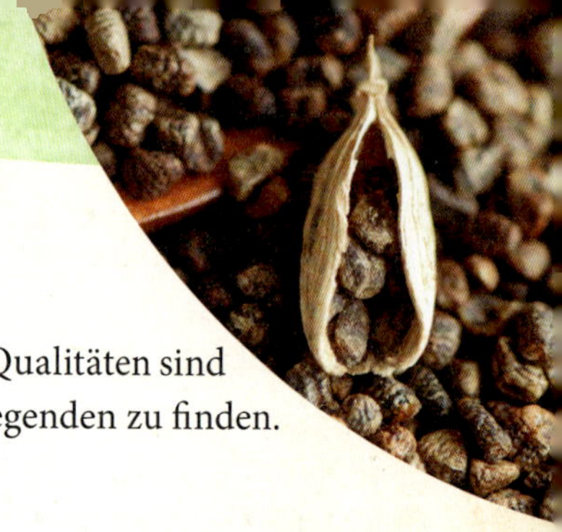

HERKUNFT

Kardamom zählt zu den Ingwergewächsen. Sehr gute Qualitäten sind besonders auf Sri Lanka und in anderen tropischen Gegenden zu finden.

VERWENDUNG

Kardamom ist sowohl Aromastoff als auch Heilmittel. Er wirkt hilfreich bei Blähungen sowie Krämpfen und regt Magen und Nerven an. Hierzulande wird das aromatische Gewürz in der Weihnachtsbäckerei verwendet. In arabischen Ländern dient er als Gewürz für den Kaffee. Und auch bei indischen Tees wie dem bekannten Yogi-Tee sowie anderen ayurvedischen Teemischungen ist Kardamom ein wichtiger Bestandteil. Schon im alten Ägypten war das heute aus der asiatischen Küche bekannte Gewürz als Räuchermittel in Gebrauch. Dazu eignet es sich am besten in pulverisierter Form.

DUFT UND WIRKUNG

Der intensive, exotische, süßlich-würzige sowie frische Duft des Kardamom wirkt stärkend, energetisierend, appetitanregend, er weckt die Lebensgeister und stärkt das Selbstbewusstsein.

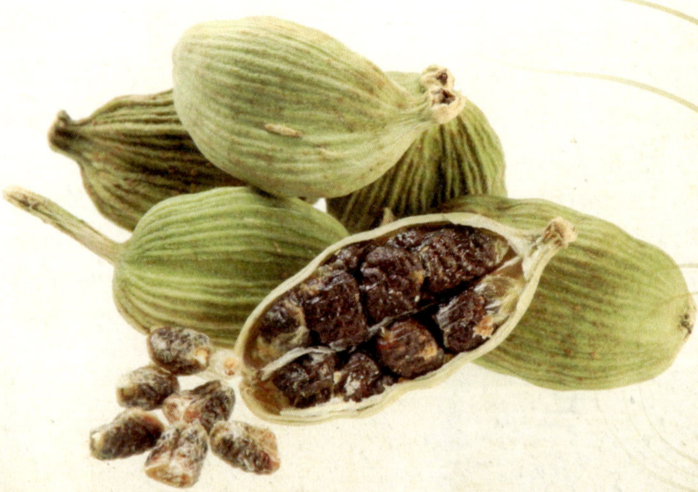

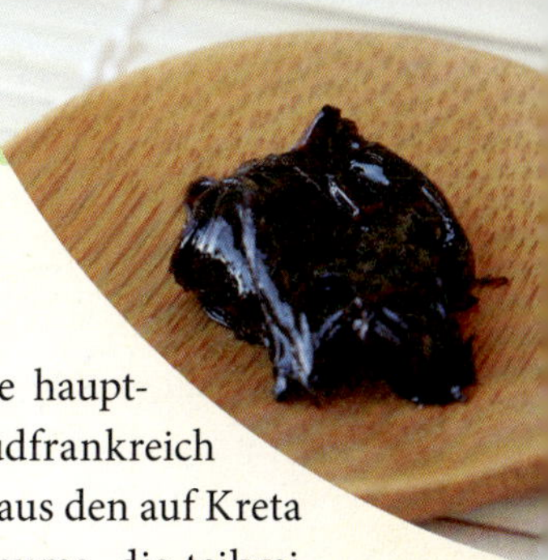

Labdanum *(Cistus ladaniferus/Cistus incanus)*

HERKUNFT

Labdanum wird aus der Gummiharz-Zistrose gewonnen, die hauptsächlich auf der spanischen Halbinsel, in Nordafrika und Südfrankreich vorkommt. Die beste Qualität des Harzes gewinnt man jedoch aus den auf Kreta wachsenden Zistrosengewächsen. Die Gewinnung des Labdanums, die teilweise bis heute auf dieselbe Weise praktiziert wird, ist wohl einzigartig kurios: In die Sträucher schickt man eine Herde Ziegen, die sich sodann an den Blättern und Zweigen der Pflanzen gütlich tun. Dabei bleibt das Labdanumharz an den Ziegenbärten kleben, die hinterher ausgekämmt werden. Die modernere Version besteht aus dem Ladanisterion, einer Art Rechen aus Lederstreifen, an denen das Harz festklebt. Labdanum wird vorwiegend in der Mittagszeit geerntet, da die Zistrose in der prallen Sonne das meiste Harz »ausschwitzt«.

VERWENDUNG

In der Antike zählte Labdanum zu den begehrtesten Harzen: Heute ist es eine echte Seltenheit und daher recht teuer. Dioskurides empfahl eine Labdanumräucherung, um die Nachgeburt auszutreiben. Vermischt mit Myrrhe, Wein und Myrtenöl solle Labdanum gegen Haarausfall wirken und auch in Wundsalben gute Dienste tun. Ein kleiner Tipp, wenn Sie Labdanum in einer Räuchermischung verwenden: Das Harz ist umso klebriger und schwieriger im Gebrauch, je wärmer es wird. Deshalb empfiehlt es sich, es im Kühlschrank aufzubewahren oder zumindest eine Stunde vor der Räucherung kühl zu stellen. Zistrosenkraut wird heute als preiswerter Labdanumersatz verwendet. Es ist auch eine Alternative für den, dem der Umgang mit Ladbanum zu umständlich ist.

DUFT UND WIRKUNG

Heute verwenden wir Labdanum in der Räucherung, um uns zu erden und uns von seinen warmen, weichen, moorigen Eigenschaften einhüllen zu lassen. Das braunschwarze Harz verströmt einen vielschichtigen Duft mit mannigfaltigen Nuancen, die an Ambra und Moschus erinnern. Labdanum ist ein wunderbarer Seelenbalsam.

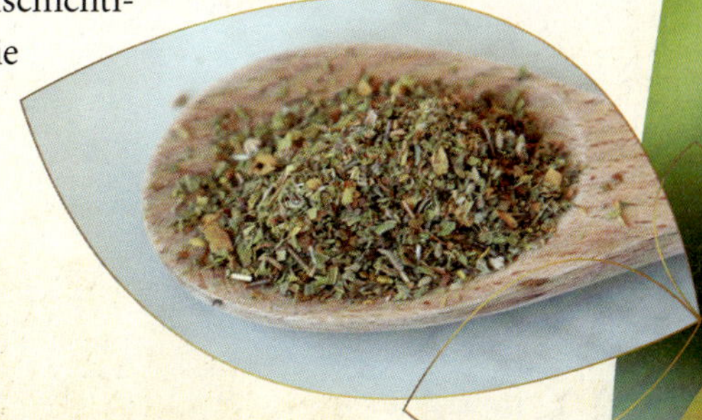

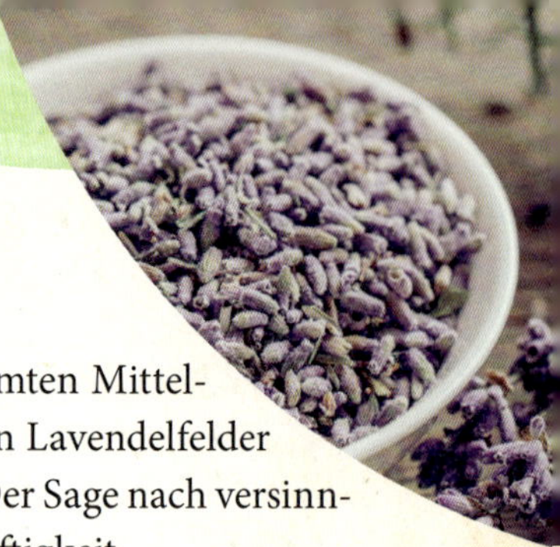

Lavendel *(Lavandula angustifolia Mill)*

HERKUNFT

Lavendel ist ein buschiges Strauchgewächs, das im gesamten Mittelmeerraum beheimatet ist. Die größten und bekanntesten Lavendelfelder werden heute in Frankreich und Italien bewirtschaftet. Der Sage nach versinnbildlichen die kleinen, lilafarbenen Blüten die Tugendhaftigkeit.

VERWENDUNG

Das Wort »Lavendel« stammt vom lateinischen »lavare«, was »reinigen« bedeutet. So wurde es mit anderen Kräutern zum Ausräuchern von Pesthäusern und Krankenzimmern verwendet, um »schlechte Dünste« abzuwehren und Epidemien zu verhindern. Auf seinen reinen, frischen Duft ist auch zurückzuführen, dass Lavendel immer in Großmutters Schrank zu finden war. Auch heute noch wird er als Mottenschutz und wegen seines Duftes in kleinen Beuteln in den Kleiderschrank zwischen die Wäsche gelegt. In der Medizin findet Lavendel Anwendung bei nervösen Magen-Darm-Beschwerden, Unruhezuständen, Einschlafstörungen und Appetitlosigkeit. Lavendelblüten sind in sehr unterschiedlichen Qualitäten bis hin zum Industrielavendel erhältlich. Für die Räucherung empfiehlt es sich, auf hochwertige Ware zurückzugreifen, die an der kräftigen, lila-blauen Farbe zu erkennen ist.

DUFT UND WIRKUNG

Lavendel wird beim Räuchern vor allem für Reinigungszwecke verwendet, denn er reinigt die Aura von negativen Schwingungen. Mit seinem intensiven, angenehm aromatischen Duft und seiner sehr sanften Schwingung wirkt er beruhigend, besänftigend sowie Liebe und Frieden stiftend und eignet sich so besonders bei Gereiztheit und Nervosität sowie zum Räuchern vor dem Schlafengehen. Lavendel lindert körperliche und seelische Schmerzen.

Lavendel ist die **Seele**
der **Provence.**

Jean Giono,
französischer Schriftsteller

Lorbeer *(Laurus nobilis)*

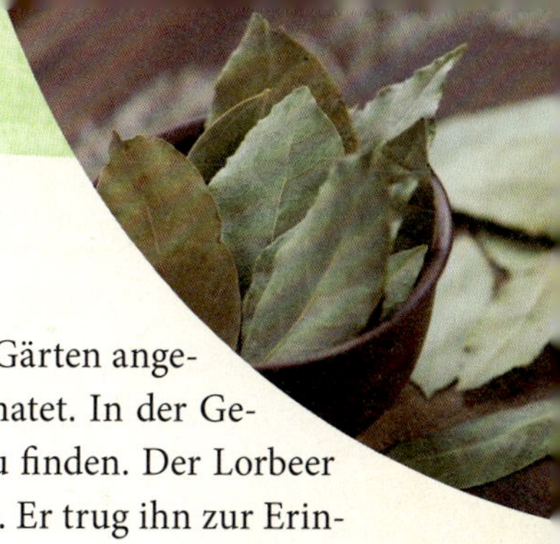

HERKUNFT

Der Lorbeerbaum wurde schon von den Römern in ihren Gärten angebaut und ist bis heute im ganzen Mittelmeerraum beheimatet. In der Gegend um den Gardasee ist er sogar noch in Wildwuchs zu finden. Der Lorbeer gehörte wie Bogen und Leier zu den Attributen des Apollo. Er trug ihn zur Erinnerung an seine unglückliche Liebe zu Daphne. Zeus half der lieblichen Nymphe, die eine der Jüngerinnen der jungfräulichen Artemis war, vor Apollos Annäherungsversuchen zu fliehen, indem er sie in einen Lorbeerstrauch verwandelte. Griechische Einwanderer brachten den Brauch, Lorbeerbäume um den Tempel herum anzupflanzen, mit dem Apollokult nach Italien.

VERWENDUNG

Auch die reinigende Kraft des Apollo, der nicht nur ein zerstörerischer Gott war, sondern auch die Krankheiten der Menschen heilen konnte, wird auf den Lorbeer zurückgeführt. Lorbeer wurde auch zum Zeichen der Dichter, da sie als Jünger des Apollo galten. Laut Cicero schmückten die Römer die Bilder ihrer Ahnen und Götter mit Lorbeer, um sie zu ehren. Auch die Sieger kränzte man im alten Rom zum Zeichen ihres Ruhms mit den Blättern des Lorbeers, was darauf zurückzuführen ist, dass Apollo nach der Tötung des Drachen Python als lorbeerbekränzter Sieger in Delphi einzog. Berühmtheit erlangte der Lorbeer auch durch seine Rolle im Orakel von Delphi, wo die Priesterinnen sich auf ihn betteten, ihn – zusammen mit anderen psychoaktiven Pflanzen – kauten und räucherten, um in Trance das Orakel zu befragen. Seit jeher wird Lorbeer als Gewürz feiner Speisen verwendet.

DUFT UND WIRKUNG

Heute räuchern wir Lorbeerblätter bei Anrufungen und zum Erzeugen von Visionen. Sein klärender Duft ist frisch-krautig, aromatisch und eignet sich auch hervorragend für Reinigungs- und Heilungszwecke.

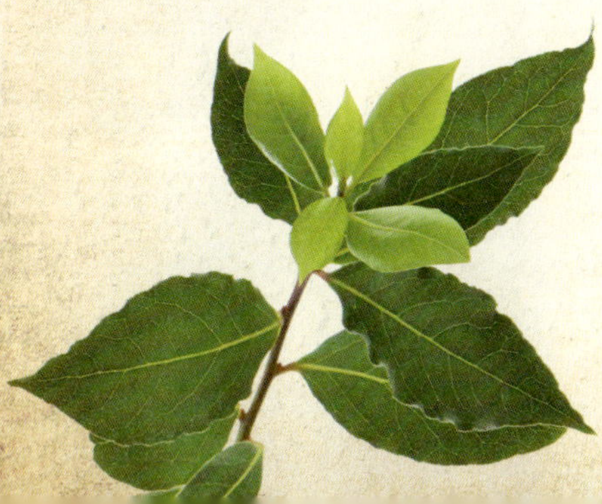

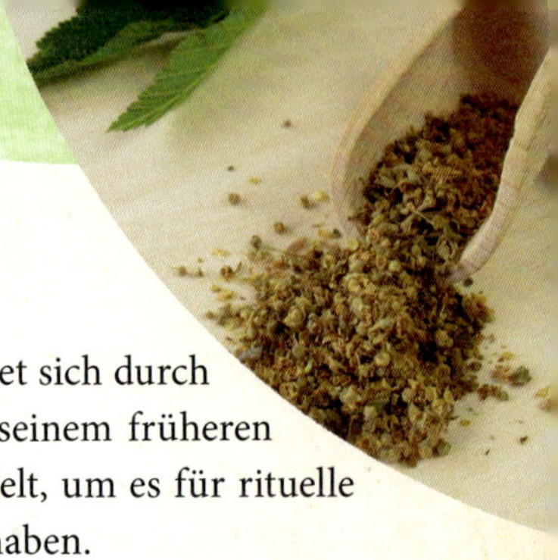

Mädesüß *(Filipendula ulmaria)*

HERKUNFT

Mädesüß ist in Europa und Asien heimisch und zeichnet sich durch seinen besonderen Wohlgeruch aus. Es wurde neben seinem früheren Standort, den Bergwiesen, auch im Flachland angesiedelt, um es für rituelle und kultische Handlungen jederzeit zur Verfügung zu haben.

VERWENDUNG

Schon den keltischen Druiden war Mädesüß heilig. In Quellen aus dem 14. Jahrhundert wird beschrieben, dass der Duft das Herz erfreut, fröhlich stimmt und die Sinne anregt. Mädesüß war eine der Kranzblumen des Theophrast (372–287 v.Chr.). Im Mittelalter wurde es in Wein gekocht und gegen das Viertagefieber eingesetzt. Auch war Mädesüß eine der Pflanzen, aus denen anfänglich Salicylsäure, der Wirkstoff im Schmerzmittel Aspirin, gewonnen wurde. Der extrahierte Wirkstoff kann zu Magenblutungen führen, während die medizinische Anwendung der ganzen Pflanze jedoch unbedenklich ist.

DUFT UND WIRKUNG

Der liebliche Duft der Mädesüßblüten harmonisiert und schafft eine friedliche Stimmung, in der die Liebe gedeiht. Auch das Kraut eignet sich für die Räucherung. Es verströmt einen würzig-krautigen, tabakartigen Duft. Mädesüßkraut reinigt besonders nach einem Streit die Atmosphäre und besänftigt die Gemüter. Kraut und Blüten werden in Mischungen für die Liebe verwendet.

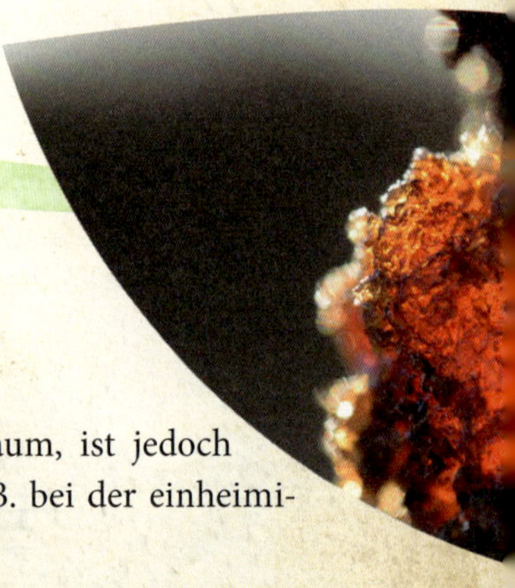

Mandelbaumgummi
(Resina amygdalus)

HERKUNFT

Mandelbaumgummi stammt zumeist vom Mandelbaum, ist jedoch auch bei verschiedenen Obstbaumarten zu finden, z.B. bei der einheimischen Kirsche.

VERWENDUNG

Das wasserlösliche Harz mit seinen quellenden Eigenschaften wird heute beim Restaurieren alter Kunstwerke verwendet. Auch zum Fälschen alter Gemälde wird es wohl manchmal gebraucht, da es die neuen Farbschichten aufspringen lässt und sie so »alt« erscheinen lässt. Anstelle von Gummi arabicum oder Traganth wird Mandelbaumgummi manchmal auch als Bindemittel verwendet. Schon Dioskurides lobte die erwärmenden und zusammenziehenden Eigenschaften des Mandelbaumgummis und empfahl es – in Essig gelöst eingenommen – zur Vertreibung von Flechten.

DUFT UND WIRKUNG

Das Mandelbaumgummi wird aus verschiedenen Fruchtbäumen gewonnen. Beim Räuchern verströmt es ein sanftes, fruchtiges Aroma, das an den Duft von Nüssen und Karamell erinnert. Diese anregende Duftnote darf vor allem in Räuchermischungen für die Liebe nicht fehlen.

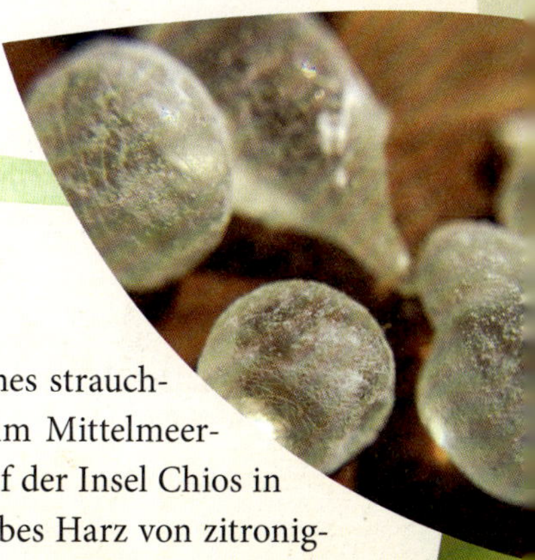

Mastix *(Pistacia lentiscus)*

HERKUNFT

Es handelt sich hier um das Harz der Mastixpistazie, eines strauch- oder baumförmigen Gewächses. Die Mastixpistazie ist im Mittelmeerraum beheimatet und kommt speziell in Griechenland auf der Insel Chios in bester Qualität vor. Mastix ist ein blassgelbes bis grüngelbes Harz von zitronigfrischem, fruchtigem, unaufdringlichem Duft.

VERWENDUNG

In der Industrie wird Mastix für Lacke und Firnisse gebraucht und zur Herstellung von Likör. Schauspieler kleben sich mit Mastix die falschen Bärte und Augenbrauen an. Er findet jedoch auch im medizinischen Bereich Anwendung, z. B. in Pflastern und zahnfleischstärkenden Kaugummis. Mastix ist überhaupt der »Vater« des Kaugummis, denn schon im Altertum wurde Mastix gekaut, um guten Atem zu erzeugen und die Zähne gesund zu erhalten. Das englische Wort »masticate« – »(ausgiebig) kauen« – hat hier seinen Ursprung. Dioskurides empfahl das Harz auch gegen lang anhaltenden Husten und blutigen Auswurf.

DUFT UND WIRKUNG

Mastix duftet angenehm rein und frisch. Das Harz erhöht die Kraft und Intuition des Räuchernden und wird verbrannt, um Visionen zu erhalten oder hellseherische Fähigkeiten zu fördern. Auch in Anrufungsräucherungen ist es ein wichtiger Bestandteil.

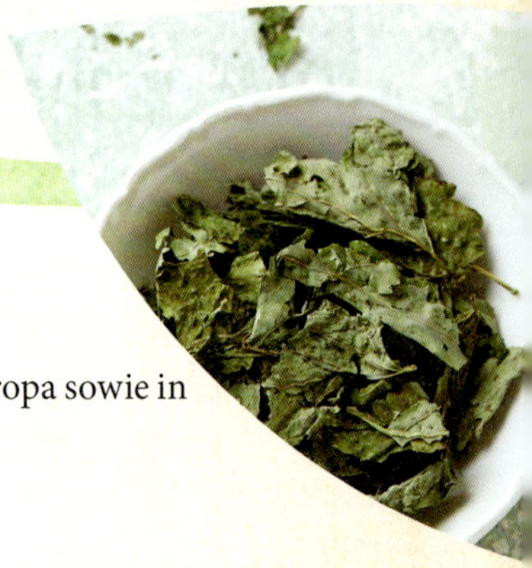

Melisse *(Melissa officinalis)*

HERKUNFT

Die Melisse, ein Lippenblütler, ist in Mittel- und Osteuropa sowie in Teilen Asiens heimisch.

VERWENDUNG

In der Volksmedizin werden Melisseblätter bei Magen-Darm-Beschwerden sowie bei Erkältungskrankheiten als schweißtreibendes, nervenberuhigendes und kräftigendes Mittel eingesetzt. Schon die heilige Hildegard beschrieb sie als Pflanze, die Geist und Herz erfreut.

DUFT UND WIRKUNG

Melisseblätter haben einen aromatisch-würzigen, leicht zitronigen Duft, der allerdings beim Räuchern nicht unbedingt zur Geltung kommt. Doch steht hier der Symbolgehalt der Pflanze im Vordergrund: Melisse versinnbildlicht in der »Blütensprache« Frohsinn, Freude und Freundschaft. Außerdem soll sie Geld anziehen und findet sich daher von alters her in allen Erfolgs- und Reichtumsräucherungen. Auch in Abendräucherungen, die der Entspannung und Beruhigung dienen und so das Einschlafen fördern, hat sich die Melisse bewährt. Außerdem stärkt sie bei nervlicher Belastung das Immunsystem und wirkt bei Melancholie stimmungsaufhellend.

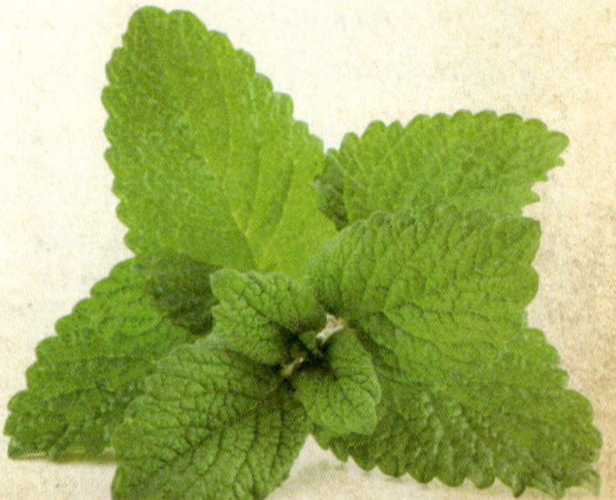

Moschus

(Moschus moschiferus, Adoxa moschatellina, Abelmoschus moschatus)

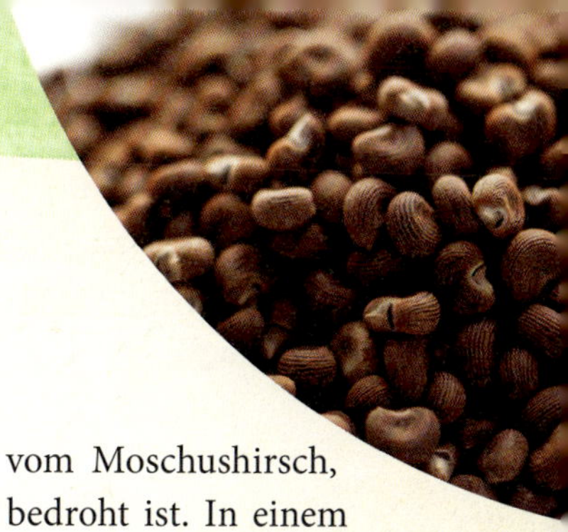

HERKUNFT

Der klassische Moschus, indisch für »Hoden«, stammt vom Moschushirsch, der im Himalaja beheimatet und heute vom Aussterben bedroht ist. In einem taschenartigen Beutel zwischen seinen Hinterläufen, der seine Sexualdrüsen beherbergt, trägt das männliche Tier den berühmten Sexuallockstoff. Eben dieser ist auch für die Bedrohung seiner Art verantwortlich, denn seit Jahrtausenden wird die kostbare Substanz aufgrund ihrer aphrodisierenden Wirkung weltweit als Parfümrohstoff und Zutat für edles Räucherwerk geschätzt. Bei den Arabern war Moschus schon zu Zeiten Mohammeds einer der beliebtesten Duftstoffe, mit dem man verschwenderisch ganze Paläste einduftete. Sogar für Gebäck wurde die kostbare Substanz verwendet. Bei den Chinesen ist Moschus nicht nur ein begehrtes Aphrodisiakum, sondern auch ein hochgeschätztes Heilmittel bei allerlei Beschwerden. Echter Moschus wurde und wird bei Totenzeremonien zu Ehren der Ahnen sowie in modernen Hexenkulten als Aphrodisiakum geräuchert.

VERWENDUNG

Heute ist die Jagd auf Moschustiere verboten, was skrupellose Händler nicht davon abhält, es weiterhin zu veranlassen, da es immer noch Abnehmer für die begehrte und extrem teure Substanz gibt. Vor allem in Japan und den arabischen Ländern wird Moschus bis heute als unverzichtbarer Duftstoff edlem Räucherwerk und Parfüms beigemischt. Moschus ist ein höchst intensiver, animalischer Duftstoff, der nur in sehr hoher Verdünnung seinen erotischen, betörenden, warmen und weichen Duft entwickelt. In der Industrie wird heute in großen Mengen synthetischer Moschus verwendet, wovon es an die 80 verschiedene Arten gibt, unter anderem poly- und makrozyklische sowie Nitromoschusverbindungen. Diese Stoffe finden sich in zahlreichen Produkten des täglichen Lebens, wie Waschmitteln, Kosmetika und Seifen, stehen jedoch im Verdacht, gesundheitsschädlich zu sein. Daher werden in der Räucherung folgende Ersatzstoffe eingesetzt: zum einen die Moschuskörner *(Abelmoschus moschatus)*, die Samen einer brasilianischen Hibiskusart, zum anderen das Moschuskraut *(Adoxa moschatellina)*, das in feuchten Wäldern Deutschlands, aber auch in den Alpen sowie im Zentralapennin (Italien) beheimatet ist. Vor allem seine wenigen grünen Blüten sind es, die den moschusartigen Duftstoff enthalten.

DUFT UND WIRKUNG

Beim Verbrennen verströmt Moschuskraut ebenso wie die Moschuskörner einen moschusartigen, schweren, balsamisch-süßen Duft, der anregend wirkt und lustvoll stimmt.

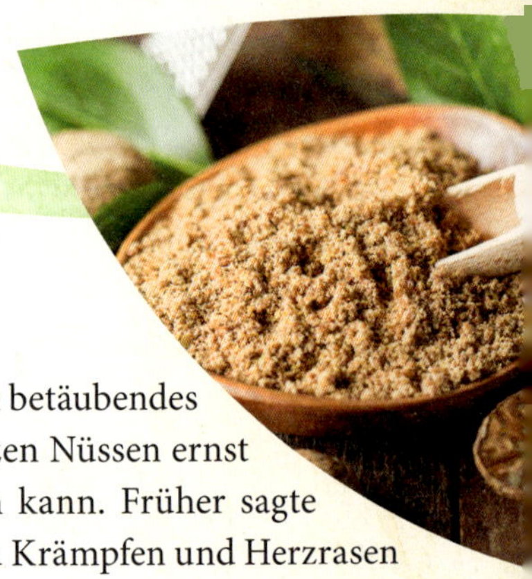

Muskat *(Myristica fragrans)*

HERKUNFT/VERWENDUNG

Die von den Molukken stammende Muskatnuss ist ein betäubendes Gift, das schon beim Verzehr von zwei oder drei ganzen Nüssen ernst zu nehmende Vergiftungserscheinungen hervorrufen kann. Früher sagte man auch, Muskat mache »delirisch«, denn er kann zu Krämpfen und Herzrasen führen. Man gebrauchte die Muskatnuss zum Schutz vor den Mächten der Unterwelt. Die Muskatblüte, »Macis« genannt, verarbeitet man in der Volksmedizin in Rheumasalben.

DUFT UND WIRKUNG

Beim Räuchern ist die Muskatnuss mit Vorsicht zu genießen, da sie bei Überdosierung Kopfschmerzen, Übelkeit und sogar Erbrechen hervorrufen kann. Trotzdem ist sie in mancher Räucherung unverzichtbar, denn sie kann starke Visionen erzeugen und fördert die Hellsichtigkeit. Außerdem verleiht sie Kraft und Stärke, Mut, wirkt stimmungsaufhellend, anregend und beeinflusst unsere Träume. Sehr fein in der Räucherung und nicht so stark wie die Muskatnuss ist die Muskatblüte. Sie duftet voll-aromatisch, würzig, fruchtig und verleiht verschiedenen Räucherungen den letzten Schliff.

Mutterharz

*siehe **Galbanum***

> Wenn ein Mensch Muskatnuss isst, öffnet es sein Herz und putzt seine Sinnesschärfe und trägt ihm etwas Geniales ein.
>
> Hildegard von Bingen

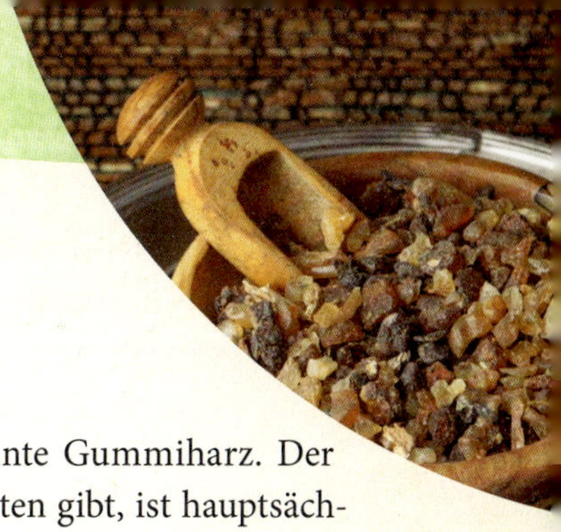

Myrrhe

(Commiphora myrrha, Commiphora molmol, Commiphora abyssinica)

HERKUNFT

Myrrhe ist zusammen mit Weihrauch das älteste bekannte Gummiharz. Der Myrrhebaum oder -strauch, von dem es weit über 150 Arten gibt, ist hauptsächlich in Somalia, im Jemen, in Äthiopien, Eritrea sowie im Sudan beheimatet und liefert das gelbliche oder gräulich-bräunliche Harz. Der Name »Myrrhe« lässt sich zu zwei Quellen zurückverfolgen. Wenn es nach der Mythologie geht, stammt er von Myrrha, einem Mädchen, das ihren Vater verführte und deshalb von den Göttern in einen Myrrhebaum verwandelt wurde. Noch heute betrachtet man das Myrrheharz als Tränen der Myrrha. Die zweite Erklärung des Namens liegt in dem arabischen Wort »murr«, was »bitter« bedeutet und auch den Duft des Harzes beschreibt.

VERWENDUNG

Die Myrrhe kommt häufig in der Bibel vor. Sie war damals offenbar das beliebteste und kostbarste Harz, das hauptsächlich als Räucherwerk verwendet wurde und manchmal unter dem Namen »Bdellium« auftaucht, womit heute jedoch auch Guggul bezeichnet wird. In Ägypten wurde zu Ehren des Sonnengottes Ra dreimal täglich geräuchert. Zu Mittag, beim höchsten Sonnenstand, verbrannte man die wertvolle Myrrhe. In der Antike wurde Myrrhe als wichtiger Räucherstoff zu vielerlei spirituellen und religiösen Zwecken verwendet, zum Beispiel zur Befragung des Orakels von Delphi und als Teil der Opferzeremonien im Apollontempel von Milet. Die Myrrhe ist im heutigen Apothekenhandel meist als Tinktur für die Behandlung leichter Entzündungen der Mund- und Rachenschleimhaut erhältlich. Ebenso ist Myrrhe Bestandteil der bekannten »Schwedenkräutermischung«. Das Harz zeichnet sich durch desinfizierende, desodorierende, betäubende und zusammenziehende Eigenschaften aus und wird aus diesem Grund Mundwässern beigegeben sowie zur Wundbehandlung verwendet. Früher war Myrrhe auch als beruhigendes Schlafmittel bekannt. Alkoholische Auszüge des Harzes werden in der Parfümindustrie als Fixierstoff benutzt und waren bereits im Altertum ein geschätzter Stoff zur Parfümherstellung. Die Myrrhe fand auch als Körperschmuck Verwendung, meist um unangenehme Körpergerüche zu überdecken. In arabischen Ländern verwendet man sie noch heute als Gewürzzusatz für Süßigkeiten und Limonaden.

DUFT UND WIRKUNG

Myrrhe entfaltet einen bitter-scharfen, würzig-herben sowie harzigen Duft. In der Räucherung zeichnet sie sich durch stark heilende Eigenschaften aus. Sie wird außerdem zum Weihen und Segnen von Amuletten, Edelsteinen und Ritualgegenständen verwendet. Auch vermag sie verborgene Emotionen zutage zu fördern, da sie auf feinstofflicher Ebene wirkt. Wie auch das Sandelholz verbindet die Myrrhe einzelne Stoffe zu einem Ganzen und ist daher ein unverzichtbarer Bestandteil vieler Räuchermischungen. Myrrhe kann zu Schutz- und Reinigungsräucherungen verbrannt werden.

Weihrauch steht für den Himmel, Myrrhe verkörpert die Erde.

Myrrhe, falsche

*siehe **Guggul***

Myrrhe, süße / weibliche

*siehe **Opoponax***

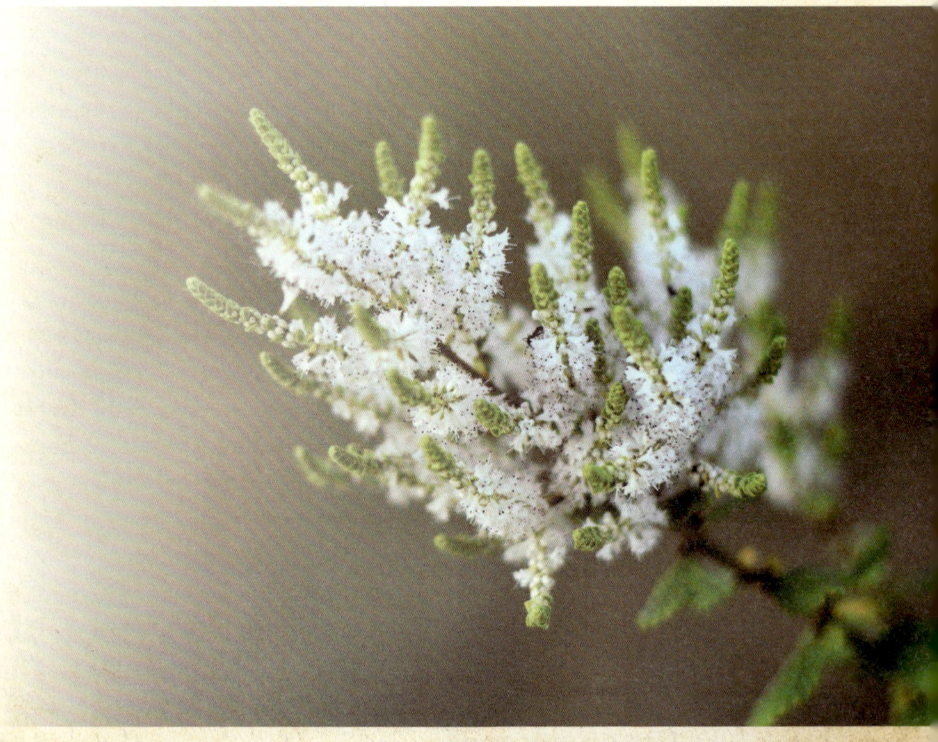

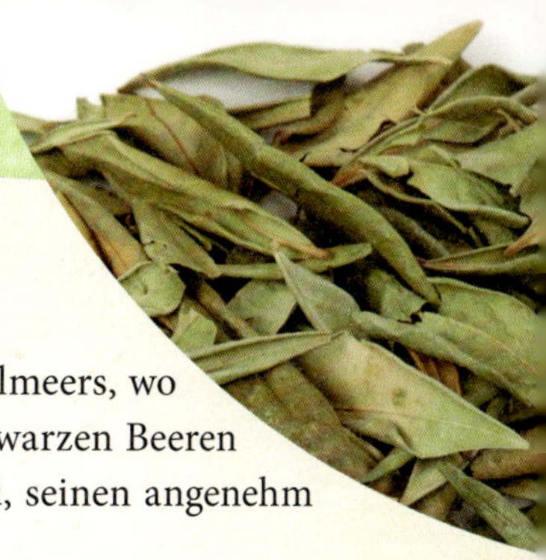

Myrte *(Myrtus communis)*

HERKUNFT

Die Myrte findet sich vorwiegend in den Ländern des Mittelmeers, wo der immergrüne Strauch mit seinen weißen Blüten und schwarzen Beeren in der Macchia, einem typischen mediterranen Strauchland, seinen angenehm frischen Duft verströmt.

VERWENDUNG

Myrte war eine der Pflanzen, die Adam laut Mohammed aus dem Paradies mitnehmen durfte. In biblischer Zeit war sie so beliebt, dass man Männer ebenso wie Frauen nach ihr benannte. Myrte, die als eine der Mysterienpflanzen galt, wurde auch für Prophezeiungen verwendet – die »Myrtennymphen« waren berühmte Prophetinnen. Im alten Ägypten wurden die Blüten der Pflanze als Haar- und Kleiderschmuck verwendet. In der griechischen Mythologie war sie der Aphrodite geweiht. Die Myrte stand für Schönheit, Grazie und Liebe. So ist es nicht verwunderlich, dass es auch in Deutschland den Brauch der myrtengeschmückten Brautkränze gibt. Ebenso ist die Myrte ein Symbol des Friedens: Die Friedenstaube trägt auf vielen Abbildungen einen Myrtenzweig im Schnabel.

DUFT UND WIRKUNG

In der Räucherung steht die Myrte für Liebe, Reinheit, geistige Klarheit und Frieden. Myrteblätter dürfen in keiner Räucherung fehlen, die der spirituellen Reinigung von Räumen dienen soll. Sie fördern zudem die Aufmerksamkeit und die Konzentration.

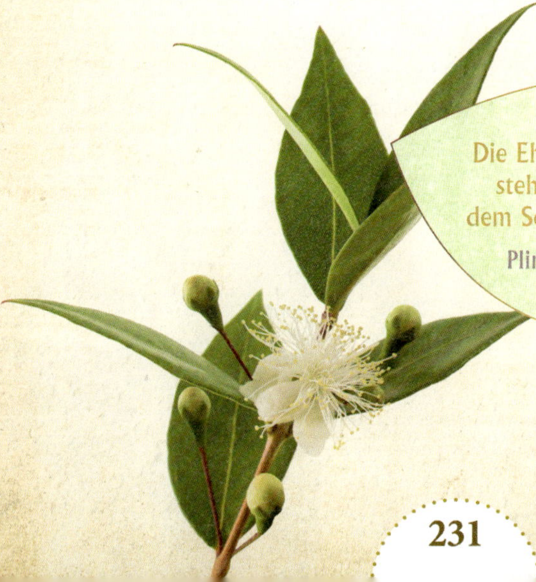

Die Ehe und die **Myrte** stehen beide unter dem Schutze der **Venus.**

Plinius der Ältere

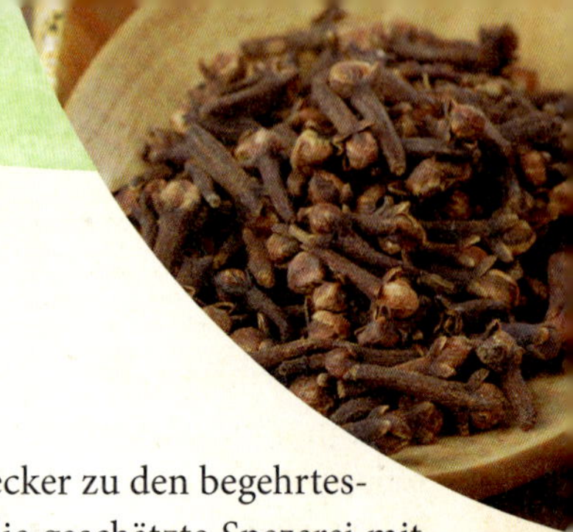

Nelke

(Eugenia caryophyllata, Syzygium aromaticum, Caryophyllum aromaticum)

HERKUNFT

Die Gewürznelken gehörten zur Zeit der großen Entdecker zu den begehrtesten Gewürzen. Wie auch Pfeffer und Muskat wurde die geschätzte Spezerei mit Gold aufgewogen. Der Gewürznelkenbaum, der heute im gesamten tropischen asiatischen Raum angebaut wird, stammt ursprünglich von den Molukken. Was wir auch heute noch als Gewürz verwenden, sind die getrockneten Blütenknospen des Baumes.

VERWENDUNG

Bei den Chinesen war die Nelke bereits 200 Jahre v. Chr. als hocharomatisches Würzmittel geschätzt. In asiatischen Räucherstäbchen und -mischungen sind Nelken bis heute ein unverzichtbarer Bestandteil. Wegen ihrer desinfizierenden Wirkung wurden Nelken bereits in Pestzeiten geräuchert. Heute wird das Nelkenöl medizinisch in der Zahnheilkunde angewendet. Industriell benutzt man es zur Parfümherstellung sowie zur Vanillinsynthese. In der Mikroskopie dient Nelkenöl als Aufhellmittel. Und nicht zuletzt verwenden es die Lebkuchenbäcker zur Herstellung von Weihnachtsleckereien.

DUFT UND WIRKUNG

Man räuchert die Nelke mit ihrem typischen, angenehmen Aroma zur Desinfektion sowie zum Fernhalten von lästigen Insekten. Die ganzen Nelken verströmen ein sehr feines Aroma, in pulverisierter Form wirken sie allerdings wesentlich stärker. Nelken eignen sich zur Reinigung der Aura, stärken das Selbstwertgefühl sowie das Vertrauen in die eigene Anziehungskraft. Sie haben eine leicht aphrodisische Wirkung, vertreiben böse Geister und ziehen Glück und Wohlstand an.

Olibanum

*siehe **Weihrauch***

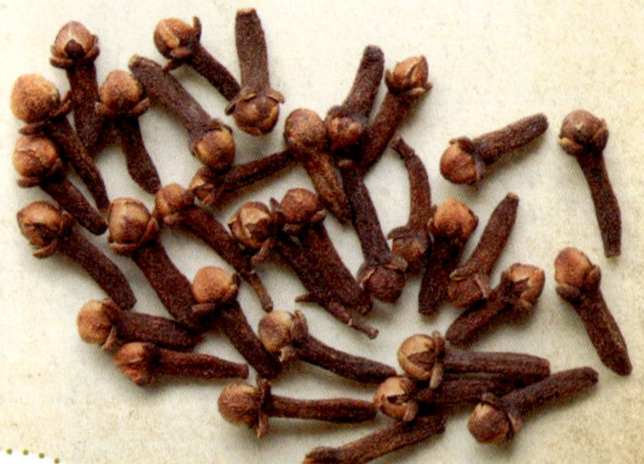

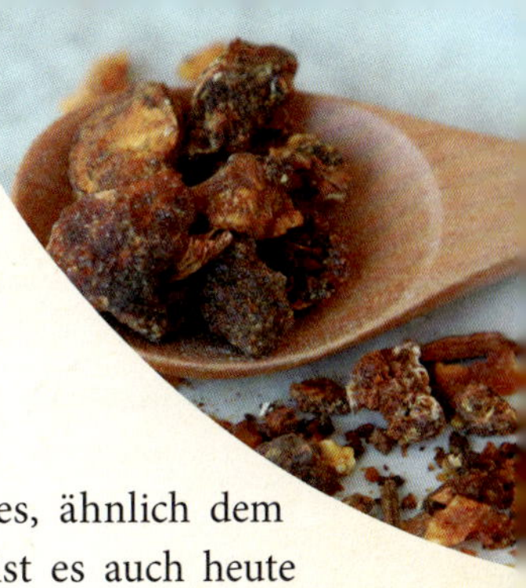

Opoponax

(Opopanax chironium Koch, Commiphora erythraea, Commiphora guidottii)

HERKUNFT

Opoponax war ursprünglich das Harz eines Doldengewächses, ähnlich dem Stinkasant. Bei Dioskurides »Panaces Chironium« genannt, ist es auch heute noch unter der Bezeichnung »weibliche Myrrhe« bekannt, die jedoch kaum mehr im Handel ist. Stattdessen wird meist die sogenannte süße Myrrhe oder Bisabolmyrrhe, das Harz einer Akazienart, die hauptsächlich in Somalia wächst, unter dem Namen »Opoponax« angeboten.

VERWENDUNG

In Somalia spielt Opoponax medizinisch eine Rolle: Nach der Geburt eines Kindes wird der Unterleib der Frau in einem Auszug des Harzes gebadet. Auch räuchert man die Häuser damit aus.

DUFT UND WIRKUNG

Opoponax duftet weniger bitter als Myrrhe und erinnert im Geruch ein wenig an Wald und Pilze. Das Harz ist meist in kleinen Klumpen erhältlich, die auch Holzstückchen enthalten, die im Räucherduft an das köstliche Adlerholz erinnern. Opoponax wirkt in der Räucherung erdend, reinigend und regt die Selbstheilungskräfte an.

Oud

*siehe **Adlerholz***

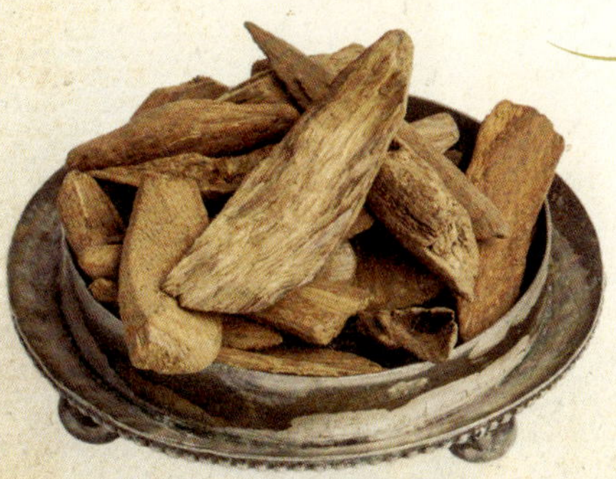

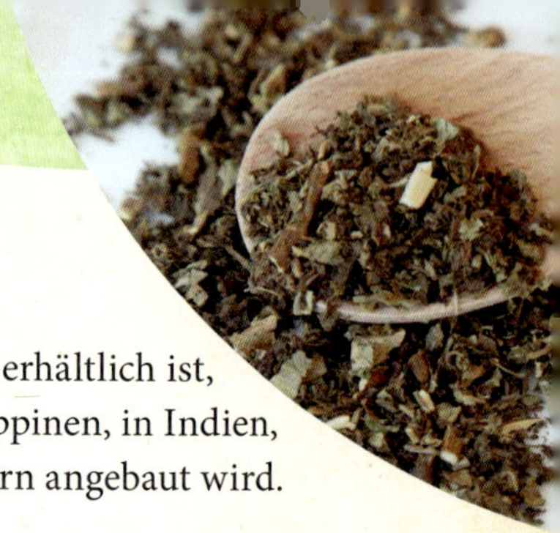

Patchouli *(Pogostemon Patchouli)*

HERKUNFT

Patchouli, das auch unter der Schreibweise »Patschuli« erhältlich ist, ist eine stark duftende Aromapflanze, die auf den Philippinen, in Indien, China, Sri Lanka und vielen weiteren tropischen Ländern angebaut wird.

VERWENDUNG

In ihren Blättern ist ein ätherisches Öl mit lustvoll stimmendem Charakter enthalten, das es in der Zeit des Flower Power populär machte. Damals galt Patchouliöl als absolut »in«. Es wurde jedoch auch schon im England des 17. Jahrhunderts verwendet, um Kleidungsstücke zu beduften. Auch in Duftsäckchen findet Patchouli wegen seines angenehmen Geruchs Verwendung. Ebenso kommt es in verschiedenen religiösen und kultischen Ritualen des Voodoo zum Einsatz.

DUFT UND WIRKUNG

In der Räuchermischung wird Patchouli in Kompositionen verwendet, die die Liebe fördern, denn es wirkt anziehend und schafft die geeignete Atmosphäre für Streifzüge durch die Welt des Eros. Patchouli eignet sich mit seinem holzig-erdigen, leicht krautigen, aber schweren Duft außerdem ideal zum Abrunden vieler Räuchermischungen. Eine weitere wichtige Eigenschaft stellt die erdende Wirkung des Krauts dar, die es in allen Räucherungen unverzichtbar macht, die uns mit den Kräften der Natur verbinden: Patchouli ist der direkteste Weg zur Mutter Erde.

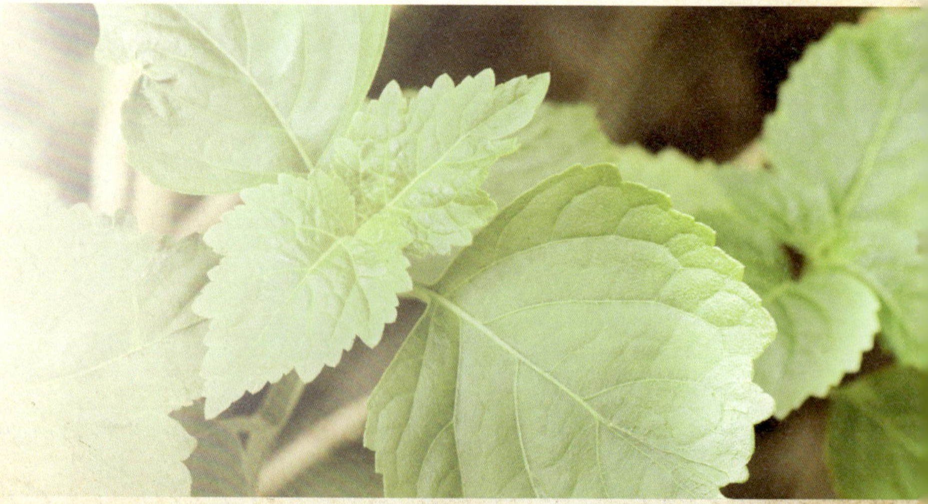

Perubalsam

(Myroxylon balsamum var. Pereirae)

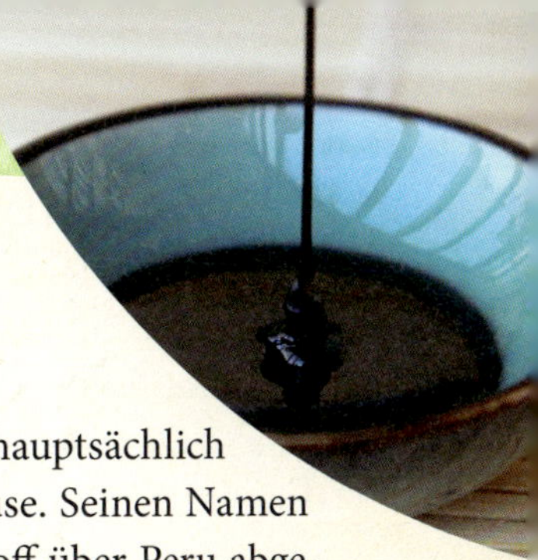

HERKUNFT

Der Perubalsambaum ist in Mittelamerika verbreitet und hauptsächlich in Honduras, Nicaragua, Südmexiko und El Salvador zu Hause. Seinen Namen trägt er, weil einstmals der weltweite Handel mit dem Rohstoff über Peru abgewickelt wurde. Bis zur spanischen Eroberung musste Perubalsam von den Indianern der Balsamküste als Tribut an die Häuptlinge im Gebiet des heutigen El Salvador gezollt werden. Zur Anregung der Harzproduktion wird der Stamm des Baumes mit Keulen beklopft. Am Jahresende wird die Rinde von den Bäumen abgeschlagen und der Balsam quillt aus dem nackten Stamm, der zum Beschleunigen des Vorgangs mit Fackeln erwärmt wird.

VERWENDUNG

Perubalsamöl wird bei der Herstellung von Parfüms und in der Schokoladen- und Kaugummiindustrie verwendet. Auch soll Perubalsam Teil der wohlgehüteten Rezeptur von Coca Cola sein. Um die Jahrhundertwende wurde der dunkelbraune, zähflüssige Balsam zur Linderung von Frostbeulen verwendet, auch hilft er bei entzündeten und schlecht heilenden Wunden sowie bei Verbrennungen.

DUFT UND WIRKUNG

Perubalsam verwendet man am besten als Beigabe zu Mischungen und indem man ihn ganz am Schluss unter die Zutaten mengt: Allein verräuchert entwickelt er sehr viel Rauch. Der Balsam hat einen angenehm harmonischen, vanilleartigen, balsamischen Duft, der wärmend und einhüllend wirkt. Er stärkt die Lebensgeister und ist eine Wohltat für verletzliche Gemüter.

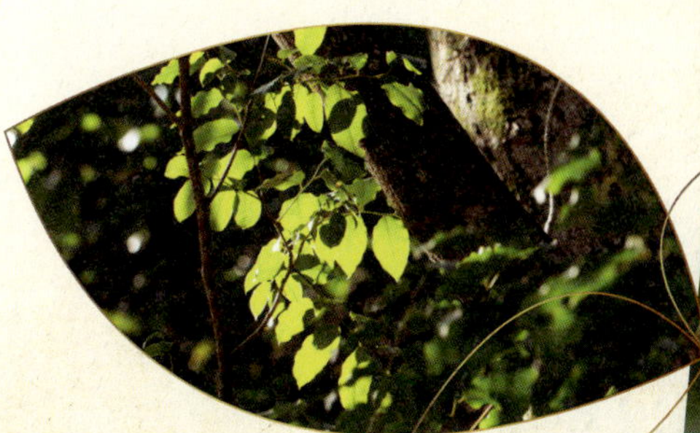

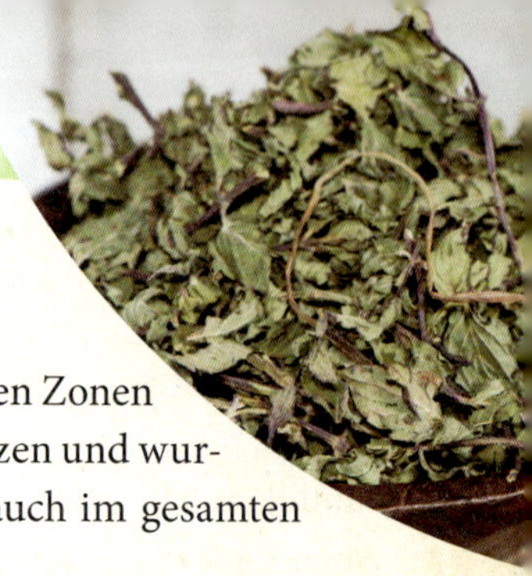

Pfefferminze *(Mentha piperita)*

HERKUNFT

Die circa 30 Minzearten, die hauptsächlich in den gemäßigten Zonen dieser Erde vorkommen, zählen zu den ältesten Arzneipflanzen und wurden sowohl bei den Ägyptern, Griechen und Römern als auch im gesamten asiatischen Raum medizinisch verwendet.

VERWENDUNG

Die Minze hat zahlreiche Anwendungsgebiete, die bekanntesten sind wohl ihre Wirkungen als Tee bei Magen-Darm-Beschwerden sowie in Form ätherischen Öls bei Erkältungskrankheiten. Bei den alten Griechen war die Minze fester Bestandteil des Totenkultes, wobei sie auf Gräbern angepflanzt und den Verstorbenen geopfert wurde. Plinius beschreibt die Minze sogar als wirksamen Liebesduft, was jedoch zur heutigen Einschätzung des Duftes im Widerspruch steht.

DUFT UND WIRKUNG

Als Räucherstoff dienen das Kraut und die Blätter der Pfefferminze mit ihrem wohl jedermann bekannten frischen Duft der Reinigung und Heilung, der Erhöhung der Konzentration sowie der allgemeinen Vitalität.

Pockholz

*siehe **Guajak***

Wenn jemand alle Eigenschaften der Minze nennen kann, dann weiß er auch, wie viele Fische im Indischen Ozean schwimmen.

Walahfrid von der Reichenau, Abt des Klosters Reichenau und Dichter

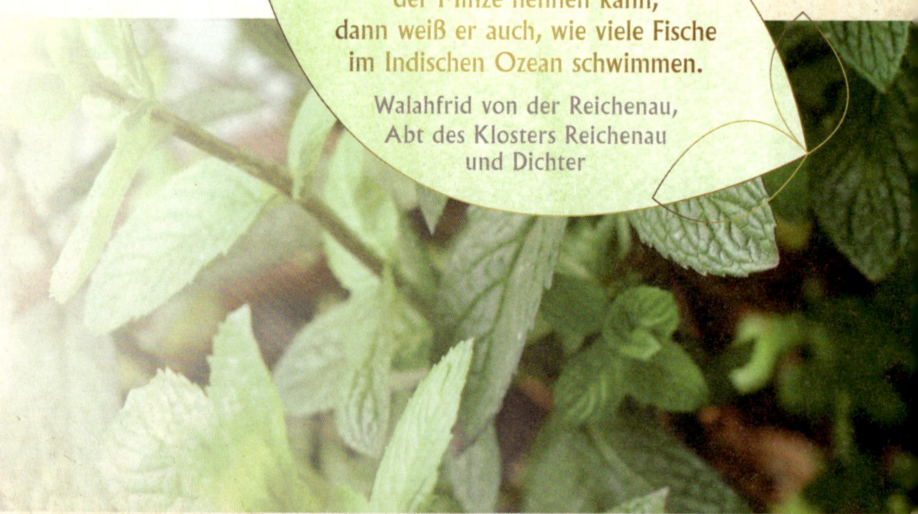

Rose *(Rosa damascena)*

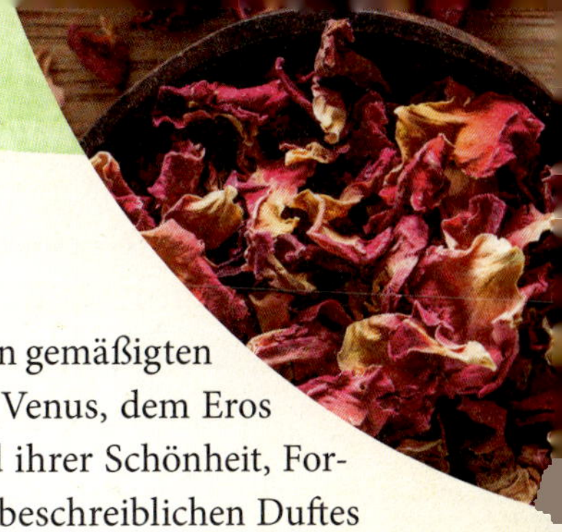

HERKUNFT

Die Königin der Blumen wächst in unzähligen Arten in den gemäßigten Klimazonen dieser Erde. In der Antike war die Rose der Venus, dem Eros und dem Bacchus geweiht. Von alters her ist sie aufgrund ihrer Schönheit, Formen- und Farbenpracht und nicht zuletzt wegen ihres unbeschreiblichen Duftes ein Symbol der Liebe und Leidenschaft.

VERWENDUNG

Die Germanen setzten sie daher in ihren Ritualen zur Walpurgisnacht als Blume der Verführung ein. Ebenso ist die schöne Blume ein Zeichen des Wohlstands, was sich im Ausdruck »auf Rosen gebettet« zeigt. Die Rose wird auch mit dem Pentagramm der Magier und Alchimisten in Verbindung gebracht, die dieses Zeichen von den Pythagoräern übernahmen. Weniger bekannt dürfte sein, dass die Rose auch eine schutzbietende Pflanze ist, die so manchen Zauber auflösen kann. Mit ihren Stacheln steht sie für Schmerz und Trauer sowie für Anfang und Ende, Geburt und Tod. Im kretischen Palast von Knossos wurde schon etwa 2000 v. Chr. eine Rose als Symbol für Leben und Tod dargestellt. Während Ovid schreibt, die Rose sei aus dem Blut Adonis' entstanden, erzählt eine Legende aus Persien, sie sei aus einem Schweißtropfen Mohammeds gewachsen, der auf die Erde fiel, als er ins Himmelreich einging. Der Stellenwert der Rose zeigt sich auch in der persischen Wortwahl: Sie heißt hier »Gul«, was gleichzeitig der Name für alle Blumen ist. Auch in der christlichen Symbolik spielt die Rose eine wichtige Rolle. Sie ist Maria geweiht, was sich im Rosenkranzgebet widerspiegelt. Im Altertum wurde die Rose als Heilmittel bei Kopfschmerzen und Fallsucht (Epilepsie) eingesetzt und galt bis in die 1930er-Jahre hinein als offizielle Medizin. Zu Rosenwasser verarbeitet, werden Rosen bis heute zur Hautpflege eingesetzt. Ätherisches Rosenöl ist eine Kostbarkeit der Parfümindustrie, das sehr aufwendig gewonnen wird und daher sehr teuer ist: Um einen Liter Essenz zu gewinnen, werden 5000 Kilogramm (!) Blüten benötigt.

DUFT UND WIRKUNG

Rosenblüten entfalten in der Räucherung kein besonders liebliches Aroma. Wer puren Rosenduft verräuchern möchte, muss auf echtes ätherisches Rosenöl zurückgreifen, das mit Sandelholzpulver oder Gummi arabicum vermischt wird. Rosenblätter werden Räuchermischungen mehr wegen ihres symbolischen Wertes beigemischt. Natürlich finden sie in Liebesräucherungen Verwendung, jedoch

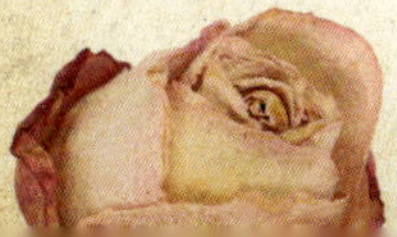

auch in vielen anderen: Eine Räucherung mit Rosenblüten wirkt entspannend und stimmungsaufhellend, unterstützt das Einfühlungsvermögen und die Güte und lädt zu Meditation und Gebet ein. Auch ist sie gegen Missgunst, Eifersucht und Neid wirksam.

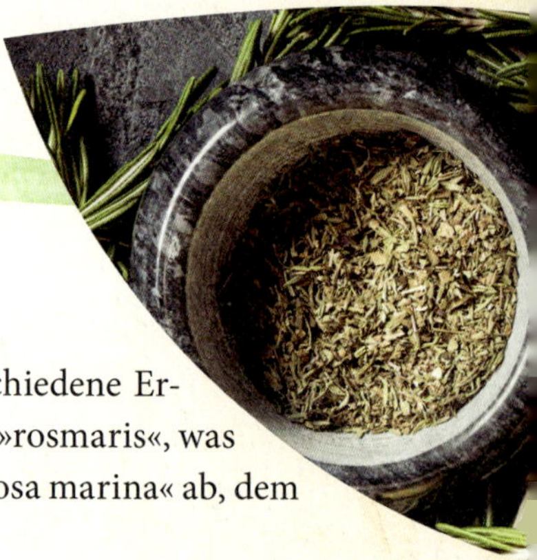

Rosmarin *(Rosmarinus officinalis)*

HERKUNFT

Zur Entstehung des Namens »Rosmarin« gibt es verschiedene Erklärungen. Die einen sagen, es stamme vom römischen »rosmaris«, was »Tau des Meeres« bedeutet, die anderen leiten es von »Rosa marina« ab, dem »Duft des Meeres«.

VERWENDUNG

Daher gilt Rosmarin als wirksames Schutzkraut für Seereisen, das man – beispielsweise zusammen mit Pflanzen, die vor Unwetter schützen, wie Mistel oder Johanniskraut – in einem Beutel oder Amulett am Körper trug. Rosmarin, eine typisch mediterrane Pflanze, war der griechischen Liebesgöttin geweiht und ist daher seit dem Altertum als Aphrodisiakum begehrt. Im alten Hexenkult war Rosmarin dagegen als mächtiges Kraut gegen Schwarze Magie bekannt. Die Apotheker früherer Zeit bereiteten aus duftenden Rosmarinblättern eine Essenz mit dem Namen »Wasser der Königin von Ungarn«, das eine verjüngende Wirkung haben sollte. Rosmarin wurde auch als Pestpflanze eingesetzt, was seinen heutigen Gebrauch in Reinigungsräucherungen nahelegt. Auf den Kanarischen Inseln wird Rosmarin geräuchert, um Gekkos zu vertreiben.

DUFT UND WIRKUNG

Der kraftvolle, heilsame und reinigende Duft der Rosmarinblätter wirkt sich positiv auf die Konzentrationsfähigkeit aus und stärkt das Gedächtnis. Er bringt Trost und Glück. Wegen seiner Verbindung mit dem Meer wird das beliebte Gewürz bei allen Räucherungen eingesetzt, die mit dem Element Wasser zu tun haben. Doch auch feurige Kräfte zeichnen den Rosmarin aus, so verleiht er »das Feuer des Lebens«. Auch als Räucherung im Freien eignet sich Rosmarin, denn er zieht Feen, Elfen und Naturgeister an.

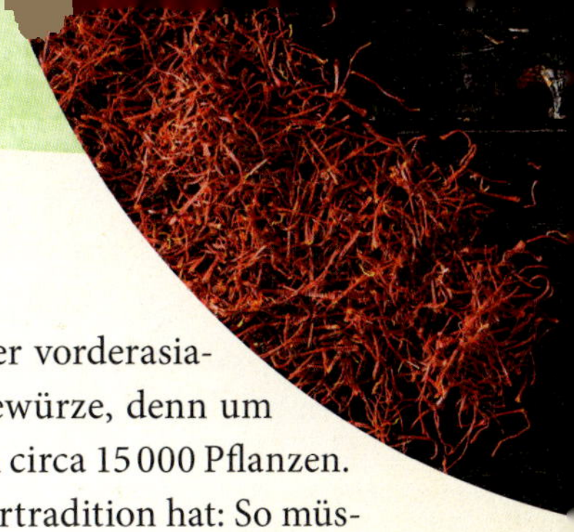

Safran *(Crocus sativus)*

HERKUNFT

Safran sind die tiefroten, getrockneten Blütennarben einer vorderasiatischen Krokusart. Es ist seit jeher eines der teuersten Gewürze, denn um ein Kilogramm herzustellen, benötigt man die Narben von circa 15 000 Pflanzen. Es verwundert daher nicht, dass Safran eine lange Fälschertradition hat: So müssen zum Beispiel Ringelblumen oder Färberdisteln, sogenannte Saflorblüten, als Safranplagiate herhalten.

VERWENDUNG

Bereits im Altertum wurde Safran als Zutat für Kosmetik sowie als Färbepflanze genutzt. So soll der Randstreifen der römischen Toga seine rote Farbe von ihm erhalten haben. Im ausgehenden Mittelalter galt Safran als Pflanze, die »die Kraft habe, den Geist zu erquicken«. Sie soll dem Herzen Frohsinn, Freude und Lachen entlocken. Aufgrund seiner berauschenden Eigenschaften wurde Safran früher als Opiumersatz gebraucht. Plinius betrachtete ihn als Allheilmittel, und auch als Aphrodisiakum erfreut sich Safran einer langen Tradition. Besonders die sinnliche Begierde der Frauen soll er anregen und das Stehvermögen der jungen Männer erhöhen. Von Paracelsus weiß man, dass er das rote Gewürz gern in seinen Räucherungen verwendete, die mit Jupiter und Sonne in Verbindung standen. Safran ist auch heute noch Bestandteil vieler Räuchermischungen und -stäbchen, allen voran der ayurvedischen.

DUFT UND WIRKUNG

Durch seine berauschende Wirkung fördert Safran in der Räucherung Hellsichtigkeit und Zukunftsschau, weshalb er sich für Orakel- und Visionenräucherungen anbietet. Durch seine anregenden Eigenschaften eignet er sich mit seinem eigentümlich würzigen und heißen Duft außerdem für Liebesräucherungen jeder Art.

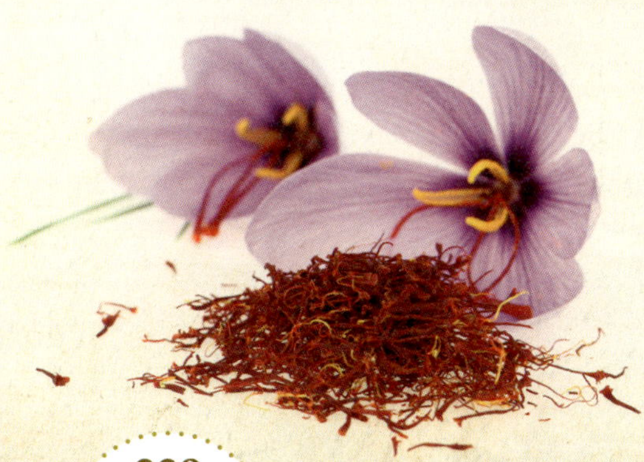

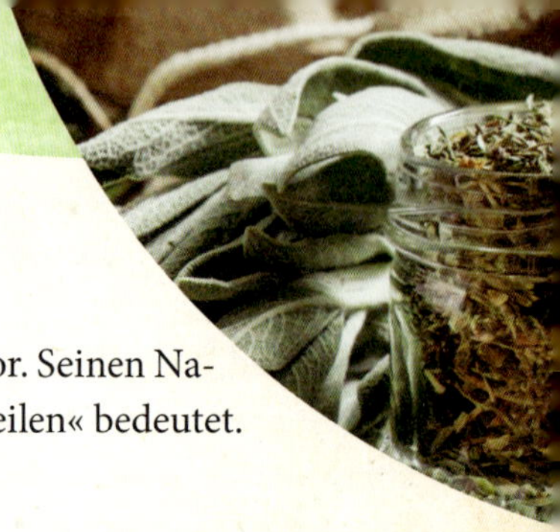

Salbei *(Salvia officinalis)*

HERKUNFT

Salbei kommt im gesamten Mittelmeerraum natürlich vor. Seinen Namen hat das Gewürz vom lateinischen »salvare«, was »heilen« bedeutet.

VERWENDUNG

Im Alpenraum, wo er schon im frühen Mittelalter in Klostergärten angebaut wurde, verwendete man ihn als Arzneimittel. Seine Blüten kamen als Würzmittel zum Einsatz und hielten bald auch in die bäuerlichen Kräutergärten Einzug. Da man ihm die Fähigkeit zuschrieb, das Böse fernzuhalten, hängte man Salbeibüschel hinter der Eingangstür auf. Nach christlichem Glauben erhielt der Salbei seine Heilkraft von Maria, die sie ihm verlieh, weil er ihr auf der Flucht vor Herodes Zuflucht gewährt hatte. Salbei wird noch heute in der Volksmedizin vor allem bei Magen-Darm-Beschwerden, Entzündungen der Mund- und Rachenschleimhaut sowie gegen übermäßige Schweißabsonderung angewendet. Schon in alter Zeit kannte man die antiseptische Wirkung des Salbeis, weshalb man ihn in Krankenzimmern räucherte.

DUFT UND WIRKUNG

Der würzig-aromatische, kraftvolle Duft des Salbeis wirkt stark reinigend und aufbauend. Er stärkt Körper und Geist und gibt verloren gegangene Energie zurück.

Wer auf Salbei baut,
den Tod kaum schaut.
Volksmund

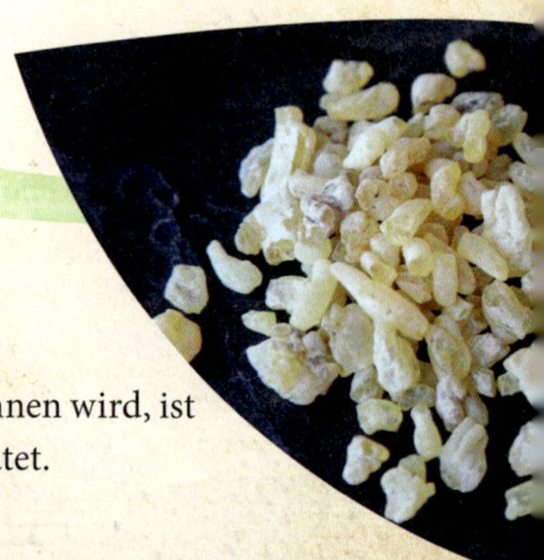

Sandarak *(Tetraclinis articulata)*

HERKUNFT

Die Gliederzypresse, aus der das Sandarak-Harz gewonnen wird, ist in Algerien, Marokko, Südspanien und Malta beheimatet.

VERWENDUNG

Während das Harz bei uns noch nicht sehr bekannt ist und hauptsächlich in der Farben- und Lackindustrie eingesetzt wird, verräuchert man es vor allem in

Nordafrika zu vielerlei Zwecken: bei Bauchschmerzen und Schlafstörungen, in der Geburtshilfe sowie bei Erkältungskrankheiten.

DUFT UND WIRKUNG

Der feine, balsamische, frische und klare Duft des Sandarak, der irgendwo zwischen Mastix und Weihrauch anzusiedeln ist, wirkt klärend, reinigend und entspannend. Da das Harz beim Verräuchern viel Rauch entwickelt, eignet es sich als Beigabe zu Räuchermischungen oder zur Anwendung im Freien.

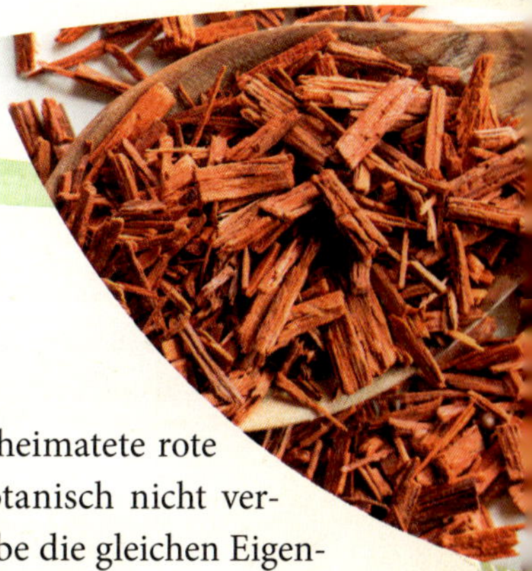

Sandelholz, rot

(Pterocarpus santalinus Pterocarpus indicus)

HERKUNFT

Der in Indien, außerdem aber in Malakka und Burma beheimatete rote Sandelholzbaum ist mit dem weißen Sandelholzbaum botanisch nicht verwandt, wird aber als sein Bruder betrachtet. Es heißt, er habe die gleichen Eigenschaften wie dieser. Er duftet jedoch bei Weitem nicht so gut.

VERWENDUNG

Rotes Sandelholz enthält den roten Farbstoff Santalin, der zum Färben von Textilien, Räucherkegeln und Tischlerlacken verwendet wird. Das Holz verarbeitet man in der Bau- und Möbeltischlerei.

DUFT UND WIRKUNG

Der Duft des Rotsandels ist etwas holziger, herber und weniger edel als der des weißen Sandelholzes. Seine Farbe bringt ihm seine warme Qualität ein, die in der Räucherung für das Element Feuer steht.

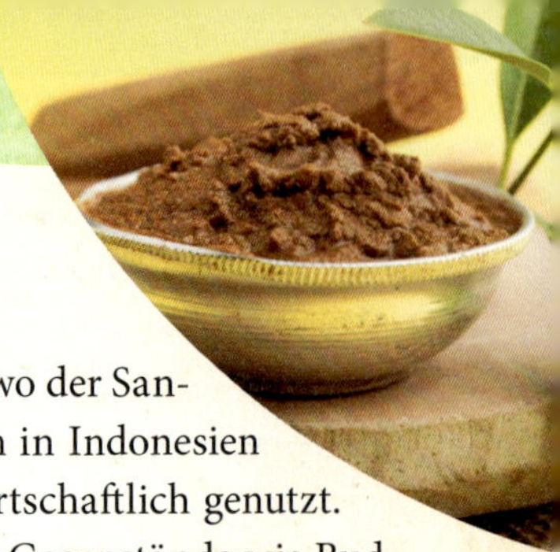

Sandelholz, weiß *(Santalum album)*

HERKUNFT

Die beste Sandelholzqualität kommt aus Mysore, Indien, wo der Sandelbaum beheimatet ist und als heilig verehrt wird. Auch in Indonesien sowie auf den Philippinen wird der Halbschmarotzer wirtschaftlich genutzt. Aus dem weißen Sandelholz werden kunsthandwerkliche Gegenstände wie Buddhafiguren und sonstige Ritualobjekte, aber auch Gebrauchsgegenstände und Kleinmöbel hergestellt, die besonders gut duften, und zwar über Jahrhunderte hinweg.

VERWENDUNG

Bei indischen Verbrennungszeremonien spielt das Sandelholz traditionell eine wichtige Rolle. Die Reichen des Landes leisten sich sogar ganze Scheiterhaufen aus purem Sandelholz. In pulverisierter Form ist der wertvolle Rohstoff Bestandteil ayurvedischer Gesichtsmasken, verschiedener Kosmetika sowie des Stirnzeichens der Hindus. Auch in China hat das Sandelholz eine lange Tradition als Zeichen der Verehrung. Es heißt dort »Chant'an«, wobei die Silbe »t'an« »wahrhaftig« oder »aufrichtig« bedeutet. Der Sandelholzbaum enthält in seinem Kernholz ein ätherisches Öl, das früher bei Erkrankungen der Harnwege eingesetzt wurde und heute hauptsächlich in der Parfümindustrie Verwendung findet. Um dieses Öl zu gewinnen, kann man nur das mindestens 40 Jahre alte sogenannte Spätholz des Stammes verwenden, weshalb das Sandelholzöl zu den teureren Rohstoffen zählt. Sandelholz ist ein unverzichtbarer Bestandteil von Räuchermischungen und -stäbchen, denn es ist ein klassischer Duftstoff, der fast jedermanns Nase anspricht und der durch seinen exquisiten Duft anderen Düften die Schwere und Schärfe nimmt. Heute ist Sandelholz immer schwerer erhältlich, denn die Bestände sind durch Abholzung und Waldbrände knapp geworden, weshalb die Ausfuhr vom Staat stark reduziert und streng überwacht wird. Sandelholz ist ein typischer Tempelduft, der häufig zur Meditation verwendet wird. Außerdem ist es ein Vermittler zwischen den Elementen, der aus verschiedensten Komponenten ein Ganzes schafft.

DUFT UND WIRKUNG

Die Inder verbrennen Sandelholz mit seinem typischen weichen, samtig-warmen, leicht süßlichen Duft traditionell am Abend, um alles Böse fernzuhalten. Mit Rose zusammen wird es verwendet, um alle Sünden »wegzuwaschen« sowie Körper und Seele zu reinigen. Sandelholz ist ein starker Schutz- und Bannstoff.

Stinkasant *(Ferula assa foetida)*

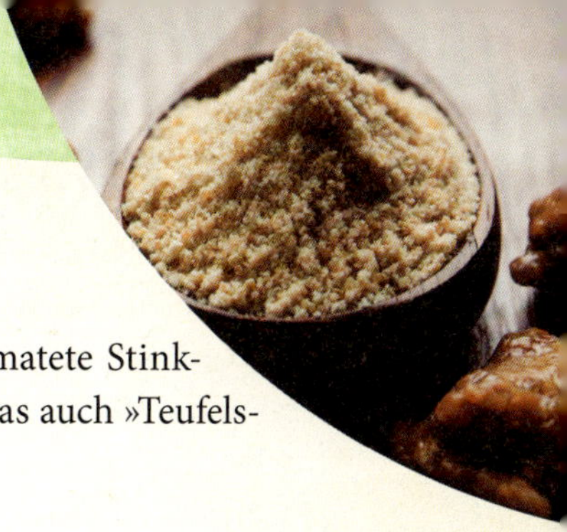

HERKUNFT

Der im Ostiran, in Afghanistan und in Kaschmir beheimatete Stinkasant liefert ein höchst intensiv riechendes Gummiharz, das auch »Teufelsdreck« genannt wird.

VERWENDUNG

Das Harz wurde (und wird) zum Exorzismus eingesetzt. Früher stellte es zudem ein Heilmittel bei Hysterie dar. Asafoetida – »foetet« ist Lateinisch und bedeutet »es stinkt« – wird in Indien, Frankreich und besonders in östlichen Ländern bis heute als Würzmittel zum Beispiel in Salatsoßen verwendet. Auch ist es Bestandteil der bekannten Worcestersoße. Auf dem Balkan wurde der Teufelsdreck lange Zeit auch als Aphrodisiakum verwendet.

DUFT UND WIRKUNG

Stinkasant entfaltet einen scharfen Geruch, der an eine Mischung aus Mango, Zwiebeln und Knoblauch erinnert. Dieser strenge und eigentümliche Duft ist wahrlich nichts für zartbesaitete Nasen! Teufelsdreck wird traditionell zum Vertreiben böser Dämonen, schlechter Gedanken und sonstiger negativer Kräfte verwendet. Er bewirkt eine starke energetische Reinigung und vertreibt auch das letzte Teufelchen aus dem Haus.

Schwertlilie

siehe ***Iriswurzel***

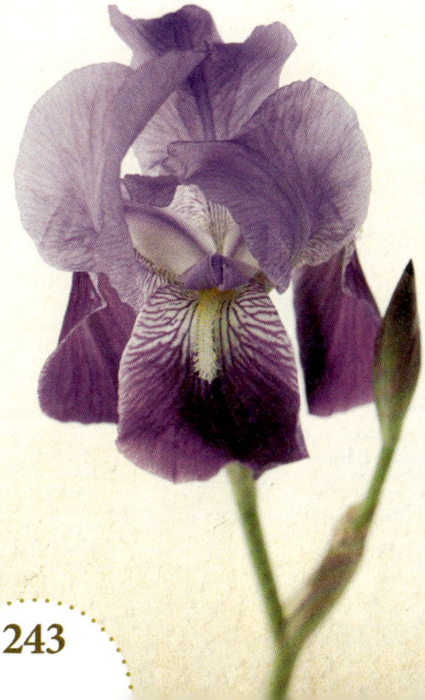

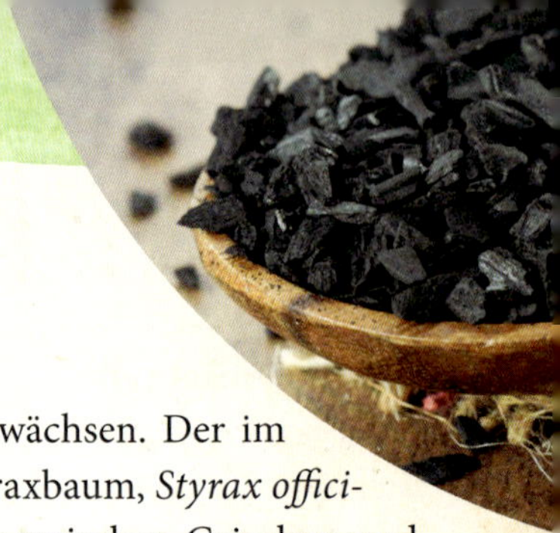

Styrax / Storax

(Styrax officinalis, Liquidambar orientalis)

HERKUNFT

Styrax oder Storax stammt von unterschiedlichen Gewächsen. Der im Mittelmeerraum sowie in Vorderasien beheimatete Storaxbaum, *Styrax officinalis,* liefert das feste, duftende Storaxharz, das schon zwischen Griechen und Phöniziern ein wichtiges Handelsgut und zu Moses Zeiten ein beliebter Räucherstoff war. Der sogenannte »echte« oder flüssige Styraxbalsam hingegen wird aus Styrax- bzw. Amberbäumen (Amber) gewonnen, die in Amerika *(Liquidambar styraciflua)*, Südchina *(Liquidambar formosana)* und Vorderasien *(Liquidambar orientalis)* heimisch sind. Die Bezeichnung »Liquidambar«, lateinisch für »flüssiger Bernstein«, geht auf den spanischen Arzt Hernandez zurück, der es in der Mitte des 17. Jahrhunderts erstmals beschrieb. Er benannte es wohl aufgrund seiner gelblichen Farbe wie auch seines Geruchs nach dem Bernstein. Er hat einen etwas lack- oder gummiartigen Geruch, der jedoch verschwindet, wenn man dem Rohstoff durch Abkochen das ätherische Öl entzieht.

VERWENDUNG

Zum Räuchern bietet sich eine preiswerte Variante des Styrax an: mit Styraxbalsam getränkte Holzkohle, die unter dem Namen »Styrax« im Handel ist und nicht mit dem Styraxholz sowie der -borke zu verwechseln ist, die in der orthodoxen Kirche geräuchert werden. Styraxbalsam wird in der Medizin als schleimlösendes Mittel verwendet und in der Industrie zur Parfüm- und Kosmetikherstellung gebraucht. Es dient als Gewürz für Süßwaren und Gebäck, Kaugummi und Limonaden. Außerdem wird es zum Aromatisieren auch einer anderen Form des Räucherwerks beigegeben: dem Tabak.

DUFT UND WIRKUNG

Styrax duftet angenehm und süß-exotisch, wofür unter anderem das in ihm enthaltene Vanillin verantwortlich ist. Das wohlriechende Harz macht »weich«, empfindsam und fördert das Verlangen nach Zärtlichkeit. Es versetzt den Räuchernden in eine liebevolle, romantische Stimmung voller Harmonie. Styrax löst emotionale Spannungen und vertreibt negative Gedanken. Vor einem romantischen Rendezvous kann eine Styraxräucherung wahre Wunder wirken.

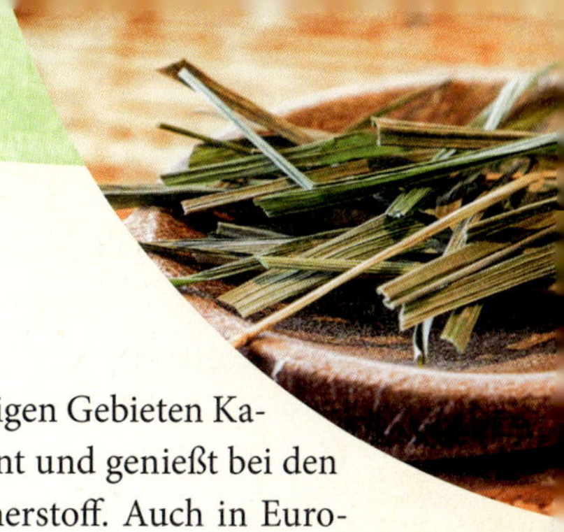

Sweetgrass / Mariengras

(Hierochloe odorata)

HERKUNFT

Sweetgrass wächst in den weiten Prärien der USA und einigen Gebieten Kanadas. Es ist auch unter dem Namen »Vanillegras« bekannt und genießt bei den Prärie-Indianern hohes Ansehen als Medizin und Räucherstoff. Auch in Europa wächst dieses Süßgras. Dieses einheimische Räucherwerk heißt »Mariengras« oder »Duftendes Mariengras«.

VERWENDUNG

Das süße Gras wird bei Erkältungen, Fieber und inneren Schmerzen als Tee aufgebrüht. Sweetgrass ist auch Bestandteil des indianischen Ritualtabaks. Als Räucherung verwenden die Indianer Sweetgrass für die Reinigung, zum Schutz sowie zum Herbeirufen positiver Kräfte. Dabei wird es, meist zu einem Zopf geflochten, in der Hand gehalten, während das glühende Ende herumgeschwenkt wird. Zur Räucherung im Haus ist es jedoch sinnvoller, das Gras kleingeschnitten auf der Räucherkohle zu verbrennen.

DUFT UND WIRKUNG

Sweetgrass wird nach indianischer Vorstellung von guten wie bösen Geistern als angenehm empfunden. Daher sollte vor der Verwendung des Grases Weißer Salbei (White Sage) geräuchert werden, der die bösen Geister krank macht – und vertreibt. So werden nur die guten Geister vom Duft des Sweetgrass angelockt. Es verströmt beim Räuchern – wie der Name schon sagt – einen süßen, warmen, leicht an Vanille erinnernden Duft.

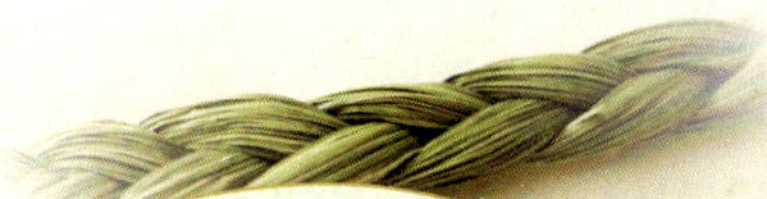

Okaga kommt vom Mond, wenn das Gras zu wachsen beginnt. Dem Süßgras gibt er seinen Geist.

Stamm der Ogalala

Teufelsbanner

siehe *Johanniskraut*

Teufelsdreck

siehe Stinkasant

Teufelsflucht

siehe Johanniskraut

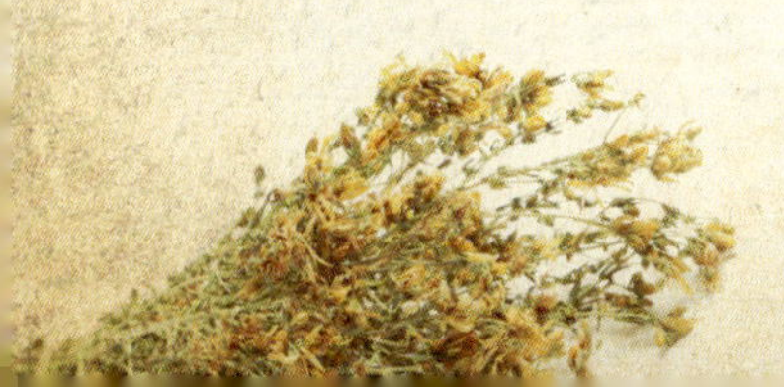

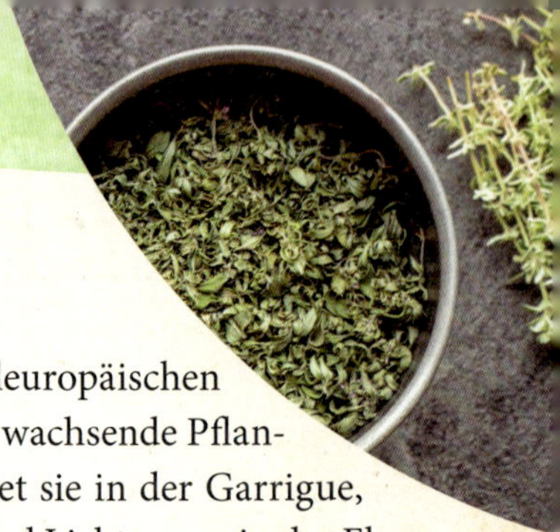

Thymian *(Thymus vulgaris)*

HERKUNFT

Das mediterrane Thymiankraut und auch seine mitteleuropäischen Verwandten wie Feld- oder Zitronenthymian sind wild wachsende Pflanzen, die mittlerweile auch angebaut werden. Man findet sie in der Garrigue, immergrünen Gebüschlandschaften, sowie an Felsen und Lichtungen in der Ebene bis hinauf in die Alpen. Der Name »Thymian« leitet sich von dem griechischen Wort »thyo« ab, was so viel heißt wie »den Göttern ein Opfer bringen«.

VERWENDUNG

Bei den Germanen war der Thymian der Liebesgöttin Freya geweiht. Die alten Römer und Griechen glaubten, dass die Seelen Verstorbener in dem Kraut wohnten. Die Römer räucherten den Thymian, um Skorpione zu vertreiben. Auch verwendete man ihn als Ersatzräucherstoff, wenn der Weihrauch knapp wurde. Plinius empfahl Thymian gegen Kopfschmerzen und als Gegengift bei Schlangenbissen. In der modernen Medizin gilt das Gewürzkraut als geeignetes Mittel, um dem Alterungsprozess entgegenzuwirken. Außerdem setzt man es für desinfizierende Umschläge und Inhalationen sowie gegen Spul- und Madenwürmer ein.

DUFT UND WIRKUNG

Thymian dient mit seinem stark aromatischen Duft zur Reinigung von Wohnräumen. Er wirkt kräftigend auf Körper, Geist und Seele.

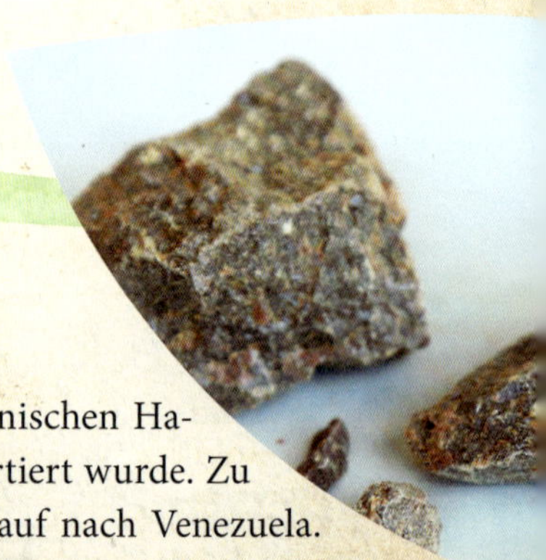

Tolubalsam
(Myroxylon balsamum/Harms var. balsamum)

HERKUNFT

Der Name »Tolubalsam« leitet sich von der kolumbianischen Hafenstadt Tolu her, über die der Rohstoff weltweit exportiert wurde. Zu finden ist der Tolubalsambaum von Paraguay bis hinauf nach Venezuela. Gewonnen wird der Balsam, indem man die Baumstämme an mehreren Stellen V-förmig einritzt und den dickflüssig und klebrig austretenden Saft auffängt. Nur nach und nach kristallisiert der Balsam und wird zu einer festen, bräunlichen Masse, die im Handel in den Qualitätsstufen »hart« und dem hochwertigeren »extrahart« erhältlich ist.

VERWENDUNG

Tolubalsam wird, ähnlich wie Perubalsam, als Heilmittel bei Hautkrankheiten und Wunden eingesetzt. Man sagt, er besitze die Fähigkeit, frische Wunden ohne Narben verheilen zu lassen. Die wohl wichtigste Eigenschaft des Tolubalsams beim Räuchern ist seine hilfreiche Wirkung bei Erkältungen und asthmatischen Beschwerden. Der Räucherbalsam wird in der Medizin auch erfolgreich bei rheumatischen Beschwerden und Kopfschmerzen eingesetzt.

DUFT UND WIRKUNG

Tolubalsam verströmt einen warmen, balsamischen und vanilleartigen Räucherduft – ähnlich wie Styrax oder Benzoe. Er wirkt stimmungsaufhellend und entspannend, zugleich aufbauend, stärkend und auf körperlicher wie seelischer Ebene heilsam. Man sollte vermeiden, den Rauch direkt einzuatmen, da er leicht einen Hustenreiz auslöst. Durch seine weiche, aromatische Note versetzt er – in Maßen genossen – in eine träumerische und geborgene Stimmung.

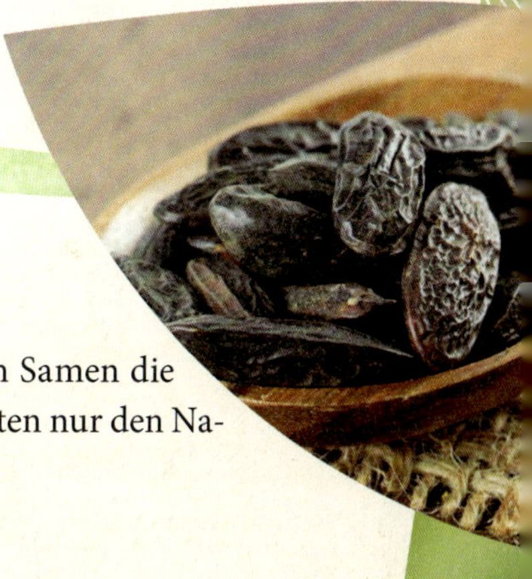

Tonkabohne *(Dipteryx odorata)*

HERKUNFT

Der südamerikanische Tonkabaum liefert uns mit seinem Samen die hocharomatische Tonkabohne, die mit anderen Bohnenarten nur den Namen und die Form gemein hat.

VERWENDUNG

Im Ursprungsland legt man Tonkabohnen in Rum ein, um ein wohlschmeckendes Getränk herzustellen. Als Amulett in der Tasche oder am Körper getragen, gilt sie als Glücksbringer, der die Liebe anzieht und Krankheiten abwehrt. Man sagt auch, eine Tonkabohne im Geldbeutel rege den Geldfluss an. Außerdem kann man sie als Wunschbohne einsetzen, die man, mit dem geheimen Wunsch besprochen, an einem sicheren Ort vergraben soll. Um Tonkabohnen zu verräuchern, reibt man sie am besten mit einer Muskatreibe. Für größere Mengen empfiehlt sich die Verwendung einer Küchenmaschine, wobei darauf zu achten ist, dass die zerkleinerten Bohnen luftdicht aufbewahrt werden.

DUFT UND WIRKUNG

Der süße, warme, vanilleartige Duft mit seinen würzigen Akzenten wirkt in der Räucherung ausgleichend und stimmungsaufhellend – ein Duft zum Seele-baumeln-Lassen.

Ud

*siehe **Adlerholz***

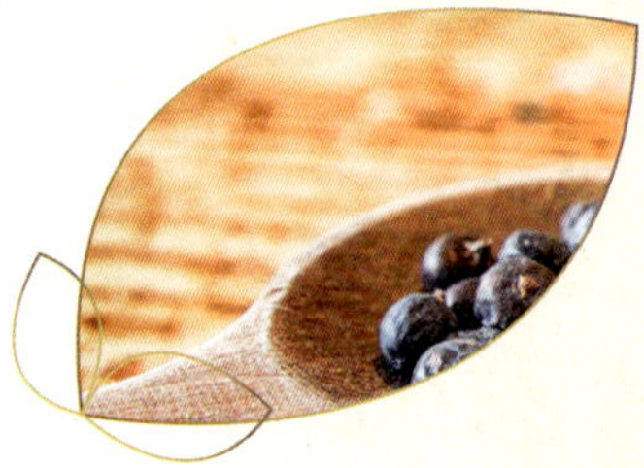

Veilchenwurzel

*siehe **Iriswurzel***

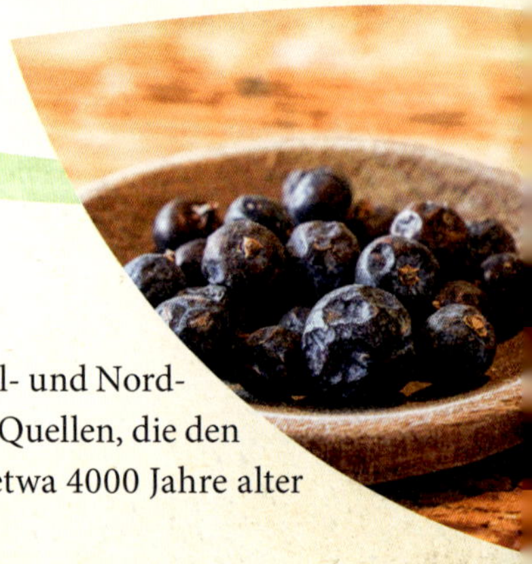

Wacholder *(Juniperus communis)*

HERKUNFT

Der Wacholderstrauch oder -baum ist in Europa, Mittel- und Nordamerika, Afrika und Asien heimisch. Eine der ältesten Quellen, die den Wacholder als Arznei und Räucherstoff nennt, ist ein etwa 4000 Jahre alter ägyptischer Papyrus.

VERWENDUNG

In der Volksmedizin galt das aus den Beeren des Wacholders gewonnene Öl als Allheilmittel. Noch heute werden sowohl aus den Beeren als auch aus dem Holz Aufgüsse gegen Magen-Darm-Beschwerden sowie gegen Gicht und Rheuma bereitet. In früherer Zeit wurde eine über Wacholderbeeren geräucherte Wolldecke, »Reckholdermantel« genannt, einem Rheumakranken ins Bett gelegt, um ihn von seinem Leiden zu befreien. Als Blutreinigungsmittel schreibt man der Pflanze ebenfalls heilsame Wirkungen zu. Und natürlich kennt man sie aus der Schnapsbrennerei. Die Frauen der Navajo-Indianer fertigen aus Wacholderbeeren kleine Armkettchen für ihre Kinder, die sie ihnen vor dem Einschlafen umlegen, um böse Träume fernzuhalten. Im Altertum wurden Wacholderholz und -gestrüpp zum Verbrennen der Leichen benutzt. Wacholder war neben Lavendel, Rosmarin und Knoblauch Bestandteil des legendären »Vierräuberessigs«, den vier Räuber getrunken hatten, um sich gegen die Pest zu schützen und auf einem Beutezug Pestopfer auszurauben. Wacholder ist auch ein verbreitetes Mittel gewesen, um die sogenannten Pesthäuser zu reinigen. Allgemein gilt Wacholder als starkes Schutzkraut: beispielsweise gegen Hexen, Kobolde und Dämonen sowie bösen Zauber und negative Einflüsse jeglicher Art. Schon Vergil, der »Vater des Abendlandes«, empfahl das Holz des Wacholders zum Ausräuchern der Ställe, was sich als Brauch bis in die heutigen Tage erhalten hat: Am 6. Januar, dem Dreikönigstag, werden Stall und Stube geräuchert, um im kommenden Jahr gegen Krankheit und Unglück gefeit zu sein.

DUFT UND WIRKUNG

Zum Räuchern sind alle Teile des Wacholders verwendbar: sein Holz, die Beeren sowie die Spitzen. Das Holz verströmt einen angenehm sanften Duft, während die Wacholderspitzen ein eher waldig-würziger Geruch auszeichnet. Teilweise sind bei uns im Handel auch indianische Wacholderspitzen erhältlich, die einen besonders feinen, edlen, warm-würzigen Duft verströmen. Die Beeren mit ihrem hocharomatischen, fruchtigen, appetitanregenden und reinigenden Duft stellen das intensivste Räucherwerk des Wacholders dar, der sich jedoch in all seinen Teilen für Schutz- und Reinigungsräucherungen eignet.

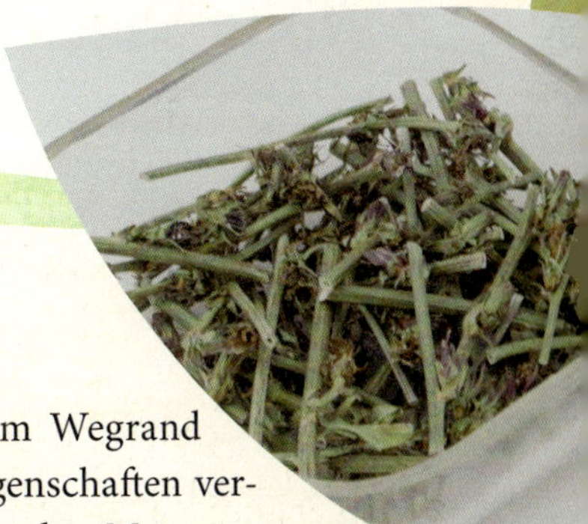

Wegwarte *(Cichorium intybus)*

HERKUNFT

Die Wegwarte, die auf Wiesen und Brachland sowie am Wegrand wächst, wurde im Mittelalter wegen ihrer magischen Eigenschaften verehrt. Viele Legenden ranken sich um das Gewächs, das jeden Morgen neue, hellblaue Blüten treibt, die am Abend schon wieder verwelkt sind. Paracelsus meinte, ihre Wurzeln verwandelten sich nach sieben Jahren in einen Vogel. Otto Brunfels, einer der ersten Botaniker, schreibt der Wegwarte allerlei Wunderkräfte zu, die er darauf zurückführt, dass sich ihre Blüten blutrot verfärben, wenn man sie in einen Ameisenhaufen wirft. Eine der vielen Legenden um die Pflanze berichtet, die Wegwarte sei eine verwandelte Jungfrau, die im blauen Kleid so lange aus Gram um ihren Geliebten am Wege wartend saß, bis sie in eine Blume verwandelt wurde.

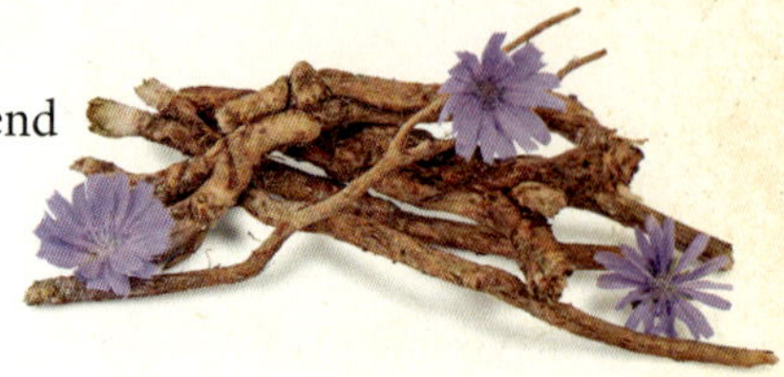

VERWENDUNG

Wenn man die Wegwarte bei sich trägt, soll das unverwundbar machen. Unter das Leintuch gelegt, erleichtere die Wurzel der Zauberpflanze die Geburt. Berührt man mit ihr einen anderen Menschen, kann man sich seiner Liebe versichern. Wenn man sie am 25. Juli unter bestimmten Bedingungen ausgräbt, kann die Wunderwurzel sogar unsichtbar machen … und das sind nur einige der vielfältigen Zauberwirkungen der Wegwarte. Der bittere Milchsaft der Pflanze fördert die Verdauung und Entschlackung, und wurde von Dioskurides und Plinius zur Behandlung von Augenleiden angewendet.

DUFT UND WIRKUNG

In der Räucherung fördern die Wurzel und das Kraut der Wegwarte mit ihrem feinwürzigen Duft visionäre Träume und findet bei vielerlei Liebes- und Schutzzaubern Anwendung.

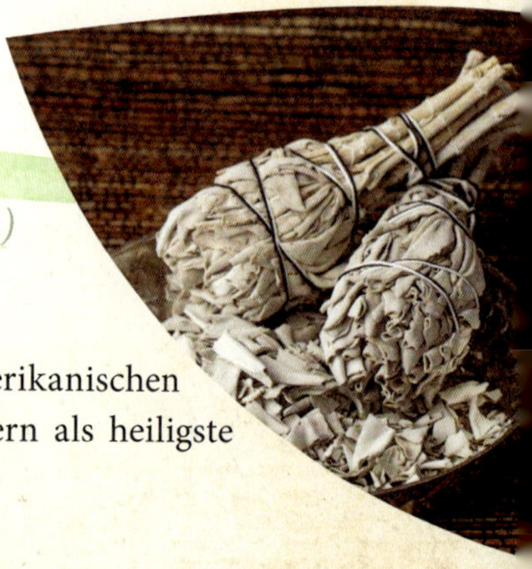

White Sage *(Weißer Salbei) (Salvia apiana)*

HERKUNFT

Der weiße, silberblättrige Salbei, der an der nordamerikanischen Westküste zu finden ist, wird bei den Prärie-Indianern als heiligste Medizin geschätzt.

VERWENDUNG

Er hat ähnliche Anwendungsgebiete wie der europäische Salbei. Im Sonnentanzritual wird der Weiße Salbei gekaut, um den Durst zu mindern. Auch in Schwitzhütten-, Heilungs- und Reinigungszeremonien kommt die heilige Pflanze zum Einsatz. »Wo Salbei ist, werden negative Kräfte ferngehalten«, beschreiben die Indianer seine Wirkungen. Nur in einem Fall sollte auf den Gebrauch dieser mächtigen Pflanze verzichtet werden: während des »Mondes« einer Frau. Weder sie selbst noch der Schamane sollte an diesen Tagen den White Sage im Ritual verwenden, da es einen »schlechten Zauber« bewirken würde. Die Legende berichtet, der White Sage habe seine silbrige Farbe erhalten, als ein armes Mädchen der Weißen Bisonfrau opfern wollte, jedoch nichts hatte als ein wenig Unkraut vom Wegesrand. Doch durch den reinen, starken Glauben des Mädchens nahm das braune Kraut auf dem Altar eine wunderschöne, silbrige Farbe an.

DUFT UND WIRKUNG

White Sage ist sehr klar und stark im Duft und wird besonders wegen seiner weichen, leicht süßlichen und reinen Note geschätzt. Die Blätter des Weißen Salbeis wirken heilsam, reinigend und halten negative Kräfte fern.

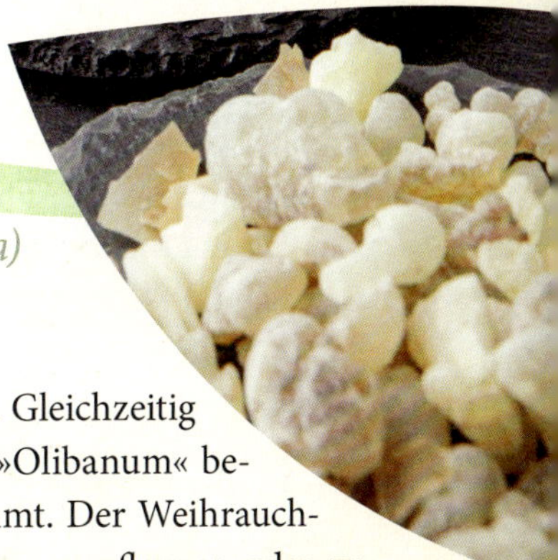

Weihrauch

(Boswellia carteri, Boswellia sacra, Boswellia serrata)

HERKUNFT

Weihrauch ist der Überbegriff für Räucherwerk aller Art. Gleichzeitig bezeichnet er ein Räucherharz, auch unter dem Namen »Olibanum« bekannt, das von Bäumen der etwa 25 Boswelliaarten stammt. Der Weihrauchbaum wächst hauptsächlich wild, da er Versuchen, ihn zu verpflanzen oder zu züchten, zumeist hartnäckig widersteht. Er findet sich bevorzugt an den landeinwärts gelegenen Küstengebieten, die sich entlang dem Roten Meer, über den Golf von Aden bis hin zum Oman erstrecken, des Weiteren findet man ihn in manchen Teilen Indiens. Die Weihrauchernte geschieht seit über 3000 Jahren auf dieselbe Weise: Indem man die Rinde der Boswelliabäume auf spezielle Weise mit dem Mangaf-Messer einschneidet – in der Antike war die Technik ein gut gehütetes Geheimnis – regt man die vermehrte Harzproduktion an. Als Qualitätsmerkmal gilt: Je klarer, reiner und weißer das Harz schimmert, desto besser (und teurer) ist es. Eine braune bis rötliche Farbe weist dagegen auf eine geringere Qualität hin, was sich auch in Duft und Wirkung widerspiegelt. Im Handel sind verschiedene Sorten und Qualitäten vor allem aus Eritrea, Somalia, Indien und Arabien erhältlich.

VERWENDUNG

Der Weihrauch war lange Zeit in fast allen Kulturen das meistverwendete Harz, dessen Verbrauch den anderer Harze weit überstieg. In vielen arabischen Ländern bedufteten die Menschen Kleidung und Wohnräume mit Weihrauch. Auch von den Korn- und Speisekammern hielt man durch Weihrauchräucherungen Ungeziefer fern. Während die Juden im Altertum einen nicht-religiösen Weihrauchgebrauch streng ahndeten, verhielt sich dies bei den Moslems genau umgekehrt: Weihrauch durfte jederzeit, aber keinesfalls zu religiösen Anlässen geräuchert werden. Dies gilt heute als »heidnischer Überrest aus vorislamischer Zeit« und ist daher verpönt. Dafür kommt der duftende Weihrauch bei anderen Gelegenheiten zum Einsatz: Die Frauen im Süden Arabiens beduften ihre Scham, um sich auf den Liebesakt einzustimmen und ihre Fruchtbarkeit zu steigern. Weihrauch wurde schon im Alten Testament häufig als Opfergabe und heiliges Räucherwerk erwähnt. Auch heute noch ist er den meisten westlichen Menschen vor allem aus der katholischen Kirche bekannt, wo er in großen Mengen, unterschiedlichen Qualitäten und, je nach Geschmack des Pfarrers, in Mischungen mit anderen Harzen und Kräutern verbrannt wird. In tibetischen Tempeln wird ständig Weihrauch geräuchert. Kranke suchen die heiligen Stätten deshalb häufiger auf – nicht nur um zu beten, sondern auch um die heilsamen Wirkungen des Rauches zu genießen. Die medizinischen Anwendungen des Weihrauchs in Form von Salben, Tees, Auszügen, Pflastern usw. werden heute auch im Westen wieder populär. Sie reichen von Asthma über Depressionen, Darmerkrankungen, Grippe und Hautentzündungen bis hin zu Schlafstörungen, Sonnenbrand, Zahnfleischentzündungen, Kopfschmerzen und der Behandlung von Tumoren.

DUFT UND WIRKUNG

In der Räucherung klärt Weihrauch die Sinne, lenkt den Blick aufs Wesentliche und spannt den Bogen zwischen den stofflichen und spirituellen Ebenen des Seins. Mit seinem süßlich-schweren, feierlichen Duft schafft er eine Atmosphäre von Klarheit, Reinheit und Ruhe, wobei er anregend und zugleich entspannend wirkt. Andacht und Meditation erfüllt der Weihrauch mit dem Geist des Erhabenen und Ewigen.

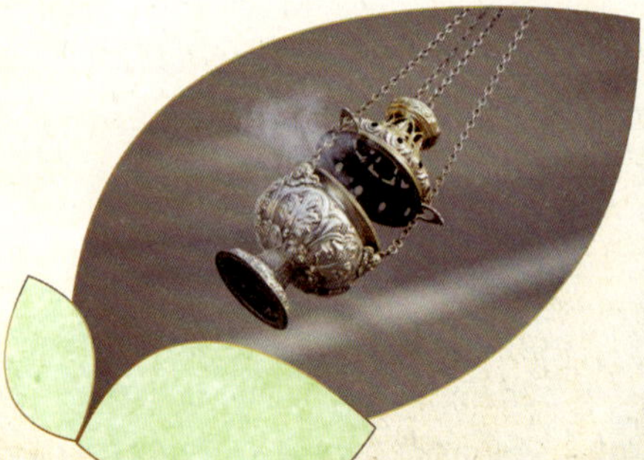

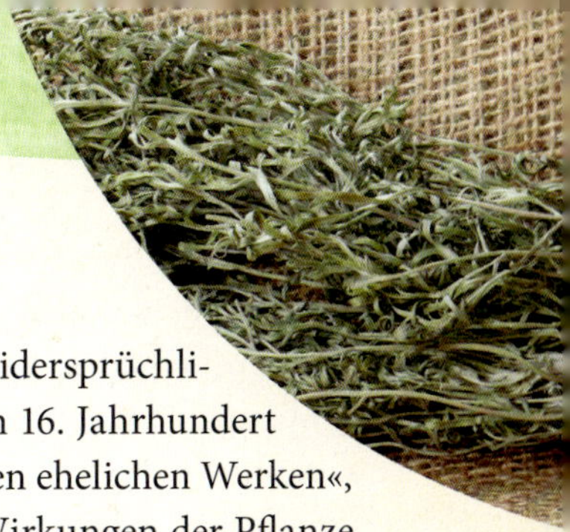

Wermut *(Artemisia absinthium)*

HERKUNFT/VERWENDUNG

Über die Wirkungen des Wermuts auf die Liebe sind widersprüchliche Aussagen überliefert. Während Tabernaemontanus im 16. Jahrhundert meinte, Wermut vertreibe die »Lust und die Begierde zu den ehelichen Werken«, glaubte man im alten Ägypten an die Liebe fördernden Wirkungen der Pflanze, weshalb man sie in allerlei Liebeszaubern verwendete. Als »Wiegenkraut« legte man den Wermut in alter Zeit zu den Neugeborenen oder räucherte ihn, um sie (und sich selbst) vor Zauber und Hexerei zu bewahren, und damit der Teufel das Kind nicht auswechselte. Gleichzeitig war Wermut aber auch Bestandteil der berüchtigten Hexensalben sowie von Getränken, die wüste Träume, Visionen und manchmal auch Tobsuchtsanfälle auslösten. Bereits in der griechischen Antike war Wermut unter dem Namen »Absinthion« bekannt. Gegen Ende des 18. bzw. Anfang des 19. Jahrhunderts hatte auch das Modegetränk Absinth besonders in Frankreich Hochkonjunktur und wurde im Übermaß konsumiert. Künstlern wie van Gogh, Rimbaud, Manet, Degas, Toulouse-Lautrec und Picasso wird Absinthmissbrauch nachgesagt. Die möglichen Folgen reichten von Kopfschmerzen über Erbrechen, Schwindel, Halluzinationen bis hin zu epilepsieartigen Krämpfen und Lähmungserscheinungen. Das führte zum Verbot von Absinth, der aber gerade eine etwas fragwürdige Renaissance erlebt. Doch auch mit dem Wermutöl sollte vorsichtig umgegangen werden, während andere Darreichungsformen der Pflanze als ungefährlich gelten. Noch heute werden Alkoholika aus Wermut hergestellt, darunter verschiedene Wermutgetränke. In der Medizin wird die Pflanze besonders bei Erkrankungen von Magen und Galle angewendet.

DUFT UND WIRKUNG

Beim Räuchern zeichnet sich Wermut durch einen kräftigen, würzig-aromatischen Duft aus, der ähnliche Schutzwirkungen wie der Beifuß entwickelt. Zuweilen wird Wermut in Liebesräucherungen verwendet, ansonsten kommt er in Mischungen zum Einsatz, die Visionen und die Hellsichtigkeit fördern.

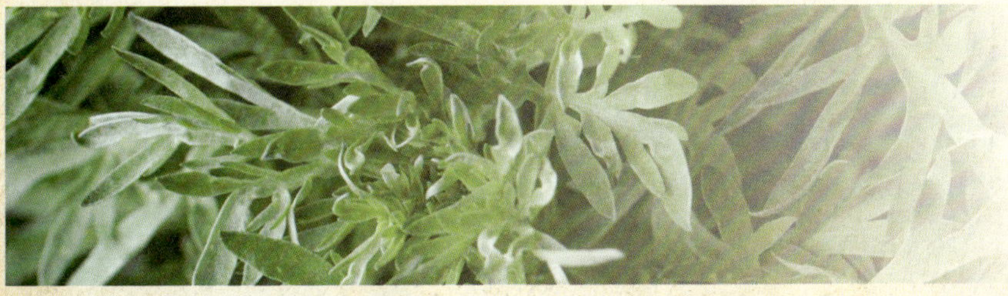

Zeder

(Cedrus libani/Cedrus deodara/Cedrus atlantica)

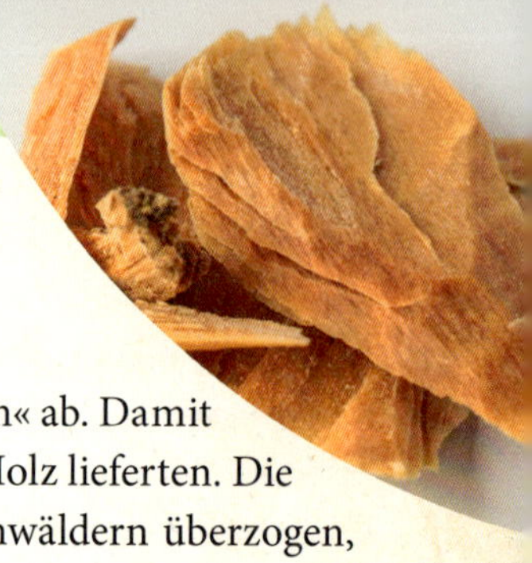

HERKUNFT

Der Name »Zeder« leitet sich vom griechischen Wort »kedron« ab. Damit wurden verschiedene Bäume bezeichnet, die ein duftendes Holz lieferten. Die Hänge des Libanon waren im Altertum mit dichten Zedernwäldern überzogen, von denen bis heute nur kleine Restbestände übrig geblieben sind, da jahrtausendelang Raubbau betrieben wurde, der schon bei den Assyrern und Babyloniern begann.

VERWENDUNG

Der Tempel Salomos in Jerusalem war innen komplett mit Zedernholz getäfelt. Auch zum Schiffs- und Hausbau sowie für Sarkophage war das wohlriechende, rötliche Holz begehrt und den antiken Völkern heilig. Der Prophet Ezechiel beschrieb in der Metapher der prächtigen Zedernbäume den Ruhm und die Macht der assyrischen Könige. Bei den Mesopotamiern war die Zeder der heilige Baum von Ea oder Enki, des »Gottes der Gewässer«. Die Zeder galt im alten Ägypten als unzerstörbar, weshalb man wertvolle Schriften in Zedernholzschränken aufbewahrte oder die Texte direkt auf Zedernholz verewigte. Auch als Grabbeigabe diente das »ewige« Holz, dessen Qualität sich auf die Verstorbenen auswirken sollte. Zur Mumifizierung injizierte man dem Leichnam unter anderem Zedernöl, was sich mit den Erkenntnissen Dioskurides' deckt, der dem aus der Zeder gewonnenen Pech nachsagt, es habe die besondere Kraft, »die toten Körper zu konservieren und die lebendigen zu verderben«. Vor dem Beischlaf auf die Scham gestrichen, sollte es zudem die Empfängnis verhüten. Das Zedernholz des Cedrelabaumes, *Cedrela odorata*, das vor allem in den tropischen Zonen Südamerikas geschlagen wird, findet weltweit in der Möbelherstellung Gebrauch. Am bekanntesten ist es uns jedoch wohl als Verpackung eines besonderen Räucherwerks: der edlen Zigarren aus Havanna.

DUFT UND WIRKUNG

Geräuchert wirkt Zedernholz stärkend und harmonisierend, es verleiht Mut und schützt vor Albträumen. Außerdem steht es in der Räucherung für Ansehen und Wohlstand. Auf ganz praktischer Ebene ist der warme, würzig-aromatische Zederduft zudem ein wirksamer Mottenschutz.

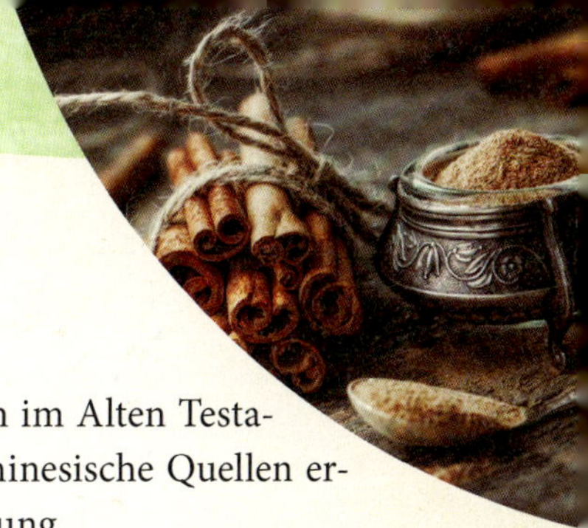

Zimt

(Cinnamomum ceylanicum/Cinnamomum cassia)

HERKUNFT

Zimt ist eines der ältesten bekannten Gewürze, das schon im Alten Testament im Hohelied Salomos erwähnt wird. Noch ältere chinesische Quellen erwähnen den Zimt schon 2700 Jahre vor unserer Zeitrechnung.

VERWENDUNG

Seit etwa 500 v. Chr. wird das Gewürz als Arzneimittel beispielsweise bei Erkältungskrankheiten sowie Magen-Darm-Beschwerden genutzt. Zimt gilt auch als eine die Blutzirkulation anregende und das Körperinnere erwärmende Pflanze. In Indien wird der Zimt sogar als Verhütungsmittel eingesetzt. Schon Paracelsus unterschied die zwei Zimtarten, die heute noch erhältlich sind: die von einem großen, in China und Malaysia beheimateten Baum stammenden Zimtblüten, auch »Cassia« genannt, und die rötliche Rinde der jungen Triebe eines in allen tropischen Zonen Asiens beheimateten Baumes oder Strauchs, dem sogenannten Ceylonzimt. Als Gewürz gibt man allgemein dem Ceylonzimt den Vorzug, in der Räucherung sind jedoch beide Arten gleichwertig. Die Düfte ähneln sich sehr stark und entfalten dieselben Wirkungen.

DUFT UND WIRKUNG

Zimt wird mit der Leidenschaft des Mannes in Verbindung gebracht, denn sein warm-weicher Duft wirkt erwärmend und leicht aphrodisierend. Zimt bringt außerdem Glück ins Haus und ist ein sehr aromatischer Räucherstoff, der in Mischungen mit schweren und intensiven Düften für harmonischen Ausgleich sorgt. Zimt wirkt positiv bei Gefühlskälte, nervösen Spannungen und Angstzuständen.

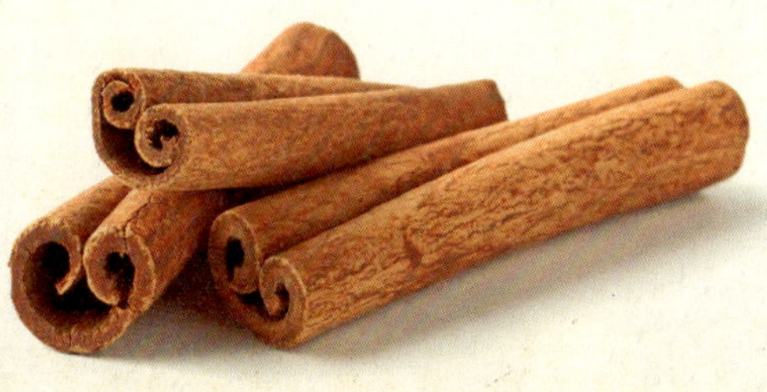

Zypresse

(Cupressus sempervirens)

HERKUNFT

Die Zypresse, ein immergrünes Nadelgewächs, stammt ursprünglich aus Kleinasien, wird aber heute im ganzen Mittelmeerraum angepflanzt. Da der Baum in der Antike zuerst nach Zypern gebracht worden sein soll, wurde er nach der östlichen Mittelmeerinsel benannt.

VERWENDUNG

Das Holz der Zypresse wurde in damaliger Zeit zum Bau von Schiffen, Häusern und Sarkophagen verwendet. So bestand auch das Haus des Odysseus aus Zypressenholz. Vielleicht aufgrund ihrer Form mit den aufstrebenden Zweigen gilt die in vielen Kulturen als heilig verehrte Zypresse als Baum des Durchgangs, der den Verstorbenen den Weg in den Himmel weisen und die Lebenden an ihre begrenzte Verweildauer auf der Erde erinnern soll. Auch als Symbol der Trauer ist das Gewächs, das weit über 1000 Jahre alt werden kann, bekannt. Diese Bedeutung mag auf die Geschichte von Kyparissos von Keos zurückgehen, einen von Apollo geliebten Knaben, der aus Versehen einen heiligen Hirsch tötete und darüber so untröstlich war, dass er sich in eine Zypresse verwandelte. Jedoch gilt das Gewächs ebenso als Sinnbild der Aufrichtung und Ermutigung. In der persischen Mythologie wird die Zypresse gar von dem höchsten Gott des Pantheon, Ahura Mazda, verkörpert. Im Voodookult verwendet man Zypressenholz für Glücks- und Geldrituale. Zypressenzweige wurden in alter Zeit zum Schutz und zur Segnung, zum Weihen von Ritualgegenständen sowie gegen Dämonen und Zauberei geräuchert. Schon die heilige Hildegard meinte, die Zypresse berge »das Geheimnis Gottes«.

DUFT UND WIRKUNG

Der feine, weiche, frische, grüne Duft der Zypresse wirkt erdend und fördert die Konzentration auf das Wesentliche. Ihr Duft hilft uns durch ihre stärkende, aufrichtende Kraft besonders in schwierigen Zeiten der Trauer und des Durchgangs.

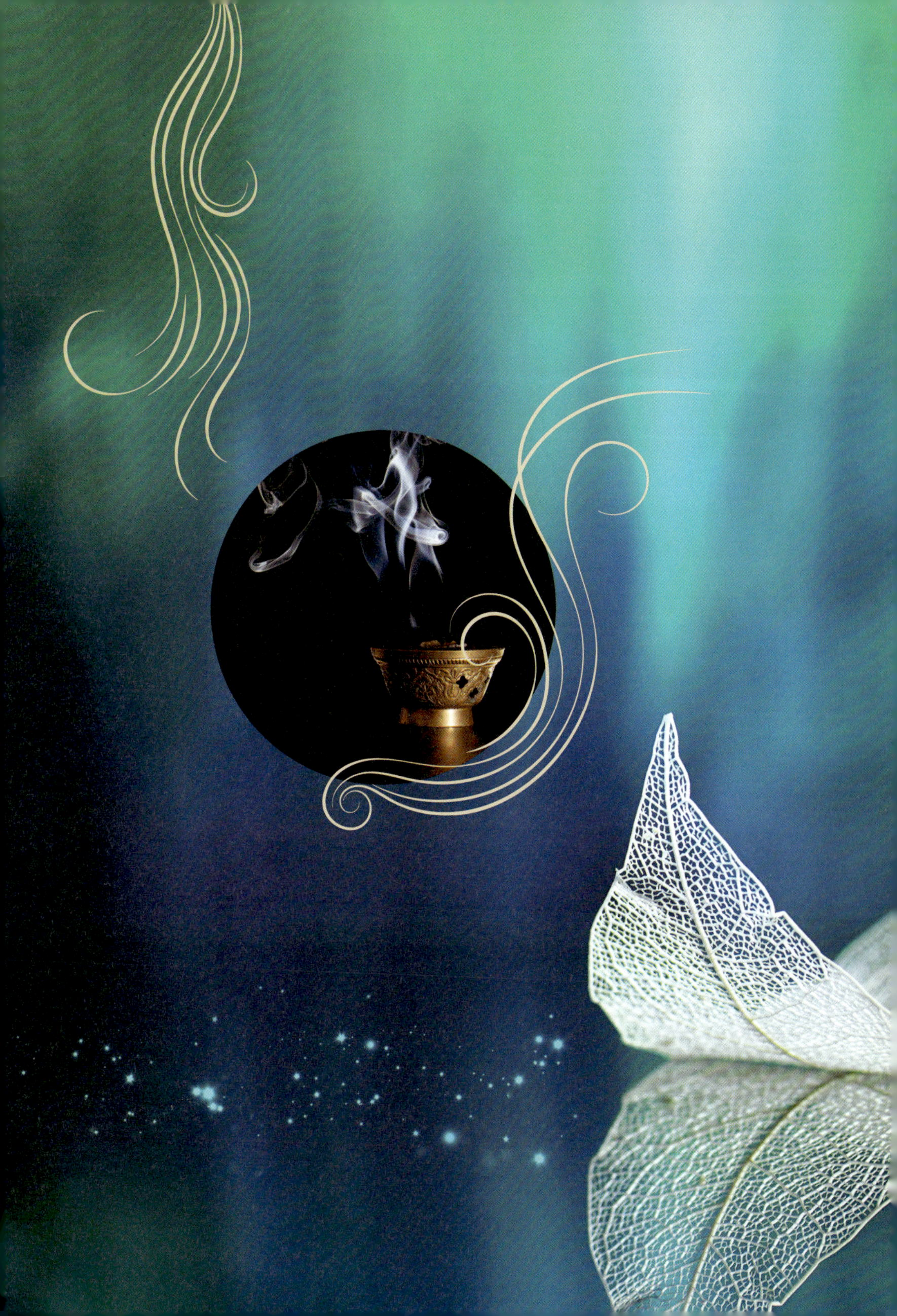

INDEX

Nachfolgend finden Sie alle Räucherstoffe alphabetisch aufgelistet, die in den Räucherrezepten dieses Buches angegeben werden. Außerdem stehen bei jedem Räucherstoff die Rezepte, in denen der Räuchstroff verwendet wird. Diese Zuordnung ermöglicht es Ihnen, ein Gefühl dafür zu entwickeln, welcher Räucherstoff sich für welche Art von Räucherung eignet.

bet • Geistige Klarheit • Genuss und Sinnlichkeit • Gerechtigkeit • Nostalgie • Planeten: Sonne • Schwitzhüttenräucherung

Dammar
Abschied und Gedenken • Depressionen aufhellen • Elemente: Luft, Äther • Energie und Lebenskraft • Geistige Klarheit • Glück • Harmonie • Heilung • Jahreskreisfeste: Imbolc, Mabon, Ostara • Konzentration • Liebe • Liebeszauber für den Mann • Nostalgie • Planeten: Sonne, Merkur • Sternzeichen: Zwillinge, Wassermann • Träume

Desert Sage (Wüstenbeifuß)
Indianisches Amerika

Drachenblut
Sinnliches Indien • Amuletträucherung • Dank • Elemente: Feuer • Liebe • Liebe bewahren und schützen • Planeten: Mars, Saturn • Schutzräucherung • Sternzeichen: Widder, Skorpion

Eiche
Amuletträucherung • Erfolg • Gerechtigkeit • Planeten: Mars, Uranus • Tatkraft und Selbstvertrauen

Eisenkraut
Amuletträucherung • Edelsteinräucherung • Energie und Lebenskraft • Erfolg • Geistige Klarheit • Liebe bewahren und schützen • Liebeszauber für den Mann • Planeten: Merkur, Saturn, Pluto • Sternzeichen: Waage

Elemi
Dank an Mutter Erde • Elemente: Wasser • Geistige Klarheit • Meditation • Träume • Vision

Eukalyptus
Sternzeichen: Wassermann • Dank an Mutter Erde • Edelsteinräucherung • Gerechtigkeit • Konzentration

Farbweihrauch, blau – Weihrauch
Abschied und Gedenken • Feng Shui • Glück • Heilung

Farbweihrauch, gelb – Weihrauch
Amuletträucherung • Edelsteinräucherung • Feng Shui • Jahreskreisfeste: Imbolc, Litha

Farbweihrauch, gold – Weihrauch
Abschied und Gedenken • Feng Shui • Geld • Glück • Jahreskreisfeste: Lammas, Yule • Trauerbewältigung • Opferräucherung • Tausendundeine Nacht

Farbweihrauch, grün – Weihrauch
Abschied und Gedenken • Feng Shui • Geld • Glück • Heilung • Jahreskreisfeste: Ostara, Yule

Farbweihrauch, rot – Weihrauch
Anrufung • Edelsteinräucherung • Feng Shui • Jahreskreisfeste: Beltane, Ostara • Liebe bewahren und schützen • Liebeszauber für Frauen • Vision

Farbweihrauch, silber – Weihrauch
Jahreskreisfeste: Yule

Farbweihrauch, schwarz – Weihrauch
Amuletträucherung • Anrufung • Edelsteinräucherung • Jahreskreisfeste: Samhain • Trauerbewältigung • Vision

Fichte
Elemente: Erde, Äther • Sternzeichen: Jungfrau • Tatkraft und Selbstvertrauen

Galbanum
Sternzeichen: Waage • Zufriedenheit

Galgant
Elemente: Feuer • Planeten: Mars, Pluto, Kosmos • Sternzeichen: Widder, Löwe, Schütze

Gänseblümchen
Magie

Geraniumöl
Liebeszauber für Frauen

Guajak
Dank an Mutter Erde • Tatkraft und Selbstvertrauen • Planeten: Mond

Guggul
Sinnliches Indien • Erdung • Genuss und Sinnlichkeit • Tatkraft und Selbstvertrauen

Gummi arabicum
Liebeszauber für Frauen • Loslassen • Meditation

Hagebutte
Planeten: Sonne

Ingwer
Sinnliches Indien • Elemente: Feuer, Äther • Magie • Planeten: Mond • Sternzeichen: Widder, Schütze • Tatkraft und Selbstvertrauen

Irisch Moos
Elemente: Wasser

Iriswurzel
Abschied und Gedenken • Dank • Depressionen aufhellen • Elemente: Wasser • Erfolg • Frieden • Geld • Genuss und Sinnlichkeit • Glück • Harmonie • Heilung • Jahreskreisfeste: Beltane, Mabon • Liebe • Liebe bewahren und schützen • Liebeszauber für Frauen • Liebeszauber für den Mann • Loslassen • Magie • Nostalgie • Orakel • Planeten: Mond, Venus, Jupiter • Sternzeichen: Krebs, Jungfrau, Skorpion • Zufriedenheit

Jasmin
Elemente: Wasser • Liebe • Planeten: Mond, Neptun • Sternzeichen: Fische

Johanniskraut
Amuletträucherung • Depressionen aufhellen • Gebet • Heilung • Jahreskreisfeste: Lammas, Litha, Rauhnächte • Magie

Kalmus
Das alte Ägypten • Elemente: Erde, Äther • Glück • Planeten: Neptun • Sternzeichen: Schütze, Wassermann • Tatkraft und Selbstvertrauen • Tausendundeine Nacht • Träume

Kamille
Edelsteinräucherung • Frieden • Heilung • Jahreskreisfeste: Rauhnächte • Meditation

Kampfer
Kunstvolles Japan • Elemente: Luft • Reinigung • Sternzeichen: Wassermann • Transformation

Kardamom
Das alte Ägypten • Energie und Lebenskraft • Liebeszauber für den Mann • Sternzeichen: Schütze • Tausendundeine Nacht

Koriander
Depressionen aufhellen

Kostus
Rom in der Antike

Labdanum
Rom in der Antike • Erdung • Zufriedenheit

Lavendel
Indianisches Amerika • Abschied und Gedenken • Amuletträucherung • Dank • Dank an Mutter Erde • Elemente: Luft, Äther • Entspannung und Balance • Feng Shui • Frieden • Geistige Klarheit • Gerechtigkeit • Harmonie • Heilung • Jahreskreisfeste: Imbolc, Litha • Liebe bewahren und schützen • Liebeszauber für den Mann • Nostalgie • Planeten: Mond, Merkur, Kosmos • Seelenbalsam • Sternzeichen: Krebs, Schütze • Zufriedenheit

Lemongrass
Energie und Lebenskraft • Jahreskreisfeste: Ostara

Lindenblüte
Planeten: Jupiter

Lorbeer
Rom in der Antike • Amuletträucherung • Anrufung • Elemente: Luft • Geistige Klarheit • Jahreskreisfeste: Yule • Konzentration • Magie • Orakel • Planeten: Sonne, Kosmos • Reinigung • Sternzeichen: Zwillinge, Löwe • Tatkraft und Selbstvertrauen • Träume

Mädesüß
Edelsteinräucherung • Elemente: Luft • Planeten: Jupiter, Uranus • Sternzeichen: Zwillinge

Mandelbaumgummi
Planeten: Merkur

Mastix
Das alte Ägypten • Rom in der Antike • Anrufung • Dank • Elemente: Wasser, Luft • Energie und Lebenskraft • Geistige Klarheit • Gerechtigkeit • Nostalgie • Orakel • Planeten: Merkur, Neptun, Uranus • Sternzeichen: Zwillinge, Krebs, Fische • Transformation • Träume • Vision

Meersalz
Dank an Mutter Erde • Edelsteinräucherung • Elemente: Wasser • Opferräucherung

Melisse
Geld • Glück • Sternzeichen: Zwillinge, Wassermann

Mistel
Jahreskreisfeste: Yule • Liebe bewahren und schützen

Mohnblüte
Planeten: Saturn, Pluto

Moschus
Rom in der Antike • Entspannung und Balance • Sternzeichen: Skorpion

Moschuskraut – Moschus
Elemente: Wasser • Entspannung und Balance • Liebeszauber für den Mann • Planeten: Saturn, Kosmos • Sternzeichen: Stier, Waage, Fische

Muskatblüte – Muskat
Elemente: Feuer, Luft • Energie und Lebenskraft • Jahreskreisfeste: Samhain; Magie • Planeten: Merkur • Sternzeichen: Zwillinge, Löwe

Sandelholz, rot
Sinnliches Indien • Amuletträucherung • Dank • Elemente: Feuer, Äther • Entspannung und Balance • Erdung • Feng Shui • Jahreskreisfeste: Beltane, Lammas, Mabon • Liebe bewahren und schützen • Liebeszauber für Frauen • Liebeszauber für den Mann • Meditation • Planeten: Venus, Saturn • Sternzeichen: Widder, Löwe, Waage • Vision

Sandelholz, weiß
Kunstvolles Japan • Abschied und Gedenken • Anrufung • Dank • Dank an Mutter Erde • Edelsteinräucherung • Elemente: Wasser • Entspannung und Balance • Erdung • Feng Shui • Frieden • Geld • Gerechtigkeit • Glück • Jahreskreisfeste: Beltane, Yule • Liebe • Liebe bewahren und schützen • Liebeszauber für Frauen • Liebeszauber für den Mann • Magie • Meditation • Nostalgie • Opferräucherung • Orakel • Planeten: Mond, Saturn • Schutzräucherung • Tatkraft und Selbstvertrauen • Vision • Zufriedenheit

Sonnenblumen
Abschied und Gedenken • Depressionen aufhellen • Jahreskreisfeste: Litha • Planeten: Sonne

Sternanis – Anis
Kunstvolles Japan

Storax/Styrax
Rom in der Antike • Depressionen aufhellen • Entspannung und Balance • Frieden • Genuss und Sinnlichkeit • Haussegen • Jahreskreisfeste: Beltane, Yule • Liebe • Liebeszauber für Frauen • Nostalgie • Opferräucherung • Planeten: Venus, Kosmos • Seelenbalsam • Sternzeichen: Stier, Jungfrau, Fische • Tausendundeine Nacht • Trauerbewältigung

Sweetgrass/Mariengras
Indianisches Amerika • Gerechtigkeit • Glück • Haussegen • Loslassen • Magie • Schwitzhüttenräucherung • Trauerbewältigung

Tannennadeln
Tatkraft und Selbstvertrauen

Tolubalsam
Planeten: Venus, Kosmos • Seelenbalsam • Sternzeichen: Fische • Zufriedenheit

Tonkabohne
Elemente: Erde, Äther • Frieden • Genuss und Sinnlichkeit • Liebe • Liebeszauber für den Mann • Planeten: Venus • Seelenbalsam • Sternzeichen: Stier, Krebs, Waage • Trauerbewältigung

Veilchenwurzel
Liebeszauber für den Mann

Wacholderbeeren – Wacholder
Das alte Ägypten • Jahreskreisfeste: Imbolc • Reinigung • Schutzräucherung • Schwitzhüttenräucherung • Sternzeichen: Steinbock • Vision

Wacholderholz – Wacholder
Abschied und Gedenken • Frieden • Schwitzhüttenräucherung • Sternzeichen: Steinbock

Wacholderspitzen – Wacholder
Indianisches Amerika • Jahreskreisfeste: Lammas • Schwitzhüttenräucherung

Wegwarte
Anrufung • Orakel • Vision

Weihrauch
Das alte Ägypten • Rom in der Antike • Kunstvolles Japan • Abschied und Gedenken • Amuletträucherung • Dank • Elemente: Erde, Äther • Energie und Lebenskraft • Erfolg • Gebet • Geistige Klarheit • Haussegen • Jahreskreisfeste: Imbolc, Lammas, Litha, Ostara, Rauhnächte, Samhain • Konzentration • Liebe bewahren und schützen • Magie • Meditation • Opferräucherung • Orakel • Planeten: Sonne, Jupiter, Neptun, Uranus, Pluto, Kosmos • Reinigung • Schutzräucherung • Sternzeichen: Löwe, Jungfrau, Steinbock • Transformation

Wermut
Jahreskreisfeste: Lammas, Ostara, Rauhnächte, Samhain • Orakel • Planeten: Mars • Sternzeichen: Fische • Transformation

White Sage (Weißer Salbei)
Indianisches Amerika • Feng Shui • Heilung • Schwitzhüttenräucherung

Yerba Santa
Heilung • Schwitzhüttenräucherung

Ysop
Magie • Planeten: Jupiter, Neptun • Sternzeichen: Schütze

Zeder
Anrufung • Elemente: Äther • Erdung • Erfolg • Gebet • Geld • Gerechtigkeit • Jahreskreisfeste: Samhain, Yule • Loslassen • Opferräucherung • Orakel • Planeten: Mond, Mars, Jupiter, Neptun, Pluto, Kosmos • Sternzeichen: Krebs, Steinbock • Tatkraft und Selbstvertrauen • Tausendundeine Nacht • Transformation • Trauerbewältigung

QUELLEN UND LITERATUR

Hartwig Abraham, Inge Thinnes: **Hexenkraut und Zaubertrank,** Greifenberg 1995

H. Bächtold-Stäubli: **Handwörterbuch des deutschen Aberglaubens,** Berlin 1927–1942

Helmut Baumann: **Die griechische Pflanzenwelt,** München 1986

Bruno Blum, Dr. Ruediger Dahlke: **Erde – Feuer – Wasser – Luft,** Rapperswil/Schweiz 1995

Brett L. Bolton: **Die magische Welt der Pflanzen,** Wien, Hamburg 1978

Marianne und Patrick Caland: **Weihrauch und Räucherwerk**, Aitrang 1992

C. W. Ceram: **Götter, Gräber und Gelehrte,** Hamburg, o.J.

Alain Corbin: **Pesthauch und Blütenduft,** Berlin 1984

Ingrid Dierssen: **Lust am Duft – Ein Parfüm-Ratgeber,** Bern 1995

Dioskurides: **Kreutterbuch,** Frankfurt/Main 1610

René Dumesnil, Hans Schadewaldt (Hrsg.): **Die berühmten Ärzte,** Köln, o.J.

Susanne Fischer-Rizzi: **Botschaft an den Himmel**, München 1996

Dies.: **Himmlische Düfte**, München 1995

Birgit Frohn, Heiner Uber, Xokonoschtletl: **Medizin der Mutter Erde,** München 1996

René-Maurice Gattefosse, Robert B. Tisserand (Hrsg.): **Gattefosses Aromatherapie,** Aarau/Schweiz 1994

Gustav W. Geßmann: **Die Pflanze im Zauberglauben**, Berlin 1922

Ders.: **Tausend Lehrsätze aus der okkulte Naturwissenschaft,** Berlin 1922

Olof Gigon (Hrsg.): **Aristoteles – Die Nikomachische Ethik,** München 1986

Liz Greene: **Sag mir dein Sternzeichen, und ich sage dir, wie du liebst,** Bern, München 1980

Jens Grzonkowski: **Bernstein,** Hamburg 1996

Brigitte Hamann: **Die zwölf Archetypen**, München 1997

Gottfried Hertzka, Wighard Strehlow: **Handbuch der Hildegard-Medizin,** Freiburg i.Br. 1994

Dies.: **Große Hildegard-Apotheke,** Freiburg i.Br. 1993

Frederic Hetmann (Hrsg.): **Indianermärchen aus Nordamerika,** Frankfurt/Main 1970

Ake Hultkrantz: **Schamanische Heilkunst und rituelles Drama der Indianer Nordamerikas,** München 1996

Andrea Hurton: **Erotik des Parfums,** Frankfurt/Main 1994

Anneke Huyser: **Die·Bedeutung der EIemente in unserem Leben,** München 1997

Eba Rudy Jansen: **Klangschalen, Zimbeln und Glocken,** Diever/Holland 1991

Prudence Jones, Nigel Pennick: **Heidnisches Europa,** Engerda 1997

FN.Julius, E.M. Krauch: **Bäume und Planeten,** Stuttgart 1985

Manfred M. Junius: **Praktisches Handbuch der Pflanzen-Alchemie,** Schweiz 1992

Kirstin Kabasci; Peter Franzisky: **Oman – Geheimnisvolles Sultanat zwischen Gestern und Übermorgen,** Hohenthann 1996

Dazze Kammerl: **Die Kräfte der Kräuter und Gewürze,** Düsseldorf 1997

Stephanie von Kruedener, Isolde Hagemann, Bernhard Zepernick: **Arzneipflazen, altbekannt und neu entdeckt,** Berlin 1993

Nikolaus Klein, Dr. Ruediger Dahlke: **Das senkrechte Weltbild,** München 1988

Konrad Kölbl: **Kölbls Kräuterfibel,** München 1966

H. Kürke: **Die Kräuter des lagen Lebens,** ohne Ortsangabe, 1993

Roland Kübler: **Die Mondsteinmärchen,** Waiblingen 1988

Max Lake: **Duft und Sinnlichkeit,** München 1995

Jes T. Y. Lim: **Feng Shui und Gesundheit,** Sulzberg 1997

Denise Linn: **Die Magie des Wohnens,** München 1996

Hugo Lojander: **Kenntnis des Drachenblutes,** Straßburg 1887

Dieter Martinetz, Karlheinz Lohs, Jörg Janzen: **Weihrauch und Myrrhe,** Berlin 1989

Erich Keller: **Düfte bewußt erfahren und nutzen,** Bern, München, Wien 1995

Jiddu Krishnamurti: **Die Wahrheit ist ein pfadloses Land,** München 1996

Günter und Brigitte Krumbiegel: **Bernstein,** Weinstadt 1996

Vasant Lad, David Frawley: **Die Ayurveda Pflanzen-Heilkunde,** Aitrang 1995

Francoise Le Roux, Christian I Guyonvarc'h: **Die Druiden,** Engerda 1996

Adrian Leser (Hrsg.): **Die Weisheit der Indianer,** Bern, München, Wien, o.J.
Richard A. Miller/lona Miller: **Das magische Parfum,** Braunschweig 1990
Christina Molnar: **Faszination der Düfte,** München 1990
Julia Müller: **Das H+R Buch: Parfum,** Hamburg 1991
Claudia Müller-Ebeling, Christian Rätsch, Wolf-Dieter Storl: **Hexenmedizin,** Aarau/Schweiz 1998
Renata Müller-Rössner: **Die vier Elemente,** Bietigheim-Bissingen 1992
Günther Natho (Hrsg.): **Rohstoffpflanzen der Erde,** Frankfurt/Main 1986
Heinrich Cornelius Agrippa von Nettesheim: **Die magischen Werke,** Wiesbaden 1997
Penelope Ody: **Naturmedizin Heilkräuter,** München 1996
Günther Ohloff: **Irdische Düfte, himmlische Lust,** Basel 1992
Christian Rätsch: **Indianische Heilkräuter,** München 1987
Ders.: **Pflanzen der Liebe,** Aarau/Schweiz 1995
Ders.: **Von den Wurzeln der Kultur,** Basel 1991
Käthe Recheis, Georg Bydlinski (Hrsg.): **Weisheit der Indianer,** Wien 1993
Alexander Roob: **Alchemie und Mystik,** Köln 1996
Paolo Rovesti, Susanne Fischer-Rizzi (Hrsg.): **Auf der Suche nach den verlorenen Düften,** München 1995
Alfred Savinelli: **Heilende Pflanzen,** ohne Ortsangabe 1997
Hermann Schreiber: **Die neue Welt – Die Geschichte der Entdeckung Amerikas,** Gernsbach 1991
Willi Schrödter: **Pflanzengeheimnisse,** ohne Ortsangabe, 1978
Richard E. Schultes, Albert Hofmann: **Planzen der Götter,** Aarau/Schweiz 1995
Ferdinand Siegmund: **Gemeinnütziges Kräuterbuch,** Wien 1847
Harald Spehr (Hrsg.): **Alräunchens Kräuterbuch,** Leipzig 1928
Sri Chinmoy: **Veden – Upanishaden – Bhagavadgita,** München 1994
Staatliches Museum für Naturkunde und Gesellschaft zur Förderung des Naturkundemuseums in Stuttgart e.V.: **Das Bernstein-Kabinett,** Stuttgart 1990
Sun Bear, Wabun Wind: **Das Medizinrad,** München 1994
Wolf-Dieter Storl: **Pflanzendevas – Die Göttin und ihre Pflanzenengel,** Aarau/Schweiz 1997
René A. Strassmann: **Baumheilkunde,** Aarau/Schweiz 1994
Ders.: **Duftheilkunde,** Aarau/Schweiz 1991
Patrick Süskind: **Das Parfum,** Zürich 1985
Jürgen Thorwald: **Macht und Geheimnis der frühen Ärzte,** München, o.J.
Robert Tisserand: **Das Aromatherapie Heilbuch,** Aitrang 1990
Dagobert Tutsch: **Lexikon der Medizin,** München, Wien, Baltimore 1982

DANK

Zuallererst danke ich meiner guten Freundin Marion für ihre Liebe und Kraft, mit der sie mich während der Arbeit an der ersten Auflage dieses Buches stetig unterstützt hat. Sie musste in dieser Zeit viele Dinge unseres privaten und beruflichen Lebens allein übernehmen, viele durchrecherchierte Nächte allein verbringen und viele Urlaubstage allein genießen, während ich in meinen Büchern steckte …
Außerdem danke ich meiner Kollegin und Duftfreundin Susanne Fischer-Rizzi für ihre Ermutigung, dieses Buch zu schreiben und für den regen Gedankenaustausch in unserer gemeinsamen Sache.
Andreas Neugebauer und Gerhard Eggebrecht danke ich für die fundierten Informationen zur Materie und dafür, dass sie meine zahlreichen Fragen immer geduldig und bereitwillig beantwortet haben.
Bei Dr. Jes Lim bedanke ich mich für seine Mitarbeit am Feng-Shui-Rezept, Wasili Pantazoglou für die Vermittlung seiner profunden Feng-Shui-Kenntnisse.
Meinen Eltern danke ich für ihre immerwährende Unterstützung.
Meinem verstorbenen Vater bin ich dankbar für seine spirituelle Führung.
Bei Anja, die dieses Buch mit mir geschrieben hat, bedanke ich mich für die vielen lebendigen Geschichten, für ihre Geduld, wenn ich wieder einmal noch das letzte kleine wichtige Detail recherchieren musste und für den konstruktiven Austausch.
Und schließlich verneige ich mich mit tiefem Respekt und großer Achtung vor allen lebenden und verstorbenen Autoren, die mit ihrer Arbeit, ihrem Wissen und ihrer Erfahrung dazu beigetragen haben, meinen Weg zu ebnen.
Franz X. J. Huber

Mein Dank gilt Eckhard Graf, der die wunderbare Idee hatte, Franz und mich für dieses Buch zusammenzubringen, für seine konstante Unterstützung und immer konstruktive Kritik, außerdem Marion Graf für ihren Zuspruch »im Hintergrund«.
Dwaro Kersting danke ich für ihre hilfreichen Anregungen zu den Affirmationen für Planeten und Sternzeichen.
Bei Franz Huber bedanke ich mich ganz herzlich für die äußerst inspirierende und freudvolle Zusammenarbeit sowie für viele Stunden köstlicher Räucherei.
Meinen Eltern danke ich dafür, dass sie immer ein offenes Ohr für mich haben und auch sonst jederzeit für mich da sind.

Außerdem gilt mein Dank allen Menschen, die mich in der Vergangenheit zum Schreiben motiviert und auf verschiedenste Weise auf meinem beruflichen Weg unterstützt, inspiriert und gefördert haben.
Nicht zuletzt gilt mein tief empfundener Dank den spirituellen Meistern in meinem Leben und all den wunderbaren Weggefährten, die mich daran erinnern, dass wir gemeinsam auf dem Weg sind, immer in Liebe verbunden.
Anja Schmidt

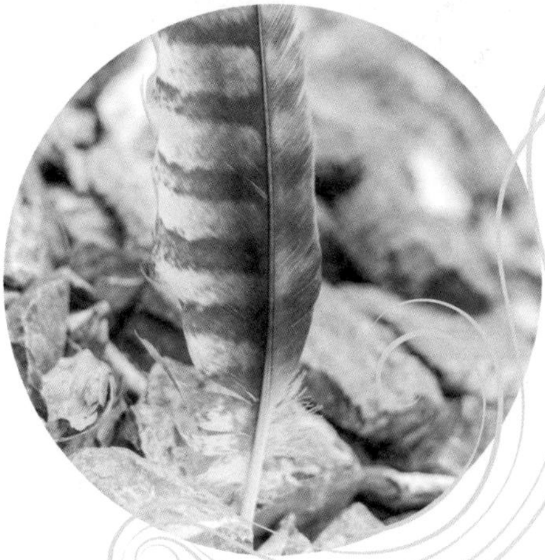

DIE AUTOREN

FRANZ X. J. HUBER

befasst sich seit Jahrzehnten intensiv mit Heilkräutern und dem traditionellen Räucherwerk aus Orient und Okzident. Durch seine eigenen Kreationen – Räuchermischungen für Meditationen, Rituale und einfach zum Wohlfühlen – gilt er über Deutschland hinaus als Kenner der uralten Räucherkunst. Seit Anfang der 1990er-Jahre beschäftigt er sich auch mit dem Import erlesener Räucherspezialitäten aus aller Welt.
www.fa-monbijou.de

ANJA SCHMIDT

arbeitete viele Jahre als freie Lektorin, Autorin und Texterin. Heute ist sie Programmmacherin in einem renommierten deutschen Verlagshaus. Ihre Liebe gilt der Spiritualität und der Psychologie. Sie studierte Religionswissenschaft und übt sich seit über 30 Jahren in vielfältigen spirituellen Disziplinen sowie Methoden der Selbsterfahrung – immer neugierig und offen für innere Abenteuer.

BEZUGSQUELLEN

Deutschland:

mon bijou
Inh.: Franz X.J. Huber
Hauptstraße 14 • D-73497 Tannhausen

Tel: 0049-(0)7964-929 99 67 • Fax: 0049-(0)7964-929 99 76

E-Mail: mon.bijou@t-online.de
www.fa-monbijou.de

World of incense-Räuchermischungen, Harze und Balsame, Rohstoffe, Zubehör, erlesene Räucherstäbchen aus aller Welt, Kunsthandwerk

Österreich:

Bitto – Natürlich zum Wohlfühlen
Kalzitstraße 15 • A-4611 Buchkirchen
Tel: 0043-(0)724 354 560

E-Mail: office@bitto.at
www.bitto.at

World of incense-Räuchermischungen, Rohstoffe, Zubehör

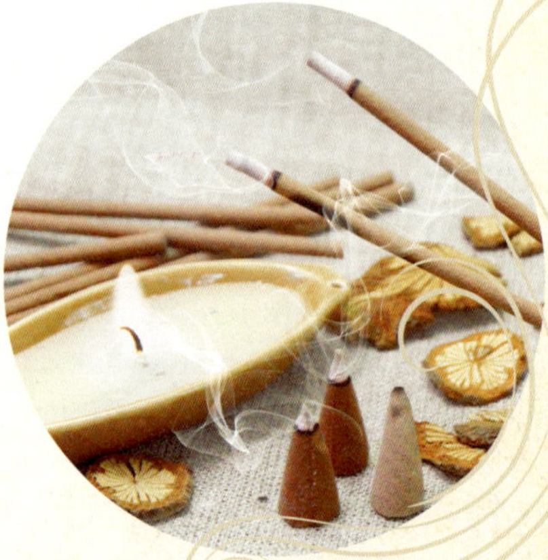

BILDNACHWEIS

Bilder von Franz X. J. Huber:

S. 186: Adlerholz

Bilder von Silja Bernspitz, Schirner Verlag:

S. 194: Benzoe; S. 196: Burgunderharz; S. 198: Copaivabalsam; S. 201: Desert Sage; S. 209: Galbanum; S. 210: Guajak; S. 221: Labdanum; S. 233: Opoponax; S. 234: Patchouli; S. 235: Perubalsam; S. 240: Sandarak; S. 246: Tolubalsam

Bilder von der Bilddatenbank www.shutterstock.com:

Seite 1 und Inhalt: Bild Gefäß: #598234037 (© JurateBuiviene); Ornament Rauch: #660809056 (© teamplay); Ornament Linie: #426067048 (© phipatbig), Inhalt S. 4: #1197188911 (© Simon Kadula) / **Schmuckseiten, Kapitelanfänge:** Ornament Linie: #426067048 (© phipatbig) / **Auf allen Innenseiten:** Ornament Rauch: #660809056 (© teamplay); Seitenhintergrund Papier: #491910817 (© ilolab), S.3: #370244933 (© Marble background)

Einführung: Randbild auf allen Seiten des Kapitels und Füllbild der Linien: #370244933 (© Marble background); S. 6: #525735661 (© Reschme)

Kapitel 1 / Riechen, Räuchern, Rituale: Randbild auf allen Seiten des Kapitels und Füllbild der Linien: #553232794 (© Chayantorn Tongmorn); S. 12: #533658544 (© Sayan Puangkham); S. 18: #259309082 (© Halfpoint); S. 19: #1049244464 (© Napoleonka)

Kapitel 2 / Räuchergeschichte der Menscheit: Randbild auf allen Seiten des Kapitels und Füllbild der Linien: # 1049244464 (© Napoleonka); S. 21/24: #654844426 (© givaga); S. 25/28: #797810716 (© H1N1); S. 29/31: #753910417 (© Sven Hansche); S. 32/33: #329391590 (© Andrey Yurlov); S. 34: #1036002985 (© Sasin-Tipchai); S. 37/38: #222402865 (© redstone); S. 39: #1028137558 (© Guitar photographer); S. 41: #1081831274 (© Peiling Lee); S. 42: #597715133 (© Billion Photos); S. 44/33: #599741066 (© Swapan Photography); S. 45/48: #59065681 (© Doglikehorse); S. 49: #739428229 (© ju_see); S. 52: #1059320831 (© Vitalii Bashkatov); S. 53: #221544508 (© schankz)

Kapitel 3 / Was brauche ich, und wie wird´s gemacht: Randbild auf allen Seiten des Kapitels: # 1104099905 (© Suttha Burawonk); S. 54: #553232794 (© Chayantorn Tongmorn), 1063601558 (© Adrian Today); S. 55: #144427228 (© Simone Andress); S. 57: #529077031 (© EasterBunny); S. 58: #1202236627 (© Simon Kadula); S. 59: #1023038104 (© Valeriy tsimbalyuk), 369217184 (© katfox.art), 262807505 (© FooTToo); S. 60: #710135182 (© Elena Pavlovich); S. 61: #269859317 (© Malchus Kern), 2620745 (© Charles Butzin III); S. 62: #259824812 (© FooTToo); S. 63: #462029353 (© Natalya Danko); S. 65: #321359399 (© Pikoso.kz)

Kapitel 4 / Die Welt der Räucherstäbchen: Randbild auf allen Seiten des Kapitels: #1114426733 (© NA-RENTHORN); S. 66: #92106272 (© TonyV3112); S. 67: #370244933 (© Marble background); S. 68: #296419037 (© vetre); S. 69: #1012398844 (© Radiokafka); S. 70: #1053081932 (© panparinda); S. 73: #202764022 (© miloslj-ubicic); S. 74: # 545105860 (© JurateBuiviene); S. 75: #676992418 (© CreativeFireStock)

Kapitel 5 / Rezepte und Rituale für jeden Anlass: Randbild auf allen Seiten des Kapitels: # 1063237817 (© Marble background); S. 76/77 (Aufmacherseite): #1197188911 (© Simon Kadula); S. 80: Abschied & Gedenken: #127706984 (© hadkhanong); S. 81: Amulett: #1157299744 (© Ugne Pe); S. 83: Anrufung: #1105479602 (© BLACKDAY); S. 84: Dank: #699819232 (© Jantanee Runpranomkorn), S. 85: 676992418 (© CreativeFireStock); S. 86: Dank an Mutter Erde: # 1161314797 (© Billion Photos); S. 87: Depressionen aufhellen: #307958183 (© Andrey Yurlov); S. 89/90: Edelsteinräucherung: #1159893202 (© Plateresca); S. 91: Elemente: #637016437 (© Lumena); S. 92: Erde: #274566236 (© Romolo Tavani); S. 93: Feuer: #169957352 (© Dutourdumonde Photography); S. 94: Wasser: #702921334 (© Claudia Knopf); S. 95: Luft: #54057130 (© unknown1861); S. 96: Äther: #1155071761 (© wacomka); S. 97: Energie & Lebenskraft: #460505092 (© Cocos.Bounty); S. 98: Entspannung & Balance: #454299238 (© Billion Photos); S. 100: Erdung: #412262566 (© Bogdan Sonjachnyj); S. 101/102: Erfolg: #240905716 (© Catalin Grigoriu); S. 103: Feng Shui: #1125049229 (© images and videos); S. 104: Frieden: #1156473529 (© Looker_Studio); S. 106: Gebet: #694721314 (© Natasa Adzic); S. 107/108: Geistige Klarheit: #92317780 (© Targn Pleiades); S. 109: Geld: #365284043 (© Romolo Tavani); S. 110: Genuss & Sinnlichkeit: #583890352 (© Poznyakov); S. 111: Gerechtigkeit: #380912410 (© Michal Kalasek); S. 113: Glück: #418252489 (© Africa Studio); S. 114/115: Harmonie: #615111392 (© Nuamfolio); S. 116: Heilung: #1119607229 (© Nikki Zalewski); S. 117: Jahreskreis: #1014899350 (© magic pictures); S. 118: Imbolc: #1144756298 (©); S. 119: Ostara #1022040853 (© marina shin), Beltane: #100199990 (© LianeM); S. 120: Litha: #666249190 (© Anna Jurkovska); S. 121: Lammas: #366868343 (© Subbotina Anna); S. 122: Mabon: #153297020 (© mythja), Samhain: #722599129 (© Aleksandr Skrypko); S. 123: Yule: #104850146 (© Zerseu); S. 124: Rauhnächte: #568865206 (© Quinn Calder); S. 125: Konzentration: #463978631 (© 463978631); S. 126/127: Liebe: #257486599 (© woottigon); S. 128: Liebe bewahren & schützen: #319596401 (© LittlePerfectStock); S. 129: Liebeszauber Frau: #211813165 (© Suzanne Tucker); S. 131: Liebeszauber Mann: #376928263 (© SeDmi); S. 132: Loslassen: #691013203 (© Kai19); S. 134: Magie: #1007175769 (© alexkich); S. 135: Meditation: #263676059 (© brickrena); S. 137: Nostalgie: #566687146 (© jakkapan); S. 138: Opferräucherung: #742894003 (© Thiradech); S. 139: Orakeln: #1012188958 (© Kzenon); S. 141: Planeten: #125922590 (© Vadim Sadovski); S. 142: Sonne: #84203080 (© Paul Orr); S. 143: Mond: #1020471 (© Andreas Meyer); S. 144: Mars: #320049485 (© Vadim Sadovski); S. 145: Venus: #515581927 (© NASA images); S. 146: Merkur: #515581924 (© NASA images); S. 147: Saturn: #651297454

(© NASA images); S. 148: Jupiter: #752432797 (© NASA images); S. 149: Neptun: #701504335 (© NASA images); S. 150: Uranus: #687906349 (© NASA images); S. 151: Pluto: #318636017 (© Vadim Sadovski); S. 152: Kosmos: #418202680 (© NASA images); S. 153/154: Reinigung: #485298694 (© Evgeny Atamanenko); S. 155: Schutzräucherung: #735943300 (© djgis); S. 156: Schwitzhüttenräucherung: #552979582 (© Hvoenok); S. 158: Seelenbalsam: #543178831 (© oatawa); S. 159/160: Sternzeichen: #678688114 (© Viacheslav Lopatin); S. 161: Widder: #728316829 (© Allexxandar); S. 162: Stier: #727927978 (© Allexxandar); S. 163: Zwillinge: #928321359 (© Allexxandar); S. 164: Krebs: #728317072 (© Allexxandar); S. 165: Löwe: #728321422 (© Allexxandar); S. 166: Jungfrau: #728321317 (© Allexxandar); S. 167: Waage: #728316520 (© Allexxandar); S. 168: Skorpion: #728317153 (© Allexxandar); S. 169: Schütze: #728317099 (© Allexxandar); S. 170: Steinbock: #728316658 (© Allexxandar); S. 171: Wassermann: #728316964 (© Allexxandar); S. 172: Fische: #728316514 (© Allexxandar); S. 173: Tatkraft & Selbstvertrauen: #232797751 (© Vixit); S. 174/175: Tausendundeine Nacht: #241756486 (© Sophie James); S. 176: Transformation: #132696545 (© Cranach); S. 177/178: Trauerbewältigung: #271155359 (© KieferPix); S. 179: Träume: #415251955 (© alexan888); S. 180/181: Vision: #37044946 (© Nejron Photo); S. 182/183: Zufriedenheit: #639861148 (© Subbotina Anna);

Kapitel 6 / Kleines Lexikon der Räucherstoffe: Randbild auf allen Seiten des Kapitels: #45104506 (© Serg64); Füllbild der Linie an den Kräuterbildern und Füllbild der Schmuckblätter (grüner Papierhintergrund): #199787093 (©); S. 184/185 (Aufmacherseite): #578857630 (© JurateBuiviene); S. 187: Adlerholz: #764420392 (© WendyLai), #598234310 (© JurateBuiviene); S. 188: Alant: #321858911 (© photomaster), #344826230 (© Manfred Ruckszio); S. 189: Aloe: #386873182 (© Olga Vorontsova), #764420392 (© WendyLai); S. 190: Ambra: #648147904 (© Phuttiwong); S. 191: Angelika: #96272012 (© Heike Rau); S. 192: Anis: #189216683 (© HandmadePictures), Apfel: #1074209690 (© Nitr); S. 193: Image: #757853011 (© Simone Andress), Beifuß: #1113175814 (© Sarah Biesinger); S. 195: Bernstein: #597475220 (© hjochen); S. 197: Cedar: #1012870444 (© mizy), #488534632 (© Fotych); S. 199: Copal: #263151482 (© FooTToo); S. 200: Desert Sage: #1032088135 (© Julia Senkevich); S. 201: Dammar: #290406095 (© picturepartners), S. 202: Drachenblut: #1039169218 (© Madeleine Steinbach); S. 204: Eiche: #449065288 (© 13Smile); S. 205: Eisenkraut: #1113175820 (© Sarah Biesinger), #1153458226 (© spline_x); S. 206: Elemi: #1040549425 (© hjochen), Engelwurz: #657141085 (© Scisetti Alfio), Image: #202764022 (© milosljubicic); S. 207: Eukalyptus: #93019747 (© Heike Rau), #552723577 (© Africa Studio), #276428438 (© Scisetti Alfio); S. 208: Fichte: #1148244872 (© ElenaImages), #244784293 (© Bildagentur Zoonar GmbH); S. 210: Galgant: #395081236 (© HandmadePictures), S. 211: Guggul: #327996566 (© BUSINESS-CREATIONS); S. 212: Gummi arabicum: #240950326 (© Malchus Kern); S. 213: Ingwer: #533040709 (© Katya123ua), #272665979 (© Nattika); S. 214: Iriswurzel: #93869014 (© Heike Rau), #162241970 (© JPC-PROD); S. 215: Jasmin: #144052666 (© gresei), #304461500 (© azure1); S. 216: Johanniskraut: #421123810 (© omphoto), #345639194 (© kaprik); S. 217: Kalmus: #1113055616 (© Sarah Biesinger), #306915725 (© Curioso); S. 218: Kamille: #48663748 (© Vera Dolezalova); S. 219: Kampfer: #280336055 (© Praisaeng); S. 220: Kardamom: #182842196 (© f2.8), #61294060 (© Valentyn Volkov); S. 222: Lavendel: #333898067 (© Chamille White); S. 223: Lorbeer: #168307511 (© Nickola_Che), #80555467 (© Karl Allgaeuer); S. 224: Mädesüß: #112528991 (© Heike Rau), Mandelbaumgummi: #755570932 (© Simone Morris); S. 225: Mastix: #1186910830 (© hande bagci); S. 226: Melisse: #325528349 (© Barbara Dudzinska), #270402770 (© Scisetti Alfio); S. 227: Moschus: #263560364 (© BUSINESS-CREATIONS); S. 228: Muskat: #736972447 (© pilipphoto); S. 229/230: Myrrhe: #491661625 (© JurateBuiviene), #672806284 (© NANCY AYUMI KUNIHIRO); S. 231: Myrte: #62057026 (© Elena Schweitzer), #1115527751 (© Scisetti Alfio); S. 232: Nelke: #49753759 (© StockphotoVideo), #50809489 (© Le Do); Oud (Adlerholz): #598234310 (© JurateBuiviene); S. 234: Patchouli #322638503 (© wasanajai); S. 235: Perubalsam #776674732 (© Skyprayer2005); S. 236: Pfefferminze: #206013298 (© HandmadePictures), #58927948 (© s74); S. 237: Rose: #162687656 (© Piccia Neri), #109105865 (© ID1974); S. 238: Rosmarin: #1040557510 (© Irena Maslova); S. 239: Safran: #692348668 (© orinocoArt), #87915037 (© Gts); S. 240: Salbei: #416128780 (© 5PH), S. 241: Sandelholz, rot: #785276032 (© Madeleine Steinbach); S. 242: Sandelholz, weiß: #591398405 (© espies); S. 243: Stinkasant: #732717730 (© espies), Schwertlilie: #162241970 (© JPC-PROD); S. 244: Styrax: #1108906169 (© Sarah Biesinger); S. 245: Sweetgrass: #345898415 (©), #689820 (© FooTToo), Johanniskraut: #421123810 (© omphoto); S. 246: Thymian: #1142769797 (© Jana Kollarova); S. 247: Tonkabohne: #1109780006 (© Sarah Biesinger); S. 248: Wacholder: #364517555 (© FooTToo); S. 249/250: Wegwarte: #333358628 (© Velichka Miteva), #1127338286 (© Nata Studio), S. 250: White Sage: #549368545 (© JurateBuiviene); S. 251/252: Weihrauch: #546460582 (© JurateBuiviene), #741588244 (© MoiraM); S. 253: Wermut: #125111018 (© TwilightArtPictures), #141388087 (© Tobias Arhelger); S. 254: Zeder: #785055889 (© Rifad); S. 255: Zimt: #584313748 (© Bukhta Ihor), #208728487 (© Alexlukin); S. 256: Zypresse: #592782383 (© Luis Echeverri Urrea); S. 257: Wasser+Blatt: #577160911 (© LedyX), #Räuchergefäß: 229872691 (© unpict);

Kapitel 7 / Anhang: Randbild auf allen Seiten des Kapitels: #425035921 (© Ksenija Toyechkina); S. 267: Feder: #472197232 (© tatuin); S. 268: Räucheruntensilien: #84239017 (© Nataliiap)

Das Basiswerk zur Aromatherapie

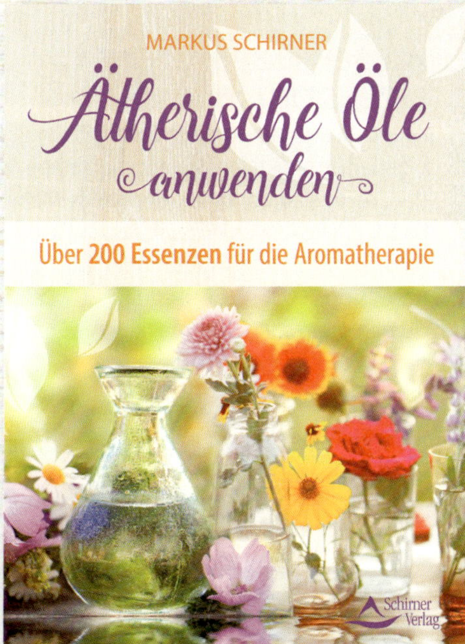

Markus Schirner

Ätherische Öle anwenden

Über 200 Essenzen für die Aromatherapie

ISBN 978-3-8434-1275-9

Dieses überarbeitete Basiswerk beinhaltet umfassendes Fachwissen zu über 200 essenziellen Aroma-Ölen sowie den wichtigsten Trägerölen zum Auftragen auf die Haut. Das Werk hat sich in seinen bisherigen Auflagen bereits als unverzichtbarer Klassiker der Aromatherapie etabliert.

Sie finden übersichtlich gegliedert und bebildert:

- **Steckbriefe der ätherischen Öle mit Infos zur körperlichen und seelischen Wirkung und Anwendung**
- **Anleitungen zum Einsatz, etwa für Duftlampen, in der Massage oder als Saunaaufguss**
- **ein umfangreiches Register der Indikationen, Symptome und Wirkungen**

So sind Sie in der Lage, jederzeit das richtige Öl zu wählen, um Ihre Gesundheit zu fördern und Ihr Wohlbefinden zu steigern.

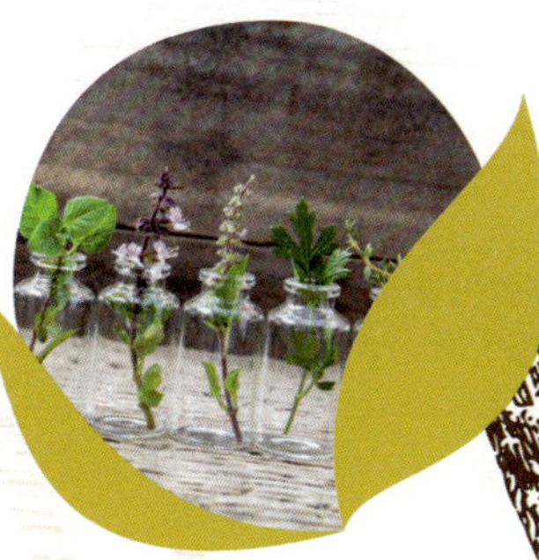

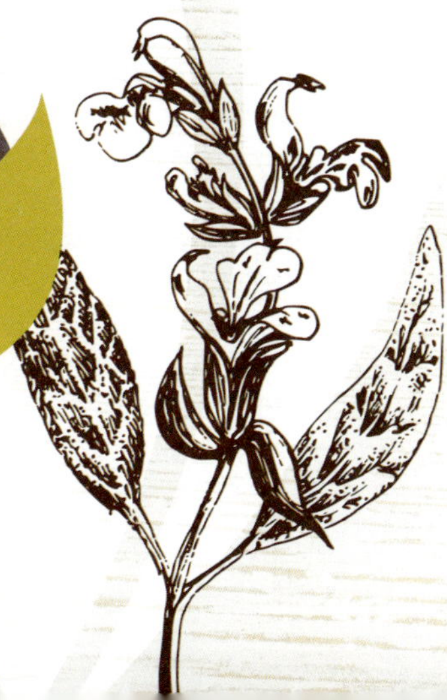

Danke für deine REZENSION

– Gemeinsam sind wir mehr –

Liebe Leserin, lieber Leser,

von Herzen danken wir dir, dass du dieses Buch in den Händen hältst und es bis zum Ende gelesen hast. Das bedeutet uns, dem Schirner Verlag und seinen Autoren, sehr viel. Aus voller Überzeugung und mit Hingabe widmen wir uns seit vielen Jahren Themen, die unser aller Lebensqualität und Bewusstwerdung dienlich sind, und hoffen, einen Beitrag für eine lichtvollere Welt leisten zu können. Wenn dir unsere Arbeit gefällt, möchten wir dich bitten, dir einige Minuten Zeit zu nehmen, um dieses Buch zu rezensieren. Warum? Die meisten Menschen lesen Rezensionen, bevor sie ein Buch kaufen, da sie hierdurch einen Eindruck bekommen, ob und wie der Inhalt des Buches den Leser erreicht hat. Eine kurze Rezension ist dabei ebenso hilfreich wie eine lange, sehr ausführliche. Um es auf den Punkt zu bringen:

Eine Rezension ist heutzutage die beste Werbung für ein Autorenwerk!

Wenn du den Schirner Verlag und seine Autoren neben dem Buchkauf auch anderweitig unterstützen willst, dann bitten wir dich: Schreibe für jedes Werk eine Rezension – am besten auf der Seite, wo du es gekauft hast, und zusätzlich beim Schirner Verlag und bei Amazon. Das wäre nicht nur eine Wertschätzung für die Autoren, sondern kann dazu beitragen, dass die Verkaufszahlen steigen und der Schirner Verlag auch in herausfordernden Zeiten Bestand hat.

WIE SCHREIBT MAN EINE REZENSION?

Grundsätzlich sollte eine Rezension aus der eigenen, subjektiven Sicht geschrieben werden, da es sich um eine persönliche Meinung handelt. Du kannst in zwei Sätzen deine Gefühle zu dem Buch äußern oder eine längere Rezension verfassen. Falls du nicht weißt, wie du beginnen sollst, hier ein paar Anregungen:

- War das Buch leicht verständlich geschrieben? Wie hat dir die Sprache gefallen? Wie war die Aufteilung zu den verschiedenen Themen?
- War es unterhaltsam? War es deiner Meinung nach mit Herzblut und Liebe geschrieben? Wie hat es auf dich gewirkt?
- Hat es dein Herz berührt? Konntest du dich wiederfinden?
- War es tief greifend genug? Hast du viel Neues gelernt?
- Hat es gehalten, was der Titel und die Buchbeschreibung versprochen haben? Hat es deine Erwartungen erfüllt?
- Was macht das Buch besonders? Warum sticht es heraus im Vergleich zu anderen Büchern, die ein ähnliches Thema behandeln?
- Würdest du das Buch weiterempfehlen oder verschenken?

Dankeschön